本成果受到中国人民大学
"中央高校建设世界一流大学（学科）和特色发展引导专项资金"支持

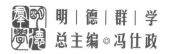

明|德|群|学
总主编◎冯仕政

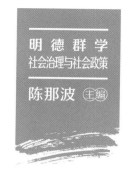

明德群学
社会治理与社会政策
陈那波 主编

医务社会工作
服务研究

王 阳 ……… 著

中国人民大学出版社
·北京·

总　序

　　一八九五年，其时之中国，积弱不振，在甲午战争中节节败退。作为中国第一批留学生中的一员、北洋水师学堂的总教习，严复先生对国事深感痛惜，扼腕奋舌，发表《原强》一文，文中先谈达尔文进化论的思想，后论斯宾塞的社会学原理。在文中，严复首次使用"群学"概念翻译"sociology"一词，该概念借自荀子"人之所以异于禽兽者，以其能群也"，严复称群学之中心为"人伦之事"，认为斯宾塞之群学"约其所论，其节目支条，与吾《大学》所谓诚正修齐治平之事有不期而合者"，而《大学》中言，"诚、正、修、齐、治、平"为"明德"之道，所以，"明德群学"在社会学引入中国之始，便已是题中应有之义，严复先生所论之群学，也从一开始就和国家强盛之道关联在一起。严复先生从洋务运动的失败进而思考国家强盛的根本，认为国家富强之道在于鼓民力、开民智及新民德，此三者为强国之本。

　　一八九七年起，严复先生陆续翻译了英国社会思想家斯宾塞《社会学研究》一书中各篇，一九〇三年结集出版时取译名为《群学肄言》。该书是斯宾塞关于社会学的奠基性作品，主要讨论社会学的基本方法论问题，从日常的生活现象开始，分析社会现象为什么需要科学的研究，回答社会学能否成为科学，鼓励人们摆脱以"上帝""伟人"视角来对社会做出解释的习惯，从中抽离和"祛魅"。在该书中，斯宾塞分析了社会现象的特性以及开展针对社会现象之科学研究的困难，系统地阐述了可能影响社会现象之研究结果的各种因素。对于严复先生而言，尽管斯宾塞之群学和中国圣贤之论有不期而合者，但斯宾塞所论述的群学是成体之学，是有体系的科学新理。严复表明他的翻译及论著均旨在以西方科学新理重新解释中国过去治乱兴衰的根源，并据此提出其救亡经世之方，所谓"意欲本之格致新理，溯源竟委，发明富强之事"。

　　时至今日，距严复先生发表《原强》一文，已然一百多年，斗转星移，沧海桑田，中国的社会发生了翻天覆地的变化：中国建成了世界上规模最大的教育体系、社会保障体系、医疗卫生体系，全体人民摆脱绝对贫困，生活全方位改善，人均预期寿命、人均受教育程度、居民人均可支配收入均持续提高，严复先生一百多年前的强国梦想，已经在一代一代中国人的努力下阶段性地实现。当然，我们仍然面临新的问题，人民日益增长的美好生活需要和不平衡不充分的发展之间的矛盾仍然存在，城乡和区域间的发展差距仍然显著，人口增长开始步入下降通道，未富先老问题正在显现，实现高质量的发展仍需努力。挑战总在不断出现，有些是中国所独有的，也有些是人类所共同面对的，在斯宾塞先生的故乡——英国，也产生了众多斯宾塞不曾预料到的问题：移民无序涌入、政治分裂、社会福利不公、社会流动困难等等。全球共此凉热，人类社会迎来了日新月异的技术变化，唯对我们自身的了解和研究并没有迎来同等水平的提高和进步，社会学研究也因此依然任重道远。

　　中国人民大学的社会学学科肇基于中国人民大学的前身——陕北公学（1937 年），社会学系是陕北公学首创的五个学系之一，且为当时招生规模最大的学系。1950 年中国人民大学命名组建后，陈达、李景汉、吴景超、赵承信、戴世光、陈文仙、全慰天等一大批老一辈社会学家来中国人民大学工作，为中国人民大学社会学学科的发展建立了优良的传统，奠定了坚实的基础。在改革开放新时期，以郑杭生、刘铮、邬沧萍、沙莲香为代表的社会学家，带领广大师生高举建设"中国特色社会学"的旗帜，面向国民经济和社会发展需要，扎根中国大地，一代接力一代开展学科建设，中国人民大学社会学逐渐发展为二级学科门类齐全，师资力量雄厚，培养体系完整，在学科建设、科学研究、人才培养、资政启民等方面均具有重要影响的中国社会学教学和研究重镇。

　　2022 年 4 月 25 日，习近平总书记在中国人民大学考察时强调要"加快构建中国特色哲学社会科学，归根结底是建构中国自主的知识体系"。中国正在经历一个伟大的时代，面对百年未有之大变局。伟大的时代将会催生伟大的作品和伟大的理论，社会学有着更大的责任去发挥学科所长，深入调研和了解中国，以中国之实践滋养中国之知识、中国之理论，建构中国之自主知识体系。

　　为进一步推动中国社会学学科发展，服务中国社会建设和社会治理实践，中国人民大学社会学学科组建"明德群学"丛书系列。丛书暂设以下分系列："中国社会变迁"丛书，由李路路教授主编；"中国社会学史论"丛书，由奂平清教授主编；"社会治理与社会政策"丛书，由陈那波教授主编。"明德群学"丛书系列将有组织地汇集社会学一级学科下众多优秀作品，聚焦中国社会建设和社会治理的伟大实践，聚力推进中国式现代化进程，致力构建中国社会学自主知识体系，以"群学"求"明德"，为实现中华民族伟大复兴的中国梦做出学科应有的贡献。

前　言

医务社会工作是社会工作的重要分支之一。虽然我国医务社会工作在改革开放后的发展晚于儿童社会工作、老年社会工作、司法社会工作等其他分支，但 21 世纪以来，医务社会工作的重要性正在得到政府部门、医疗卫生体系、广大人民群众越来越多的关注和认可。在新时代，党中央做出了"实施健康中国战略"的重大部署。我国医务社会工作将继续发展，为国民健康贡献更大的行业力量。

医务社会工作的服务对象主要为患者及其家庭。服务目标是提升服务对象的健康水平、预防健康问题、消除健康障碍，涉及预防、入院、治疗、出院、康复/临终等各个阶段。医务社会工作者（简称医务社工）使用专业技术，向服务对象提供心理社会支持、经济救助、健康教育、政策宣讲、资源链接等服务。医务社工的工作场所包括医院、社会服务机构、社区等单位和地点，工作内容覆盖从微观到宏观的各个层级。医务社工的服务领域相当丰富，而本书则重点分析和研究大病患者服务、残障人士的康复服务、安宁疗护服务、精神障碍人士的康复服务等服务，以及医务社工的培养模式。

改革开放 40 多年来，我国医务社会工作经历了重建与发展。北京、上海、广东等发达地区由于社会经济资源更丰富、政策支持更充足，率先重拾医务社会工作服务，并进行了积极探索。这些地区的医务社会工作相关岗位的数量不断增加，工作制度日趋完善，服务内容逐渐丰富，服务专业性不断提高。本书研究的绝大部分服务来自北京、上海、广东。在当前社会转型的背景下，各地医务社会工作服务因地制宜，呈现出丰富多彩的发展模式。现有的专业理论、传统的服务方法、现行的法规政策已难以完全反映和适应服务的发展。但可喜的是，许多兢兢业业的医务社工同人积累了丰富的实践经验，且正在通过多种平台发出专业的声音，让社会了解到医务社工的工作和意义。他们与关心医务社会工作的各方人士一起，推动了这项事业的发展。

我因研究、合作等各种机缘，曾与许多医务社工同人进行过当面交流和线上交流，直接或间接地参加过医务社工同人组织的专业服务。医务社工同人们展现出了对专业价值的坚守、对本职工作的热情、对服务对象福祉的重视，以及严谨务实、真诚分享的态度。他们让医务社会工作这项事业的崇高意义不断彰显。随着实务经验的积累，广大医务社工出于精进专业服务、满足考核要求等原因，对整合服务资源、总结服务模式、拓展服务内容、发展研究能力的愿望变得更加迫切。医务社工与高校、企业、政府、社会组织等各方的协同发展已成为大势所趋。在此背景下，医务社会工作的领军型组织机构，如基金会、医院，作为先行者，不断探索和实践新的发展路径。于是，新的服务模式和产品在近年来不断问世，学术作品的发表数量不断增长。医务社工对服务的理论思考和专业反思也未停歇。本书重点分析了医务社工"理论与实务模式的应用"与"专业反思"这两部分内容，特别是"专业反思"部分，它由一线的具体服务引发，其内容与涉及的议题对于专业发展极富启发价值。

在撰写本书的前后，我通过中国人民大学党委教师工作部"读懂中国"青年教师社会调研计划支持项目、爱佑慈善基金会住院儿童人文医疗服务项目等项目以及其他机会，调研了北京、上海、广东等地的医务社会工作。医务社工们虽然工作繁忙，但仍利用休息时间与我分享和讨论服务开发、服务递送过程，以及对服务的反思，并提供了翔实的服务资料。他们所在的单位在医务社会工作服务领域均有清晰的定位，并进行了长期的不懈探索，涉及和回应了医务社会工作服务的诸多前沿和热点议题。本书是集体智慧的结晶。在此我按照书中服务的呈现顺序，对14项服务在理论和实务上的意义为读者做简要介绍：

（1）建立良好的服务关系对于服务效果的重要性不言而喻，它是人本主义理念的自然流露。在许多服务场景中，医务社工如果能够觉察并解决服务对象不良的人际互动模式所带来的问题，则会对服务对象的主要医学需求的最终迎刃而解产生影响。其意义不弱于其他服务方法和服务技巧的使用。春苗基金会的周京、杨雅与我共同撰写了第二章第一节"先天性心脏病患儿家庭个案服务研究"。这一节所讨论的服务即关注到医务社工在面对患儿家长的"无理行为"

时的所做和所思。春苗基金会近年来在研究服务对象需求、提升服务技术、评估服务效果、打造服务模式、制定服务标准和规范、产生政策影响等方面对行业产生了很大的影响，并搭建了富有雄心和能力的多方参与的团队，成绩斐然。春苗基金会也是中国人民大学社会与人口学院的实习基地，社会工作专业的本科生、研究生在实习过程中获益良多。

（2）罕见病的治疗效果固然依赖治疗技术和经济资源，但治疗信息的不对称、院外管理的缺失常常是影响患者生存的重要原因。因为头部医疗资源多集中于一线城市，所以高效地为罕见病患儿家庭提供线上服务、通过病友社群提供线上支持是有别于传统却值得探索的新型服务模式。2020 年冬，我经友人介绍，结识了天津递爱之家困难家庭帮扶中心的负责人孙文军，并与机构共同探索针对罕见病患儿家庭的线上服务。第二章第二节通过研究其对罹患儿童"癌王"——神经母细胞瘤的患儿家庭的院外医务社工服务，阐释了院外医务社工服务在服务效率、服务付费、服务模式复制到其他病种、线上服务伦理等方面所面临的新课题。

（3）对于许多外科住院儿童来说，他们在术前或术后阶段会存在入院适应难、疼痛、自尊缺失等问题。2022 年夏，借助爱佑慈善基金会童乐园项目评估的机会，我得以参访上海交通大学医学院附属上海儿童医学中心的相关医务社会工作服务。中心的医务社工陈苏秋、陈京之、陈玉婷与我共同撰写了第二章第三节"脑瘫患儿的个案服务研究"，对患儿的以上问题进行了回应。这一节所涉及的服务应用了罗伊适应模式来认识脑瘫患儿的问题行为和问题情绪，并使用了理性情绪疗法来矫正患儿的非理性信念。医务社工也意识到，患儿在出院后可能会在学校环境中因佩戴石膏而遭遇来自朋辈的歧视。当社会工作尚难以触达学校时，医院医务社工若能在患儿的出院准备阶段通过模拟"疾病告知"等干预方法使患儿做好准备，将十分有助于患儿的康复和发展。

（4）在服务慢性病患儿方面，随着传统医学模式向现代医学模式的转变，患病儿童的康复已从疾病治疗转变为生理－心理－社会层面的共同康复。医务社工既需要通过学习不断提高服务的专业性，同时也需要完成服务模式的在地化转变。2019 年秋，我有幸加入北京师范大学王晓华教授的课题组，参与设计了爱佑住院儿童活动空间服务递送体系理论模型，从而与爱佑慈善基金会和武汉儿童医院社工部的伙伴们相识。第二章第四节对爱佑慈善基金会的刘一凡和梁晨，武汉儿童医院社工部的颜周昕、张骥曦和肖翠萍为Ⅰ型糖尿病患儿在住院期间提供的服务进行了研究，回应了医院社工如何综合运用各种能力尽到各种角色的责任，从而较好地嵌入临床科室和建立服务关系等问题。

（5）医院医务社会工作（例如科室的慢性病管理工作）与医疗救助不同，前者往往通过系统性、长期性的服务来发挥作用。2021年春，我经广州市北达博雅社会工作资源中心介绍，得以参访其在广东省人民医院的社会工作服务。第二章第五节对广州市北达博雅社会工作资源中心的陈安乔、林丽平和邓文英三名医务社工在广东省人民医院肾内科开展的全人全程视角下的尿毒症患者服务进行了研究，分析了医务社工在患者的住院适应、情绪疏导、政策咨询、病友互助、病房康乐等方面的服务。这可以向许多没有医学学位的医院医务社工提供诸多工作思路。

（6）在为残障人士提供服务时，若服务对象曾有过早年创伤经历，或在康复期遭遇应激性生活事件，这就需要医务社工具备极大的爱心来积极应对服务对象的复杂情况和多重需求。2021年春，我经友人介绍，得以参访广东省工伤康复中心。第三章第一节以该中心的医务社工李会提供的人本主义取向的社会工作介入为基础，研究了医务社工如何基于人本主义或存在主义取向的理念来处理服务对象的自我概念异化。服务对象的自我效能感低、表达欲望低，正是由于医务社工对专业价值观的坚持和实践，服务对象才得以重拾对人生的责任感、对环境的掌控感，并最终实现社会康复和职业康复目标。

（7）在环境友好、有条件支持的地区及单位，医务社工对伤友的服务可以持续数个月乃至一年以上。因为伤友在康复过程中的需求和个人状态会发生变化，所以医务社工会面对伤友在情绪、认知、自理能力等方面的多重需求。这需要医务社工灵活使用理论（甚至是跨学科的理论），并综合运用合宜的个案工作与小组工作模式。2023年秋，我与上海市阳光康复中心的伙伴在于广州举办的国家继续教育社会康复培训班相识，并在教学中进行了合作。第三章第二节对同济大学附属养志康复医院的方媛提供的脊髓损伤者个案服务进行了研究。医务社工运用了人本主义理论和理性情绪行为疗法，并综合使用了多种个案工作和小组工作模式，体现了社会工作以人为中心的价值理念。这对残障人士的康复服务的提升具有启发意义。

（8）在社区开展安宁疗护服务时，医务社工通常需要具备个案管理的能力：既要满足服务对象常见的疼痛管理、营养饮食等需求，也要克服自己作为服务提供者的局限，主动识别服务对象的人文健康需求。医务社工需要发挥灵性的力量，关注服务对象的各个支持系统。2022 年夏，我经同事介绍，了解到了厦门市湖里区霞辉老年社会服务中心的安宁疗护工作。第四章第一节对该中心的司瑞玲、李楚和黄利花三名医务社工开展的癌症晚期患者院外个案工作进行了研究。通过这一节，读者可以体会到，首先，在安宁疗护服务中，需求评估不是一蹴而就的，服务对象的新需求可能会不时地出现。其次，在妥善满足或妥善处理服务对象需求的前提下，服务不一定必须持续至服务对象生命的最后一刻。

（9）家庭治疗模式是典型的应用十分广泛的个案服务模式。第四章第二节对北京清华长庚医院的秦佳琦、张蕾和路桂军三名医务社工开展的家庭系统取向的安宁疗护个案工作进行了研究。医务社工在充分评估服务对象与其家庭成员的需求的基础上，应用了优势视角理论和家庭系统取向的安宁疗护社会工作介入，在临终准备和哀伤抚慰等服务阶段使用了回顾生命和"四道人生"等服务方法。通过这一节，读者可以阅读到大量由医务社工无私提供的宝贵的个案工作过程记录和评估内容。此外，读者还会注意到在日常生活和社会工作服务中的一种常见情形：对在家庭中长期扮演照顾者角色的母亲来说，照料和给予是其他家庭成员对她的角色期待，其自身的福祉和服务需求却容易遭到忽视。因此，安宁疗护医务社工需要关注服务对象家庭成员的状态、态度，以及家庭成员之间的沟通模式，综合使用多种方法使家庭做好接受安宁疗护服务的相应准备。

（10）中国的医务社会工作滥觞于北京协和医院。北京协和医院是国内的顶级医院，而提供安宁疗护服务的医务社工却需要在增进服务对象生命质量的同时承担死亡教育等任务。升华服务对象对于生命和死亡的认识是增进生命质量的重要途径。第四章第三节研究了北京协和医院缓和医学中心的医务社工孙晨晨开展的以人为本的肿瘤患者个案服务。医务社工使用怀旧疗法，不仅化解了服务对象内心的挣扎，也间接改善了其与家人的关系。这对于减少服务对象与家人的遗憾、凸显生命的意义是十分重要的。另外，增加对医护人员、医务社工的死亡教育可以使其重新审视服务，改进服务质量，最终提高服务对象的福祉。

（11）在针对精神障碍患者的服务中，精神障碍不应被视作独立的问题，患者在心理和社会层面上的问题通常也需要被关注。因为服务对象的案例背景各异，所以医务社工需要寻找合适的理论视角切入。第五章第一节通过广州利康社会工作服务中心的高文文对精神分裂症患者的家庭干预服务来研究丧失重要依恋关系对服务对象可能产生的重大影响。医务社工从依恋理论和亲密关系的视角进行了分析，服务对象与其家人在生理健康、社会支持、发展、关系沟通模式等方面的复杂需求变得清晰起来。这一视角也对医务社工在递送服务的过程中对服务关系的把握十分有益。

（12）"复元"的概念由安东尼（Anthony）提出。中国取向的复元模式由叶锦成教授提出。它强调精神障碍人士应与现实发生联结，在日常的活动、社交中承担责任，最终实现功能的正常化。复元模式在社区精神康复服务中应用较多。当前，与院外医务社工相比，医院医务社工主要在医院环境中了解和服务住院患者，难以实现医院与社区的对接，但医院医务社工仍对于医疗机构内的复元模式实践做出了探索。广州医科大学附属脑科医院是华南地区规模最大的精神病专科医院，也是我国第一家精神病医院（原名惠爱医院）。第五章第二节以黄啓洋开展的精神康复的个案管理服务为研究对象，展示了医院医务社工如何通过个案管理的方法，发挥多学科团队的优势，满足服务对象在提升社会支持、降低病耻感、提升社区适应技能等方面的需求。

（13）成功的医务社会工作人才培养模式是服务可持续发展的重要因素。当下，由机构组织和提供的培训是人才培养的重要组成部分。而培训项目的内外环境因素会影响培训项目效果。第六章第一节以爱佑慈善基金会的刘一凡和梁晨开发的儿童医疗专科领域医务社工团队培养模式为研究对象，分析了团队在三年的培训项目中如何在新人适应期、服务专业性成长期、多元专业能力发展期等不同阶段明确培养目标和培养内容、建设知识库，以及如何实施月度、半年度、年度的过程监测和一对一督导。作为人才培养的结果，培养项目亦有对获奖、服务产品、服务方案等结果指标的测量。我在2019—2022年与项目团队一起探索了人才培养方法，深感医务社工的个人成长动力、项目团队成员齐心协力、医院与其他合作伙伴的支持是此类项目得以顺利开展的重要保障。

（14）医务社工人才培养模式若能够在动态中发展并且实现升级迭代，就会拥有长久的生命力。其核心要素包括搭建和更新医务社工的核心能力框架和培养模式、打造机构成为学习型组织。2022 年夏，我参访了深圳市龙岗区春暖社工服务中心，并与机构的社工进行了多次讨论。第六章第二节以李检阅和刘燕设计的春暖医务社工培养模式为研究对象，对春暖社工服务中心的医务社工人才培养模式进行了分析。春暖社工服务中心应用了常见于企业培训的 TACT 理念，在教育培训、个人提高、导师辅导、行动学习等环节上指导人才培养。在效果的监测与评估方面，多种指标被使用，126 名机构培养的医务社工参加了调查，呈现了量化的结果。相信高校的医务社会工作专业或方向的人才培养工作能够从以上两个来自基金会和社会组织的人才培养模式中得到有益的启发。

关于对医务社会工作服务在未来的探索，我与伙伴们认为，与医务社会工作服务相关的实务、教学、科研的发展需要各方紧密联结，才能应对目前存在的主要问题。我们浅做思考，与读者分享：

（1）实务。在我国，社会工作服务对象的需求经常呈现出紧迫性、综合性的特点，这在医务社会工作服务场域中体现得尤为明显。而且，随着医务社工能力的发展、公众健康素养的提高、通信技术的进步，服务对象在各个维度上出现的需求会比以往更加快速地被识别，而现有的服务模式和资源整合情况往往无法满足其需求。例如，医疗资源集中的城市会有大量患者与其家属从异地前来诊疗。其中有许多服务对象不仅缺乏医疗信息，其在诊疗地的吃住等基本生活需求也亟待满足。数年间，许多小家项目应运而生。小家项目虽解决了服务对象最基本的需求，但在整合经济和物质资源、打通医院与社区的合作关系、提升服务团队能力等方面仍需要更多的探索和资源的注入。又例如，在自然灾害发生后，当救助工作重心从生命救援过渡到伤员救治、安置救助时，服务灾区群众的医务社工需要在短时间内掌握灾害社会工作的实务能力，并在条件有限的情况下开展工作。这对物资调配、技能培训和应用都提出了要求。

同时我们也注意到，在许多服务场景中，决定服务对象服务需求是否得到满足的并不仅仅是单纯的医学因素，还包括健康教育、医疗资源链接等服务。

同样，随着资源的注入，对一些服务场景和疾病种类来说，服务对象的经济压力得到了纾解。相对而言，与性别、年龄、受教育程度、城乡等因素有关的健康不平等问题和社会支持问题更加突出。因此，医务社工的大量工作是学习相关医学知识、借鉴相关服务理论，打造旨在提高服务对象治疗依从性和治疗效果的服务模式。

（2）教学。毋庸讳言，许多高校在医务社工的人才培养方面面临着挑战，例如，医务社工的职业发展和职业待遇情况距离期待尚有差距，学生的相关就业机会不足。这会影响教学的开展和效果。而在教学过程中，普遍存在重理论、轻实践的做法，且任课教师普遍缺乏医学训练，这不能不说是一种缺失。在实践或实习环节，高校、实习单位、学生三方关于实习目标、实习任务常存在缺乏沟通或意见难以达成一致的情况。此外，很多专职医务社工在实际工作中有着多重身份，承担着多重任务。他们既要实现服务质量的提高和服务人数的增长，又要花费相当大的精力处理行政事务、填写相关方报告、制作宣传材料等。因此，实习生得到的督导和支持有时会有所不足，实习内容可能会与高校和学生的期待存在出入。这也会影响学生的实习效果和从业意愿。以上现象体现了督导力量不足、医务社会工作服务受轻视、教育界与实务界未完全打通等诸多问题。

没有单独一方可以在短时间内独立解决以上问题。从高校的角度出发，搭建校医平台、校社平台、校政平台、校企平台，整合校内外优质资源，探索跨单位、跨专业、跨地域的多方协同共建机制是实现医务社会工作教学良性发展的有效途径。教学和实习内容应以回应服务对象的真实需求为出发点，以服务项目为载体，寻找和平衡高校、学生、单位等各方的需求。此外，大数据与人工智能的兴起为提高教学与实习效果带来了契机。例如，专业化实习管理平台有助于提高实习管理效率，实现对实习目标和督导工作的有效监测。相关技术也能促进实习期间的经典案例的积累和服务产品的开发。

（3）科研。学术论文等学术成果是衡量专业化发展程度的重要指标。论文发表、课题研究与医务社工职称晋升、职业水平评价级别提升挂钩，也是让服务对象的需求被看到、让医务社工的服务经验得以推广的重要渠道。随着医务社会工作服务的发展和医务社工综合素质的提高，越来越多的医务社工开始关注科研工作并投入其中。但是，医务社工仍普遍面临诸如科研训练缺乏、人力配置不足，以及日常工作繁重以致研究工作难以持续等阻力。结果就是医务社工难以通过学术成果的形式与读者（特别是教学和科研人员）分享服务工作的内容、意义及其专业性。

虽然有的单位或组织能依靠其极佳的人员配置和成型的工作模式保证科研产出，但对大多数医务社工来说，多方协作或许是其在有限时间范围内实现科研成果产出的有效途径。高校和医院的教学和科研人员需要具备的能力包括对学术前沿问题的把握、研究设计、写作方法等。如果他们带着科学研究的眼光来阅读本书，我想他们不难从本书中找到科研的灵感。医务社工的优势在于熟悉服务对象和服务本身，以及了解当前服务中的亮点、短板、痛点问题。因此，对于有志于以科研成果回应服务的研究人员和医务社工，他们理应成为相互信赖的伙伴。

我国幅员辽阔，医务社会工作在不同地区具有不同的发展现状，因此并不存在一套能推广到所有地区的服务理念和方法。社会工作的新本土化也需要医务社工具有将地区政治、经济、文化因素结合起来，综合解决实际问题的能力，即系统－综合干预的能力。不过，我们注意到：尽管全国医务社会工作整体发展势头良好，地区间医务社工的经验交流也日益频繁，但在我国大多数地区，医务社工及相关组织往往忙于提供服务或获取生存资源，而缺乏精力、能力、资源甚至兴趣去提炼、分析、分享其服务经验，更遑论升级服务或开展科学研究。而且，很多地区尚不能为医务社会工作提供充足的政策支持和良好的组织发展环境。这是一个遗憾。医务社工、高校、政府、企业和其他社会力量需关注到这一现象，关注到地区间服务发展不平衡与大量尚未得到满足的服务需求，并继续加强交流、协同发力，促进医务社会工作的高质量发展。

此外，在未来的医务社会工作服务实践中，实务工作者与研究者会更加关注作为全人类共同需要的健康福利。中国参与完善全球公共卫生治理体系、助力提升其他国家国民的生命质量具有重要意义。近年来，一方面，中国已与许多"一带一路"共建国家及世界其他国家搭建了高层次的卫生合作机制，增加了医疗资源和技术的出口与合作，在"战略"层面取得了显著成效。另一方面，中国的国际性社会组织因具有民间性、公益性、联合性的优势，正在积极探索国际服务的经验，并在扶贫、救灾、卫生健康等民生领域取得了突破。受援国家在与健康需求联系密切的社会需求，特别是能力建设、社区发展等软件建设等方面产生了新的特点，这对中国社会组织健康服务的国际化，即"战术"层面提出了新的要求。中国社会组织在医务社会工作领域迫切需要继续通过多学科的专业理念和专业方法开展研究、服务实践，以更好地分享中国经验、传播中国智慧，向世界提供解决问题的"中国方案"。

在 2022 年下半年，我参加了民政部委托中国社会工作联合会的课题"中国医务社会工作高质量发展专题调研"，得以与北京等地的医务社会工作政策制定者和实施者进行交流，受益匪浅。在此，我向各个项目和课题的支持方、调研的组织者、合作伙伴们表示诚挚的感谢。

衷心感谢学院领导与同事们对本书的支持和帮助。衷心感谢社工伙伴们的服务和分享。衷心感谢为本书付出了耐心与辛劳的学生，中国人民大学社会工作专业的研究生毕灵斐、陈金珠、刘茉雯、金瑶、马闯、孙悦、田舒心、姚远、张怡赟承担了文字校对工作，并参与了修改工作。

最后，为了保证服务经验的时效性，本书仅对发生于近三年的典型医务社会工作服务的研究进行了采撷和研究。受本人才学与本书篇幅所限，本书对近年来的优秀服务难免挂一漏万，恳请社工同人与各界专家、朋友斧正。我相信未来的医务社会工作服务必将继续坚定走专业化道路，在医疗卫生事业中发挥更重要的作用。期待同人们不断丰富医务社会工作的理论和实务经验，期待医务社会工作在未来获得更大的发展。

王　阳

2024 年 1 月于中国人民大学青年公寓

目　录

第一章 ｜ 医务社会工作概述

一、发展与角色

（一）健康与医务社会工作的定义

医务社会工作的内涵与健康的定义密切相关。世界卫生组织（WHO）在1948年将健康定义为"健康不仅是没有疾病或虚弱感，更是人在生理、心理、社会层面上拥有完全的安康"。1986年，WHO召开第一届全球健康促进会议，通过了《渥太华宪章》（以下简称《宪章》）。《宪章》认为"健康不是人生活的目标，而是人生活的资本。拥有健康意味着拥有个人层面和社会层面的资源，当然包括身体功能这一基本的资源"。1989年，WHO进一步提出健康是"生理、心理、社会的良好适应能力和道德的良好状态"。

随着健康的定义的变化，医学模式也由传统的"生理医学模式"向"生理-心理-社会模式"转变。新模式关注与疾病有关的生理、心理、社会、环境、行为等各个方面的要素。因此，在健康服务过程中，服务团队需要将疾病的生理因素与非生理因素结合起来考虑。这就需要依靠多学科合作的团队才能完成。多学科合作的团队可能包括的成员有：临床医生、护士、药剂师、营养师、心理学家、护工、康复治疗师、社区工作者、灵性服务人员、患者的亲友，以及医务社会工作者。

医务社会工作者指的是在医院和医疗卫生机构中为患者提供非医学诊断和非临床治疗、心理关怀与社会服务的专业社会工作者。最早的医务社工出现在医院，其服务目标主要是调节医患关系、帮助服务对象解决治疗过程中遇到的一系列问题。在当代社会，发生在医疗卫生机构内的医务社会工作服务一般被视为狭义的医务社会工作。在新健康理念和新医学模式的推动下，越来越多的服务发生在医疗卫生机构之外的场域，包括服务对象的家庭、学校、社区等。医务社工的服务目标也更多地聚焦于服务对象的心理和社会需求的满足，并且通过利用服务对象及其所处环境的资源来促进从个体层面到社会层面的疾病康复与预防。这被视为广义的医务社会工作。

（二）医务社会工作的起源与发展

最早的医务社会工作实践可以追溯到 16 世纪的英国。彼时，由神职人员担任的"施赈者"在医疗机构开展救济贫弱患者的工作。而现代化医院则为现代医务社会工作的萌生和发展提供了场域。与欧美社会相比，亚洲社会的现代化医院出现时间较晚，其医务社会工作的发展历史也相对短一些。① 本节聚焦于简要回顾以美国、中国台湾地区为代表的医务社会工作发展史，并进一步回顾中国大陆的医务社会工作发展史，以期更好地把握医务社会工作的发展规律和未来。

1. 美国医务社会工作的发展

1905 年，为改善患者的不利处境、保证治疗效果，在血液学医生卡伯特（Cabot）的倡导下，马萨诸塞州总医院设置了美国首个医院社会工作岗位，这标志着美国医务社会工作的诞生。从马萨诸塞州总医院走出的医院社工又把这项服务传播到了全美各地。1912 年，第一届医院社会工作年会在纽约召开。到1913 年为止，全美有约 200 家医院雇用了社会工作者。1918 年，美国医院社会工作协会成立。同年，芝加哥大学成立社会服务系。1923 年，圣路易斯华盛顿大学成立社会服务系。这两所大学都是今日美国社会工作专业排名最高的学府。

美国的医务社会工作从诞生之日起就与临床服务有十分密切的联系。1928年，从 60 家医院的社会工作部采集的 1 000 个案例被结集出版，这部作品总结了当时医务社工的主要工作内容：（1）个案管理；（2）患者信息采集；（3）健康教育；（4）患者家庭随访；（5）患者转介。医务社工的主要贡献包括：（1）使医护人员对造成患者健康问题的社会原因有足够的认识；（2）使患者及其家属、

---

① 陈武宗. 社会工作与医院的历史连结：台湾经验. 社区发展季刊，2011，133（3）：479-499.

社会福利机构对患者的健康问题有充分的觉察；（3）动员利益相关方对有经济需求的患者采取救济行动。1929年，有近30所大学提供或准备提供医务社工培训课程，有38%的医务社工完成了至少一门护理课程的学习。在他们之中，有86%的人拥有护理学学位。

美国医务社会工作的专业化程度在1930—1980年不断提高。1934年，美国医院社会工作协会发布了一份报告。该报告强调了影响健康的社会性因素，认为医院社会工作服务应该：（1）结合心理学方法，以便更好地理解人类的一般行为动机和与疾病相关的行为动机；（2）把躯体研究和人格研究结合起来；（3）把人格研究和社会环境研究结合起来。这意味着心理和社会维度上的影响患者健康的因素正式进入医务社工的视野。在20世纪40年代，患者的心理和社会信息越来越全面地被医务社工收集和使用，用于诊断和制订治疗方案。在1950—1960年，由于社区精神卫生和公共卫生运动、民权运动的高涨，社区因素对健康的影响开始受到医疗界的重视，这促进了院外健康服务的发展。1960—1970年，各类健康照料机构的数量增长了一倍，医务社工的工作场域也随之拓展到了家庭健康中心、公共卫生部门、其他联邦机构。医务社工开创了预防服务和紧急服务，运用了认知行为、家庭系统、危机干预等理论，并开始广泛应用小组工作等工作方法。[①]

自20世纪80年代以来，在医院去中心化改革的背景下，患者住院需满足的条件与其住院时长受到了政策的限制，很多医务社工的岗位被裁撤，或合并到了医院的其他部门。所以，患者在家庭、社区、机构康复的时间大大增加，医务社工也更多地参与到患者的社区康复和机构康复的工作中来。

2. 中国台湾地区医务社会工作的发展

在清末与日据时期，马偕（Mackay）、马雅各（Maxwell）、兰大卫（Landsborough）等基督教长老会传教士最早将西方医学传至台湾地区，建立了台湾地区最早的西式医院。在医疗、传道的同时，他们也提供改善患者贫困处境的服务，并发起了消除对患者歧视的社会运动。1949年，省立台北医院（现为台北市联合医院中兴院区）成立了台湾地区的第一个医院社会服务部。20世

---

① Gehlert S，Brown E T. Handbook of Health Social Work. 3rd ed. New York：Jossey-Bass，2019.

纪 50 年代，在联合国、WHO、国外高校等国际组织的援助下，台湾地区的医院、私立医疗院所、心理卫生中心等开始出现医务社会工作服务，并开始培养和雇用本地人才。到了 20 世纪 60 年代，在台湾地区发展各项社会福利事业和促进社会工作本土化的浪潮中，社会服务中心在各个社区成立，越来越多的公立医院、教会医院、卫生所、社区心理卫生中心、精神病患疗养所成立了社会工作部门。同时，医务社会工作的专业教育、实习培训也得到了快速发展。

随着工作场域的拓展和专业教育的发展，医务社会工作的专业性和行业地位在 20 世纪 80 年代更加被认可。1983 年，台湾地区成立医务社会工作协会。1985 年，医务社会工作被纳入医疗专业体系，成为医院考评项目之一。1986 年，根据医疗保健计划，急诊医护团队、精神疾病社区康复团队、慢性病治疗团队中必须含有医务社工。1990 年，台湾地区卫生署对医院的社会工作部门的人员资质、工作内容等应备条件做出了详细规定。

台湾地区在 1995 年开始实施全民健康保险。医务社工的主要工作内容从对服务对象的经济救助转向对大病患儿、残障患者、慢性病患者、患者家属、丧亲家属的心理社会支持。许多服务也涉及心理咨询、法律援助等。因此，医务社会工作服务的提供者超出了传统的"医护人员 + 医务社工"组合。在这一趋势下，尽管台湾地区在 1997 年颁布的《社会工作师法》中规定了社工的业务范围，但医务社工仍在实务中探索和明确其在新的历史阶段的专业定位。[①]

3. 中国大陆医务社会工作的发展

北京协和医院在 1921 年建院伊始便由蒲爱德（Pruitt）首创社会服务部，开展了中国大陆最早的医务社会工作服务。到 1950 年被人民政府接管为止，北京协和医院的社会工作档案总量达到了 10 万份之多。当时的医务社工主要负责沟通医患间的关系，也对贫困患者进行救助、改善患者的生活环境。此外，为了帮助医生做出正确的诊断、使患者达到治疗方案的预期效果，医务社工还会到患者所在的社区和家庭收集患者的社会历史信息，或者对出院患者进行随访。虽然工作内容烦琐，但医务社工摸索出了一套严格的个案工作方法，包括调查、诊断、计划、治疗、善后等五个阶段。在蒲爱德的努力下，医务社工的地

---

① 李云裳. 台湾地区医务社会工作之发展. 社区发展季刊，2005（109）：165-170.

位和待遇逐步提高。在北京协和医院的带动下，南京、重庆、成都、上海等地的医疗机构发展出了具有自己特色的医务社会工作服务，有的服务设计甚至基于"生理－心理－社会"的现代医疗模式，借鉴了心理学、社会学等学科的发展成果。

从 20 世纪 50 年代到 70 年代，中国大陆的医疗卫生事业发展取得了巨大成就。但因受到苏联模式的影响，对个体的生理疾病与心理社会状态关系的认识出现停滞。许多医院的社会工作部门被取消。另外，在 20 世纪 50 年代的高校院系调整中，高校的社会工作专业也被撤销。

改革开放 40 多年来，中国大陆的医务社会工作经历了重建与发展。北京、上海、广东等发达地区率先重拾医务社会工作服务，并开始了积极探索。从 2000 年开始，全国多家医院恢复或建立了社工部。上海、北京等地成立了医务社会工作专委会。在社会转型的背景下，各地因地制宜，选择了不同的发展模式。其中，广东通过政府购买的方式，由社会组织完成政府部门要求的社会服务项目，或者由社会组织输出专业医务社工到达指定的工作岗位开展服务。在上海等地，在地方政府出台相关政策后，由各医院根据政策和服务对象的需求自行设置医务社工岗位、雇用和培训医务社工，并对服务的开发和运行负责。在北京，医务社会工作呈现出"需求导向，多元整合"的特点，即既有医疗单位采用类似于广东或上海的模式，也存在其他模式。例如在基金会的资金支持下，由基金会、医院、其他利益相关方合作，联合开发和给特殊群体提供服务。[1][2]

尽管中国大陆的医务社会工作呈现出多元化蓬勃发展的态势，并且在专业教育、涵盖领域和范围上不断推进，但是仍面临一些需要解决的问题。例如，医务社工的人才培养程度和专业化水平仍不足，社会大众与医疗行业对医务社工的知晓度和认可度仍较低。又如，许多在编社工受制于工作单位的现行体制，既难以在工作单位之内的场域开展服务（例如跨科室合作与服务），也难以在工作单位之外的场域开展服务（如社区服务）。他们或缠累于工作单位的行政服务，难以保证有充足的时间和精力进行充分的专业服务。再如，医务社会工作

---

[1] 季庆英，曹庆.我国医务社会工作的探索与发展.社会建设，2019（5）：13-21.
[2] 刘继同.转型期中国医务社会工作服务范围与优先介入领域研究.北京科技大学学报（社会科学版），2006（1）：6-12.

在许多省份和地区大大滞后于起步早、社会经济发展快的地区，这凸显了医务社会工作发展的地域不平衡。①

在医务社会工作的发展初期，其行业的发展方向和医务社工的成长路径往往是线性的、单纯的、可预测的。而从长期来看，医务社会工作的发展会受到很多因素的影响。正如巴利特（Barlett）在1961年所描述的那样，医务社工的发展路径为螺旋式上升。发展过程中充满着不确定性与清晰性、自由性与控制性的相互交替。纵观国内外医务社会工作的发展历史可以发现：社会政策、社会经济发展水平、社会文化是影响医务社会工作发展的重要外部因素。从医务社会工作专业本身来看，满足被服务者的需要、符合社会转型的要求、取得独立的专业地位是其存在和发展需具备的内部条件。在每个时代，医务社会工作的发展都有其挑战和机遇，而在既定环境条件下提升专业化水平则恒常地成为医务社工的立身之本。医务社工也以提高专业化水平为基础开拓着医务社会工作的疆域。于1914—1945年在马萨诸塞州总医院担任社会服务部主任的艾达·坎农（Ida Cannon）早已认识到这一点，她曾说："在最佳的实践状态下，社会工作会始终处于变化状态。随着知识的积累、技术的进步，社会工作会逐渐建立起一套属于本行业的规则。"

（三）医务社工的主要角色

医务社会工作的服务对象主要为患者及其家庭。医务社工使用专业技术，向服务对象提供心理社会支持、经济救助、卫生健康信息宣讲、资源链接等服务。医务社工的工作场所包括医院、社会组织、社区等，覆盖从微观到宏观的各个系统。医务社工的服务范围涵盖预防、临床、照料、康复、临终、公共卫生等整个卫生服务领域。医务社工服务的目标是提升服务对象的健康水平、预防健康问题、消除健康障碍。②

从医务社会工作的发展历史中可以发现，医务社会工作的内涵随着健康理念、社会经济状况、社会福利政策、科学技术与教育的发展而不断拓展和变化。

---

① 井世洁.医务社会工作服务输送内卷化及应对策略：以慢性病自我管理小组服务为例.社会建设，2021（4）：63-74.
② 刘继同.改革开放30年以来中国医务社会工作的历史回顾、现状与前瞻.社会工作，2012（7）：4-8.

尽管具体的服务内容在变化，但医务社工的每一项服务都应是对其角色和功能的体现。根据医务社会工作的服务内容及其功能，医务社工的角色可分为以下四大类：

1. 个案管理者、资源链接者、代理人

个案管理者是医务社工的核心角色和最常见角色之一。这一角色要求医务社工对患者及其家庭的情况和需求进行充分预估，对服务进行建议、安排、协调、监督、评价。与这一角色相关的工作有助于提高治疗效果和降低治疗成本，在患者数量增加、需求更加多样化、治疗过程更加复杂的当下具有重要意义。医务社工的服务对象除了患者及其家庭外，也包括医院和社区的工作人员。为了满足服务对象的个性化需求，医务社工经常需要代表服务对象的利益进行外部资源链接，从而发挥自己作为资源链接者的作用。资源链接工作可以帮助减轻医护人员的压力，加强社区的支持能力，提高健康服务对服务对象的可及性。为了确保患者获得充分的服务，医务社工也会经常担任患者的代理人，帮助多学科的服务团队和资源拥有者更好地觉察和理解患者的需求。当患者在医疗机构之间转移，或者从医疗机构回归社区时，医务社工应尽力联络医疗机构或社区，使对方了解患者的情况，以便更好地应对患者在转移和适应环境的过程中出现的情绪波动、经济困难、服务信息缺乏等问题。

2. 咨询者、教育者、治疗师

医务社工在对服务对象的现存或潜在需求进行预估时，需要扮演咨询者的角色。服务对象常见的需求包括：疾病适应问题、入院适应问题、治疗信息缺乏、转诊信息缺乏、支持系统缺乏等。同时，服务对象往往会因为正常生活受到干扰而出现情绪问题、心理问题、健康行为问题。医务社工需要通过个案、小组、社区工作等方式，帮助服务对象更好地理解困难，并教授他们应对策略。在此过程中，医务社工扮演的是教育者的角色。有的时候，医务社会工作服务还需要以更加结构化的方式进行，这就要求医务社工具备更高阶和专门的服务技能，或者具有相应的资质来扮演治疗师的角色。

3. 倡导者、领导者

倡导者角色旨在消除服务对象在选择、获得、使用服务的过程中遇到的障碍。这一角色要求医务社工代表服务对象的利益，向服务提供方和政策制定者提出建议，并在社区和社会层面上发起宣传和教育，以使更多人意识到服务对象的困境，从而参与到增进服务对象福祉的行动中来。担任倡导者象征着医务社工深度参与解决服务对象的问题，而这可能会使医务社工面临伦理风险。在提供倡导服务与其他服务时，为了保护服务对象的权益，医务社工也往往需要在各种关系中担当领导者角色。这要求医务社工具备足够的计划前瞻、风险计算、人际交往、团队合作能力。对处在机构领导岗位的医务社工来说，其职位和所承担的责任还要求他们必须具备一定的商业运作能力和谈判能力。

4. 研究者、评估者

研究工作能帮助医务社工更好地了解服务对象的特点和需求，以及其困境出现的原因。在专业理论和方法的指导下，在相关信息被充分地收集和分析的基础上，医务社工可以更合理地设计和改进服务项目。在评估工作中，医务社工应选用合适的评估方案与评估工具，对服务过程、服务结果的相关指标进行考察，从而及时了解服务工作的效果，以便改进服务。在当代社会，相较于前述其他角色，医务社工从事研究和评估的情形仍较少，但研究和评估的能力越来越被重视。这是因为在当代社会，研究与评估能为服务评价提供可靠的依据，且这样的依据往往为包括服务使用者、捐助人、行业同人在内的广大利益相关方所关注。经过验证的、具有良好效果的、具有较高可借鉴性的服务项目可以借此得到及时的认可、推广、提高。

决定医务社工个体所扮演角色的因素既包括服务对象的需求，也包括单位和项目的工作安排要求，以及医务社工的教育经历、职业发展计划、个人特长和偏好等。总的来说，行业对医务社工的专业化要求在不断提高，对医务社工扮演各种角色的能力要求也在提高。这意味着更高的培养成本，以及对社工而言更重的工作任务。因此，开发科学的人才培养模式、组建高效的工作团队、维持相对稳定的工作环境将有助于医务社工精进专业能力和履行角色义务。

二、理论与方法

理论对于医务社会工作服务的开展和专业化程度的提高具有重要意义。近年来，理论的重要性在业内已被普遍认可，源自社会学、心理学、社会工作学等学科的众多主流理论被一线社工广泛使用。尽管如此，医务社工在选取和应用理论的过程中仍存在困难。与医务社会工作相关的理论在核心关注、应用层面、学科背景等方面均不一而足，本节将重点介绍与医务社会工作服务直接相关的、已在国内外科学研究中被大量使用的理论。它们将从不同的角度，并且作为一个整体，为医务社工的服务提供灵感。

（一）医务社会工作的基本理论和分析框架

1. 生态系统理论（ecological systems theory）

该理论由尤里·布朗芬布伦纳（Urie Bronfenbrenner）在其 1977 年发表的作品中首次阐述。[①] 根据生态系统理论，人与其所处的环境相互依赖。作为个体，人被包含在微观系统（microsystem）、中观系统（mesosystem）、外部系统（exosystem）、宏观系统（macrosystem）等相互作用的各层系统中。

医务社工要关注各系统的相互联系及其对个体的成长和发展的影响。在患者罹患严重疾病时，患者个体与其微观系统（例如家庭）的正常功能首先受到冲击。患者所处的多重生态环境系统会不同程度地被影响，各系统的潜在功能可能会相继被激活。患者的生理、心理和社会发展会随着环境变化而受到影响。因此，医务社工应首先对患者个体与其微观系统予以充分关注。于是，家庭通常是第一个被关注的也是最重要的微观系统。而对住院患者而言，医院或康复机构是其另一个重要的微观系统。患者在适应医院环境和治疗流程的过程中可能会花费大量时间，在此期间也可能会经历与他人关系的许多变化，包括与医护人员等正式照料者的关系和与家庭成员等非正式照料者的关系等。

在实务中，生态系统理论是医务社工必备的视角之一，其应用十分广泛。例如，对临终患者及其家庭来说，死亡不仅是个人的事情，也是家庭的事情。个体通常会经历身体机能丧失、生活无法自理、情绪沮丧、内心恐惧、孤立无援等问题，家庭成员也往往会面临精神压力、情绪低落、收入减少、支出增加等挑战。这时，"身-心-灵"服务框架是医务社工经常采用的方法之一，旨在

---

① Bronfenbrenner U. Toward an Experimental Ecology of Human Development. American Psychologist, 1977, 32（7）: 513–531.

从临终患者与其家庭成员的需求的各个维度入手，提升其复原力。从家庭系统的视角看，医务社工可以借助家庭会议等方式，通过解决家庭暴露出来的关系冲突、决策冲突、照料责任分配等问题，实现对服务对象的支持。从社区系统的视角看，当社区成员面临死亡这一话题或者与死亡相关的人和事时，很多人会产生忧虑、忐忑、困扰、恐慌等不良情绪。个体的表现也反映出个体对死亡的预见能力和对死亡的态度。为了避免临终患者在社区度过最后时光时遭受孤立和污名化，医务社工需要学习如何动员社区的资源，改变社区成员对死亡的固有看法。此外，从医疗机构系统的视角看，年轻的医护人员也可能存在较高程度的死亡焦虑。为了避免可能由此带来的倦怠感和医疗服务质量的下降，医务社工需要为医护人员提供必要的心理支持服务，并帮助他们实现死亡认知正常化。

2. 家庭相关理论

家庭系统往往是与患者的预防、治疗、康复联系最密切的系统。对医务社工而言，了解与家庭相关的基本理论对服务设计具有重要意义。与家庭相关的理论十分丰富，本节仅简要介绍其中两种。

（1）家庭系统理论（family systems theory）。

该理论由克尔（Kerr）和鲍恩（Bowen）于20世纪80年代提出，由系统理论衍生而来。[1] 家庭系统内部有由不同家庭成员组成的各个子系统，子系统的运行影响着家庭系统的运行。同时，家庭系统与外界系统（工作单位、学校、医院）保持着联系，以维持其正常运行。在内部成员和外界系统出现变化时，家庭系统会努力保持平衡。例如，当患者入院接受治疗时，家庭成员之间的旧有联系方式会受到影响，家庭系统与外界系统的联系格局也会面临挑战。所以，支持患者的家庭系统，并使之适应和过渡到新的积极稳定的状态应受到医务社工的重视。

（2）家庭生命周期理论（family life cycle theory）。

该理论由卡特（Carter）与麦戈德里克（McGoldrick）于20世纪80年代提出[2]，将家庭的发展类比为个体的发展，认为大多数家庭都将自然地经历数个发

---

① Kerr M E，Bowen M. Family Evaluation：An Approach Based on Bowen Theory. New York：W. W. Norton & Co.，1988.

② Carter B，McGoldrick M. The Changing Family Life Cycle：A Framework for Family Therapy. 2nd ed. New York：Gardner Press，1988.

展阶段。一种分类方法将家庭的发展阶段分为：单身青年；新婚夫妻；家庭形成；有学龄前子女的家庭；有童年期子女的家庭；有青少年期子女的家庭；空巢家庭；中年家庭；老年家庭。家庭在每个发展阶段都有不同的发展目标。在家庭成员数量增加的时候，家庭的发展目标会变得更加复杂，新的家庭角色也随之产生。因此，为了使家庭系统正常运行、家庭功能保持完整，家庭必须具备良好的适应能力来应对可预见的与不可预见的挑战。

3. 埃里克森社会心理发展阶段理论（Erikson's stages of psychosocial development theory）

社会心理发展阶段理论由埃里克·埃里克森（Erik Erikson）在 20 世纪 50 年代提出。[①] 该理论认为，个人的心理社会发展是一个动态和持续的过程。处于某个心理社会发展阶段的个体具有特殊的发展任务，并遇到相应的挑战。该理论认为人的前一阶段的经历会对后一阶段的发展状态产生影响，同时认为人仍能在后一阶段通过与社会环境的互动有所改变。

基于这一理论，医务社工可根据患者所处的发展阶段，判断其主要的发展需求，进而进行服务设计和活动指导。例如，对学龄前儿童而言，他们的运动能力被期待在这一阶段得到提高，并具有越来越多的复杂情绪。而为了避免不利环境因素所导致的内化问题和外化问题，学龄前儿童需要接受必要的情绪管理训练。对学龄儿童而言，童年中期是他们的语言能力、认知能力得到大发展的关键时期，并且在这一时期，儿童开始有意识地建立社会关系，承担社会角色。但是，对于很多患儿来说，他们的上述发展目标遭遇了挑战：疾病带来了身体的疼痛问题、发育问题、形象问题，并出现了伴之而来的各类情绪问题、学习问题、人际适应问题，进而出现了行为问题。因此，在服务递送过程中，医务社工应充分考虑患儿的发展需求与影响需求满足的因素，并进行及时的介入。

4. 危机介入理论：医疗创伤应激模型（medical traumatic stress model）

危机介入的概念最早由林德曼（Lindemann）于 1944 年提出。[②] 该理论认为，

---

① Erikson E H. Childhood and Society. New York：W. W. Norton & Co.，1950.
② Lindemann E. Symptomatology and Management of Acute Grief. The American Journal of Psychiatry，1944，151（6）：155–160.

个体在生命历程中会有其所面临的挑战、灾难、创伤超出自己应对能力的时候，这将会给个体带来一系列心理问题和关系问题。因此需要社会工作者采用直接或间接的方式帮助个体解决危机、恢复正常状态。个体对创伤的经历包括三个阶段：围创伤期、治疗期、长期后遗症。医疗创伤应激模型认为，围创伤期的创伤事件包括等待诊断结果、得知患有大病、早期医疗检查和治疗的不良经历等。在治疗期，患者和家属可能仍然暴露在其他创伤事件之下，例如治疗的副作用、目睹病友离世、病情复发等。长期后遗症阶段是大多数危机介入发生的阶段，即医护人员与医务社工在这一阶段对有必要介入的问题设计长期、复杂的治疗计划。

危机介入理论常被用来指导医务社工理解服务对象在适应和过渡阶段的需求。例如，在服务大病患儿和家庭的时候，医务社工尤其需要关注：第一，患儿的情境危机。诸如患重大疾病、居住在医疗机构这样的生活事件对于患儿来说，是崭新的、不被期待的、充满挑战的。第二，患儿父母的存在危机。监护人和照料者的责任可能给父母带来极大的负担，或许会影响他们的生活意义感和生活目标感。医务社工需要提供危机干预来确保被服务者的各种需求能够被及时准确地定义，以为接下来的服务工作奠定基础。

5. 优势视角和增能理论（strength perspective & empowerment theory）

或许患者与其家属在很多时候留给公众的印象是：这是一个被病痛折磨、被压力缠累、急需各种援助的弱者群体。但是，在医务社会工作服务的过程中，这个群体又会时时闪耀出人意料的光芒。例如，精神障碍人士与残障人士制作出了精美绝伦的工艺品；家人间的芥蒂在生离死别之际消除；经历了丧亲之痛的家属成为病友社群的意见领袖，为正在求医问药之路上的其他人传递信息和爱心……一件件看似不可能发生的事情变为现实，无不印证了优势视角理论。优势视角理论的基本观点如下：第一，每个个体、团体、家庭、社区都具有优势。社会工作者只有在对服务对象怀有充分的尊重和兴趣的前提下才能更好地挖掘出服务对象的优势。第二，疾病、灾难虽然给服务对象带来伤害，但它们也可能带来发展的机会。服务对象需要被激励发现自身优势，并运用自身优势克服伤害的影响。对成功克服伤害的"幸存者"而言，他们在未来的生活中会更加自信地面对其他挑战。第三，社会工作者对服务对象的能力发展不轻易设置上限。服务对象可能怀有较高水平的希望、期待、愿景，这些应与社会工作者对其全面评估的结果一起，成为服务的重要依托。第四，与服务对象保持协作关系会带来最佳的服务效果。在实务中，服务对象往往具备一些有助于服务开展的特质。比如，有的服务对象拥有丰富的人生经历、对家庭和社会做出很大贡献、具有某些领域的丰富知识。社会工作者在这时需要更多地扮演协作者或顾问的角色，这样做既有助于其少犯错误或避免陷入尴尬的境地，也能在服务过程学到更多。第五，每种环境都充满资源。在任何一种环境里，都存在拥有他人急需的某些资源或能力的个体、团体、机构。

增能理论由所罗门（Solomon）于 20 世纪 70 年代提出。[①] 该理论旨在使人获得更多的责任感和更强的能力去做自己应该做的事情。在实务中，服务对象在社会中往往被边缘化。社会环境直接或间接的障碍阻碍了个体的参与和潜能发挥，个体在社会环境中的负面体验让他们感受到无力感和无能感。在这种情况下，个体与环境没有形成良好的互动。而增能理论关注人的基本价值，重视人的潜力发展，认为通过在个体层面、人际层面、环境层面上实现增能，个体会更好地扩展和利用外部资源来帮助自己。

（二）医务社会工作的其他相关理论 [②]

1. 家庭系统－疾病（family systems-illness，FSI）模型

该模型由罗兰（Rolland）在 20 世纪 90 年代提出。它为医务社工提供了一个富有协作性、系统性、以优势为基础的框架，用来评估疾病、残障给家庭带来的影响，以便更好地设计干预服务来满足家庭成员的需求。FSI 模型包括三个维度：疾病的心理社会类型、疾病的发展阶段、家庭系统的关键特点。疾病的心理社会类型包括疾病的发生（急，缓）、过程（逐渐加重，持续不变，定期复发）、对生命的影响（很小，中等，致死）、损害功能（认知，感觉，运动，毁容，等等）、不确定性等。疾病的发展阶段包括症状发生期、诊断期、初步适应期、长期拉锯期、临终期、哀伤和复原期。家庭系统的关键特点包括家庭的

① Solomon B B. Black Empowerment: Social Work in Oppressed Communities. New York: Columbia University Press, 1976.
② Gehlert S, Brown E T. Handbook of Health Social Work. 3rd ed. New York: Jossey-Bass, 2019.

疾病信念系统和意义的生产过程、家庭成员的发展及其受到疾病的影响、家庭应对疾病和其他负面事件的历史经验、家庭已有的应对疾病的方案、围绕疾病的家庭角色分工和家庭成员交流模式、家庭的社会支持水平、家庭对社区资源的使用情况等。

FSI 模型揭示出，疾病的类型与其发展阶段会给具有不同特点的家庭带来差异化的影响。在不同疾病的各个发展阶段，患者与家庭有不同的心理社会需求和发展任务。这些需求和任务对家庭的优势、态度、变化的要求程度存在显著的差异。基于其特点，FSI 模型对医务社工提升针对慢性疾病患者的服务尤其适用。例如，在心理支持服务方面，在疾病发展早期，医务社工可以与患者及其家属共同创制心理支持路线图，使患者和家属了解他们在疾病的各个阶段需要通过完成哪些任务来保持较高水平的控制感和希望。而且，关于疾病知识的教育会让患者和家属对疾病的信号、求助契机有更好的把握，这可以有效降低其在未来可能会产生的痛苦和压力。

2. 健康行为理论

（1）知信行（knowledge，attitude/belief，practice，KAP）理论。

KAP 理论最早在 20 世纪 60 年代被提出。该理论将个体的健康行为改变分为连续的三个步骤：知识获取、信念产生、行为形成，即"知识-信念-行为"。该理论认为，获取必要的信息是形成正确的观念和积极态度的重要前提。在消除妨碍积极行为发生的不利因素后，个体最终会采取有利于健康的行为。

这一理论被广泛应用于健康教育领域。医疗卫生健康知识是建立积极、正确的信念与态度，进而改变健康相关行为的基础，而信念与态度则是改变行为的动力。人们只有了解了有关的健康知识，建立起积极、正确的信念与态度，才有可能主动地实施有益于健康的行为，改变危害健康的行为。这一理论也可以被用来提高医务社工的服务质量。例如，如果医务社工关于老化的知识储备不足，或对健康老龄化理念的了解不足，则可能会对老年患者群体形成刻板印象，例如认为老年患者的衰老和疾病是自然、合理的过程。更有甚者，部分医务社工可能对老年患者具有歧视态度和行为，如认为老年患者是创造力低、贡献低的群体。这将对服务质量产生不良影响。因此，通过学习老化知识、了解个体衰老的过程和特点，医务社工可以重构自己对老年患者群体的观点和态度，进而改变对老年患者的歧视态度和行为，最终提高服务意愿和服务质量。这是一个不断递进的过程。

（2）ABC-X模型。

该模型由希尔（Hill）在1958年首次提出，描绘了家庭在面对压力事件时的适应过程。其中A指引发压力的事件，B指能应对压力的资源，C指家庭对压力事件的认知，X指压力的程度或现状。该模型既肯定个人内在改变的重要作用，也关注个体与周围环境的互动关系。此外，卡宾（Cubbin）与帕特森（Patterson）认为，随着时间的推移，家庭对压力的应对能力也会因压力源、家庭资源、应对策略的变化和相互作用而发生变化。他们基于此开发了双重ABC-X模型。新模型加入了系统理论中的"回馈"机制并引入"时间维度"，将家庭压力应对分为前半段的"适应"（即ABC-X）与后半段的"调适"（即家庭韧性产生历程）。新模型关注家庭抗逆力的激发、调整及其影响因素。

在医务社会工作实务中，有大量的案例可以应用该模型。例如，重度残障儿童家庭往往难以在短时间内接受现状，甚至对康复治疗效果抱有不切实际的期待，从而一再延长康复治疗的时间。而这会影响学龄期患儿及时返回学校接受教育。同时，有的患儿家庭存在经济资源不足的问题，或羞于向社区和社会求助的认知问题。若这些问题长期存在，就将影响患儿的正常发展和家庭拓展应对压力的资源。因此，医务社工应关注家庭抗逆力形成的不利影响因素以及不利影响的累积情况，并及时进行介入。

（3）以理性选择为基础的理论。

以理性选择为基础的理论认为，人类行为是理性的、具有逻辑的思维过程的结果，个体采取或不采取健康行为的决策是基于对成本与收益的考虑的。以下三个理论均是从这一假设出发的经典理论。

第一，健康信念模型（health belief model，HBM）。

该理论最早于20世纪50年代由霍克巴姆（Hochbaum）等人提出，用来解释个体采取或未采取被期待发生的健康行为的原因。该理论认为，影响健康行为发生的主要因素有两个：其一，个体对健康威胁的认知。它包括个体对健康受损的风险的认知，以及个体对健康受损的严重性的认知。其二，个体对采取健康行为的结果的认知。它包括个体对采取健康行为的收益的认知，也包括个体对采取健康行为的成本的认知。

HBM 在心脑血管疾病风险的降低、疫苗接种、癌症筛查、健康饮食、医嘱遵从等与预防和治疗相关的实务领域被广泛应用。以遵从医嘱服用药物来控制高血压这一健康行为为例，医务社工需要关注的患者对健康受损的风险的典型认知内容是"我是否有中风的风险"，患者对健康受损的严重性的典型认知内容是"中风的后果有多严重"，患者对服用药物的收益的典型认知内容是"我能通过服药获得什么"，患者对服药的成本的典型认知内容是"药品花费是多少/我要花多少时间掌握用药指南/药品的副作用是什么"。在实务中，最常见的促进医嘱遵从的方法是：通过口头的或书面的形式，向患者提供关于疾病后果的信息，以此促进患者行为的改善。

第二，理性行为理论（theory of reasoned action，TRA）。

该理论由菲什拜因（Fishbein）与阿耶兹（Ajzen）于 1975 年提出，是对 HBM 的拓展。TRA 认为，与患者关系密切的他人也是影响个体健康行为的重要因素。而且，TRA 认为行为倾向对健康行为是否被付诸实施具有最直接的影响，且行为倾向由个体对健康行为、重要他人、社会准则的态度决定。在这里，社会准则指的是个体对其他社会成员对其将要进行的具体行为的评价。个体对具体的社会准则会持有某种态度，而这一态度会影响个体的行为倾向。

TRA 在健康行为预测领域的应用十分广泛，如物质滥用、锻炼身体、慢性病管理等。值得一提的是，由于 TRA 强调个体受到其他人的影响，所以 TRA 被普遍应用于青少年群体。以往研究发现，在性病患者向青少年分享其对于避孕措施的观点之后，青少年进行安全性行为的比例大为提高。此外，在对青少年的关于堕胎行为、艾滋病危险行为的干预项目中，TRA 的应用使青少年的风险行为大为减少。

第三，计划行为理论（theory of planned behavior，TPB）。

该理论由阿耶兹与马登（Madden）于 20 世纪 80 年代提出，是对以理性选择为基础的理论的拓展。该理论认为，如果个体对行为缺乏完整的控制能力，则个体的行为倾向就无法完全预测其健康行为。医务社工应收集患者在过往生活中应对问题的经历，这是由于患者的相关经历将有助于医务社工预估患者对健康行为的控制能力。因为如果患者以往在减重、戒烟戒酒等事情上展示出了较弱的行为控制能力，那么无论患者当下的行为倾向有多么强烈，其当下能够最终采取健康行为的可能性就会存在疑问。TPB 能够对多样化的健康行为进行预测，如酒精消费、母乳喂养、宫颈癌筛查、青少年暴力行为、临终关怀服务的使用、网络信息服务获取等。

在医务社会工作中，TRA 与 TPB 可以结合使用。例如，为了促进定期做癌症筛查这一健康行为，医务社工应了解服务对象的以下信息：对癌症筛查行为的认识（"筛查能否帮助我发现癌症""如果我患癌，我将立即接受治疗，战胜癌症"）；对社会规范的态度（"我的家人和医生希望我做筛查""我通过同意筛查来让家人和医生满意"）；对健康行为的主观控制能力（"如果我通过筛查发现患癌，我有足够的资源与癌症抗争""最终能否战胜癌症将取决于我的能力"）。若服务对象在以上三大因素上的情况有利于其实施癌症筛查行为，则服务对象具有较高的行为倾向，且具有较高的实施筛查行为的可能性。

（4）以社会网络为基础的理论（social network-based theoretical approaches）。

与以理性选择为基础的理论关注个人或与个人发生直接联系的环境不同的是，以社会网络为基础的理论关注人的社会属性，更加强调社会联系与社会系统对个体行为的影响。该理论的代表性理论有社会行动理论、医疗卫生服务利用行为模型。

第一，社会行动理论（social action theory，SAT）。

该理论由尤尔特（Ewart）于 20 世纪 90 年代提出，认为如果个体怀有达到某一健康状态的目标，那么目标能否实现将主要取决于个体拥有的社会资源与社会关系。因此，该理论着重分析个体所在的社会情境对其认知方式改变的影响机制。例如，如果运动能力较差的老年糖尿病患者主观上希望遵从医嘱、改善饮食结构，就需要家庭照料者或服务人员等他人为其购买所需的食材，并为其单独烹饪食物。如果患者缺乏相关的照料服务，则患者的计划可能仅停留在思考阶段，他将无法做出行为决策或进而调动社会资源来实现其主观目标。因此，在从糖尿病患者做出相关决策到最终实现健康饮食的这一过程中，患者的社会网络在全程影响着患者。

虽然 SAT 理论相对较新，不及其他许多理论在实务中的应用广泛，但该理论取得了很多成就。例如，在提高公众对性健康认识的项目、促进社区精神健康推广的项目等项目中，SAT 理论是常用的指导理论。此外，对医务社工来说，其工作内容之一是帮助服务对象链接社区资源。因此，医务社工需要收集社区信息，了解社区的运行规则与社区关键人物的行为策略，与关键人物取得联系，进而制定有利于促使服务对象的社会行动发生的方案。在社会行动的推进过程中，医务社工也应努力保持跟进。

第二，医疗卫生服务利用行为模型（behavioral model of health services use，BMHSU）。

该模型由安德森（Anderson）于 20 世纪 60 年代提出。该模型的最初版本把健康服务的使用作为其关注的行为端结果，并且将影响健康服务使用的因素分为经典的三大类：其一，前置因素，如患者的年龄、性别、对健康服务使用的态度等；其二，使能因素，如家庭收入、医疗保险、社会支持等；其三，需求因素，如个体主观认为罹患或实际上罹患的疾病等。与最初版本相比，该模型的近期版本认为，以上三大类因素在卫生政策、医疗服务体系、医疗资源、医疗机构等社会层面因素下发生作用。而且，近期版本关注的个体健康的行为端结果不再只是对健康服务的使用，而是从服务对象的过往医疗保健经历开始，直到接受医药干预的长期结果的发生。此外，其他如自评健康状况、测评健康状况、健康服务使用者的满意程度等也被认为是接续健康服务使用的行为端结果。

BMHSU 所关注的三大类因素具有多层次的特点，且在不同的社会和文化情境下均适用，因此该模型在科研中的使用十分广泛。很多研究旨在探究研究对象不采取健康行为的主要原因，其发现可以被应用在实务上。例如，早期的国外研究已经发现，在造成很多患者不及时就医的诸多原因之中，年龄、种族、受教育程度、家庭收入、医疗保险、医疗人力资源、上一年的症状数量的影响较大。近年来，通过使用 BMHSU，国外预测医疗卫生服务使用率的准确性大为提高。

（5）跨理论的变化阶段模型（transtheoretical model：stage of change，TTM）。

TTM 由普罗查斯卡（Prochaska）在 20 世纪 80 年代提出，为健康行为理论增添了新的视角。它在融合了个人和人际层面的健康行为要素的基础上，特别关注个体在健康行为上的改变过程，包括个体所处的改变阶段、个体对进入下一个改变阶段的准备状况。TTM 把个体健康行为的改变分为六个阶段，每个阶段的特点和任务是：第一，前期阶段。个体没有考虑过改变自身行为，或者改变行为的意愿或能力很低。社会工作者需要激发服务对象对健康行为的觉察。第二，意向阶段。个体开始思考改变行为的可能性，但是仍感到矛盾和充满不确定性。社会工作者需要帮助服务对象走出犹豫不决的状态、做出提升健康行为的决策。第三，准备阶段。个体决心改变行为，开始思考实现改变的途径和方法。社会工作者需要与服务对象一起，制定合宜的行为改变策略和路线图。第四，行动阶段。个体开始有步骤地将改变付诸实施，但尚未实现理想的行为模式。社会工作者需要陪伴服务对象经历行为改变的过程，帮助其清除障碍和潜在的不利因素。第五，巩固阶段。改变目标已经基本实现，本阶段着重保持已取得的成果。社会工作者需要及时开发保持新行为模式的策略，并把它教授给服务对象。第六，复发阶段。个体的旧有行为模式再次发生。社会工作者需要首先帮助服务对象处理复发的后果，然后与服务对象商讨克服复发的方案或其他接下来要做的事情。

TTM 认为，个体必须在经历诸多更具体的改变之后，才能在 TTM 的六个阶段上实现推进。这些改变主要发生在个体的认知和行为上。其中，认知的改变包括意识觉醒、情绪唤起、对自我的重新评估、对环境的重新评估、社会解放五个过程；行为的改变包括移除问题行为的触发点、与可以提供帮助的人士保持关系、通过强化对抗性反应来消除不健康行为、通过奖励和惩罚对健康行为进行强化、改变旧有的生活习惯五个过程。

TTM 在改变服务对象的多种健康行为方面被广泛应用，如心力衰竭的自我管理、听力康复、压力管理、戒烟等。发生在服务对象身上的具体改变的例子有：意识到二手烟对健康的影响、有意识地通过走楼梯而非坐电梯来增加运动量、为自己购买一套运动装备作为定期健身的奖励、郑重声明自己不再将暴力作为情绪的宣泄方式等。

（6）压力与应对的交易理论（transactional theory of stress and coping，TTSC）。

TTSC 由拉扎勒斯（Lazarus）与福尔克曼（Folkman）于 20 世纪 80 年代开发，被广泛用于评估个体应对压力事件的过程。个体在经历压力事件时，影响其应对压力事件结果的因素有很多，且存在逻辑上的关联。其他的理论与模型阐述了个体对压力事件的威胁与危害的认知、个体改变现状和管理负面情绪的能力等要素的重要性。TTSC 也将它们视为重要因素，并且在此基础上强调了应对方式（coping styles）的重要性。TTSC 认为，应对方式是个体应对压力事件的稳定特点，反映了个体应对压力事件时通常具有的倾向。积极的应对方式能够在压力事件与结果中间起到调节作用。积极的应对方式包括：在逆境中保持乐观、发现逆境蕴含的益处、获取信息以消除不确定性、取得足够的社会支持等。

医务社工的很多服务对象的社会经济地位不高，往往缺乏解决问题的资源，且对健康问题缺乏有效的应对策略。对这部分服务对象，帮助他们培养积极的应对方式常是医疗社工的服务内容，而"调整并坚持"（shift-and-persist）是医务社工常用的策略。例如，"调整"策略旨在帮助服务对象重构对压力事件的认识，认识到压力事件没有那么可怕，对压力事件的积极应对中蕴含着改善生活状态的机遇，从而使服务对象更好地适应压力事件；"坚持"策略旨在帮助服务对象有足够的信心面对逆境，使服务对象在逆境中保持对生活的希望和目标感，使其意识到通过自己的努力，未来的生活可以变得更好。

（7）创新扩散理论（diffusion of innovations theory，DOI）。

DOI 理论由罗杰斯（Rogers）于 20 世纪 60 年代提出。该理论解释了新思想和新技术如何在社会层面扩散。它最初被应用于传播学、农业推广学、营销学，近 20 年来更多地在社会工作和公共卫生领域被借鉴。与其他理论致力于分析和纠正旧行为的理念不同，DOI 理论更关注新行为的扩散和采用。它按照参与扩散的先后顺序，将人群分为五大类：第一，创新者，即率先接受新思想、采用新技术的人。他们对创新风险的容忍度较高，往往不需要太多说服工作。第二，早期采用者，即意见领袖。他们很容易明白改变的意义，对改变持开放态度。在采用新的健康行为之前，他们需要的是可靠的行动方案。第三，早期大多数，这一群体所占的比例比较高。他们在采用新的健康行为之前，需要看到成功的案例。因此，在说服这一群体的时候需要向他们展示新的健康行为给其他人带来的益处。第四，后期大多数，这一群体的比例也比较高。他们关心的是新的健康行为的益处是否已经在大多数人那里得到了证明。因此，在说服这一群体的时候需要告知他们有多少人从新的健康行为中获得了益处。第五，迟缓者。这一群体通常囿于传统，在行动上十分保守，对改变充满疑问，甚至不愿意参加讨论。影响这一群体的策略包括带领他们面对自己的恐惧，以及适当地利用来自其他群体的压力等。

基于五大人群的特点，DOI理论认为影响扩散速度的主要因素有五个：第一，相对优势，即新行为在多大程度上优于旧行为；第二，一致性，即新行为在多大程度上与社会和个体现有的价值体系、过往经验、实际需求是一致的；第三，复杂性，即理解新行为和将新行为付诸实施的难度有多大；第四，可试验性，即新行为的有效性能否在个体付出较小成本的前提下得到验证；第五，可观察性，即新行为的效果能在多大程度上被个体观察到。

医务社会工作的相关理论和应用远不止本节列举的内容。参与本书写作的一线医务社工普遍认为：国际前沿理论和研究的产生环境与国内实务环境存在较大差异，所以在服务过程中，理论难以完全涵盖、解释、指导实践的情况并不罕见。此外，尽管医务社工能意识到理论学习和理论应用是影响医务社会工作发展的重要因素，也将在未来成为体现医务社会工作发展水平的重要指标，然而，一线医务社工通常会因承担繁重、多样甚至多变的工作任务而无暇顾及理论学习。很多医务社工除了需要解决服务对象的需求问题，还要承担专业以外的工作任务。而医务社工的学习能力、资源动员能力往往参差不齐。因此，虽然医务社工会结合服务环境的特点来设计和开展服务，以努力满足患者最急迫的需求，但总体而言，医务社工在回顾和选择理论、总结和反思服务上投入的精力相对不足。而且，在许多时候，其对理论的思考是在服务完成后发生的，而非发生在服务的过程中。其对理论思考的深度也有待进一步提高。

综上所述，可以从以下角度提升医务社工的理论能力：第一，雇佣方应提高对医务社会工作的价值和专业性的认识，完善对医务社工的科学管理和合理使用，从而为医务社工的专业化发展创造良好的环境。第二，各方应重视整理本土服务实践的经验，有效地构建来自本土服务实践的理论知识。第三，医疗单位、服务机构、高校、基金会等各方需要发挥各自的优势，加强协作，优化医务社工人才培养模式，共同促进医务社会工作的理论建设。

（三）医务社会工作的主要工作方法、模式、技巧

医务社会工作的主要工作方法包括个案工作、小组工作、社区工作。[①] 近20年来，我国医务社会工作在汲取国外同行的工作经验和积极进行本土化实践探索的过程中形成了自己的特点。有的地区、医院、社会服务组织逐渐形成了具有代表性的实务模式，并较好地提炼和总结了工作方法、模式、技巧。近年来，我国也发布了相关的行业标准。比如2017年民政部发布的《社区社会工作服务指南》《社会工作方法　小组工作》《社会工作方法　个案工作》，它们较好地起到了指导全国医务社会工作的纲领性作用。不过，由于地区间的差异较大，各地关于发展医务社会工作的实施意见存在差异，有的地区出台了指导医务社会工作的服务规范，加之各医院和社会服务组织在经验积累、专业能力、服务内容、服务流程等方面也存在差异，所以本节内容仅以民政部指导文件为标准，以社会工作相关理论为基础，结合医务社工的工作情境，对我国医务社会工作的主要工作方法、模式、技巧进行介绍，以为各地区、医院、社会服务组织的服务的探索提供参考。

1. 个案工作[②]

个案工作是指以患者及其亲属为主要服务对象，为其提供多维度、综合性的支持服务。个案工作的服务流程包括六个阶段：（1）接案。如果服务对象符合接案条件，医务社工则与其建立专业服务关系。然后医务社工需识别服务对象的关键问题，并收集相关信息。（2）预估。医务社工使用"生理－心理－社会"或者"生理－心理－社会－灵性"的框架，为服务对象做需求评估，分析服务对象问题的严重性，以及可能影响服务效果的因素。（3）计划。医务社工列举不同的行动方案并分析各方案的优缺点，然后形成合适的服务方案。服务方案需要有明确的目标和清晰的计划。（4）介入。医务社工与服务对象及其家庭、社区、医疗服务团队形成协作关系，为服务对象提供入院适应、患教、照料、心理支持、经济救助、出院安置等服务。（5）评估。在服务进行和结束的

---

① 李迎生.社会工作概论.3版.北京：中国人民大学出版社，2018：478-479.
② 中华人民共和国民政部.社会工作方法　个案工作.（2018-01-16）[2024-01-01].https://www.gov.cn/xinwen/2018-01/16/5257155/files/821df75690f84a98a277466a0cd4d5a1.doc.

时候，医务社工宜适时地对服务效果进行评估，并形成书面记录。（6）结案。在可持续的、稳定的服务效果已经形成，服务目标已经实现的时候，医务社工结束个案服务并出具报告。

个案工作的主要模式有以下六种：（1）心理社会治疗模式。患者与其照料者在治疗过程的各个阶段都有可能面临自我效能降低、人际沟通不足、环境适应不良等原因造成的心理社会支持不足问题。此模式强调服务对象与医疗机构和社区的互动，即医务社工不仅需要协助满足服务对象最急迫的医疗需求，还需要注意调整服务对象的人格体系与环境体系，开发和增强服务对象适应环境的能力，最终使服务对象提高自身应对问题的能力。（2）认知行为治疗模式。在疾病造成痛苦、治疗决策困难、经济拮据等压力事件的作用下，服务对象固有的非理性认知方式的消极影响会在其情绪和行为上凸显。此模式着重通过改变服务对象的思维方式或信念，使其建立正确的认知，从而消除服务对象的消极情绪和行为。（3）任务中心模式。有的服务对象选择忍受问题而非积极解决问题。该模式强调医务社工与服务对象共同定位和直面心理社会问题、共同制定行动方案，然后力争通过短期服务解决问题。在此过程中，服务对象的能力得到了培养。服务对象在此期间的经历和成长将在未来成为其继续做出积极改变和解决问题的重要因素。（4）危机干预模式。该模式聚焦于服务对象最担忧的问题，通过对问题进行及时有效的处理，缓解问题对服务对象情绪的不良影响，并使服务对象在服务过程中习得解决同类问题的办法。（5）家庭治疗模式。在困境中，患者与亲属爆发的情绪问题和关系问题通常与其先前的家庭生活经历有很大关系。该模式通过努力建立良好的家庭沟通模式，来增强服务对象的自尊，并开发患者家庭解决问题的潜能。（6）叙事治疗模式。该模式鼓励服务对象描述自己的过往经历，充分澄清自己对过往经历的理解，并澄清自己赋予生活和世界的意义。然后服务对象在医务社工的帮助下，通过重塑自己对生活的认知和健康观念，达到改善心理状态、形成健康观念和健康行为的目标。

个案工作的技巧贯穿整个服务过程，突出体现在会谈和访视这两项活动中。在会谈中，医务社工可以运用的技巧有三类：（1）支持性技巧，包括专注、倾听、同理心、鼓励；（2）引导性技巧，比如提问、澄清、对焦、摘要；（3）影响性技巧，包括提供信息、自我披露、建议、忠告、对质。在访视中，医务社工可以运用的技巧包括五项：（1）在访视前熟记服务对象的相关资料；（2）与服务对象约定访视方式、时间、地点；（3）在访视中衣着整洁，介绍自己；（4）在服务对象同意的前提下，运用多媒体技术记录信息；（5）在访视结束前对服务进行总结和反馈，请服务对象表达感受和期待。

2. 小组工作[①]

小组工作是指通过开发、实施、促进小组活动的方式，增强服务对象群体的能力，并建立和完善对服务对象群体的支持系统与网络。在实际的门诊、住院、院外的实践中，有主题繁多、形式多样的团体活动。而按照服务目标划分，理论上小组可分为四类：（1）教育小组。对处在某一治疗阶段的很多患者及家属而言，他们急需掌握应对当前问题的技巧和获得相关信息的方法。教育小组的目的即满足服务对象的此类需求。（2）成长小组。为了更好地应对健康问题，服务对象需要学习调动自身资源，开发自身潜能，提升复原力，并改善与他人（例如家庭成员）的关系。成长小组是帮助服务对象实现此目标的小组类型。（3）支持小组。若患者或家属需要学习应对健康问题的策略，并且需要充满共情的环境，则支持小组可以把具有相似处境的个体组织在一起，实现小组成员之间的情感支持和经验分享。（4）治疗小组。该小组旨在帮助服务对象群体习得其需要的认知行为技术，以促进服务对象的情绪、思维方式、健康行为的改善。治疗小组也可以帮助服务对象理性剖析自己面临的问题，以及分析环境对自身需求的反应。

无论属于哪一种小组，小组工作的服务流程一般均包括以下五个阶段：（1）筹备期，医务社工需要确定入组标准、完成组员招募、确定工作目标、制订工作计划、完成资源调度；（2）形成期，医务社工需要帮助小组成员建立信任关系、制定小组规范；（3）转折期，医务社工需要处理组员间冲突、保持组员对整体目标的意识；（4）成熟期，医务社工需要协助组员解决问题、把认知转变为行动；（5）结束期，医务社工需要处理好组员的离别情绪，帮助组员保

---

① 中华人民共和国民政部. 社会工作方法 小组工作. (2018-01-16)［2024-01-01］. https://www.gov.cn/xinwen/2018-01/16/5257155/files/7a1241567d8f46cea285f8f8eb4f9316.docx.

持小组经验，包括鼓励组员将收获传递给未来有类似需求的其他人士。

小组工作的主要模式有以下四种：（1）社会目标模式，该模式以培养小组成员的社会责任感、实现社会整合、推动社会变迁为主要目标；（2）互惠模式，该模式关注小组成员之间、小组和社会环境之间的关系，通过小组成员的互相开放和相互影响，增强个体和社会的功能；（3）治疗模式，该模式以解决小组成员的个人问题为主要目标；（4）发展模式，该模式以促进小组成员和小组的共同成长为主要目标。

医务社工的小组工作技巧贯穿服务的所有阶段，主要涉及沟通与互动、主持小组讨论、小组介入、小组活动设计、小组评估五个方面。保持与组员的良好互动、保持组员间的良好互动、分析小组动力、使用合适的干预策略、保持小组在正轨上发展、追踪小组工作对组员的影响是医务社工的小组工作技巧得到良好应用的体现。在实践中，由于各种因素的限制，在许多医务社工的工作场域，小组工作并未得到应有的重视或有效、稳定的开展。鉴于服务范围的广泛性和服务场景的不确定性，探索和发展小组工作的有效切入点或许是专注于解决最突出的、广泛存在的问题，例如如何在住院患者中招募组员、如何根据周转率确定小组工作的次数和频率。

3. 社区工作[①]

社区的建筑环境、卫生条件、便民设施、社会资源、文化观念会影响每一个居住在其中的社区成员的健康和康复。医务社工的社区工作旨在开发和强化社区的支持体系，从而增进服务对象和其他社区成员的心理社会福祉。社区工作的服务流程包括四个阶段：（1）需求评估。医务社工通过问卷调查和访谈等方式收集社区的数据，分析社区居民特点、资源分布、发展趋势，了解社区的公共卫生服务和需求、社区对重新融入的患者的支持能力。（2）服务策划。医务社工根据社区现状、社区需求、患者重新融入社区的障碍，与患者及亲友、社区工作者、志愿者一起调动社区资源，发起和设计相关社区服务。（3）服务执行。如有必要，医务社工需要协调专门机构来筹措资金和实施社区行动。医

---

① 中华人民共和国民政部. 社区社会工作服务指南.（2017-01-20）［2024-01-01］. https://www.mca.gov.cn/images3/www/file/201701/1484893885134.PDF.

务社工也需要通过多种途径对社区成员进行宣传教育。在服务过程中，医务社工要确保各方进行充分、有效的沟通。（4）服务评估与改进。在社区服务开展一段时间之后，医务社工需要使用科学的方法和工具对服务效果进行总结和评估，以便让相关方了解服务进展，使服务更好地发展。由此可见，扎实的社区工作需要医务社工对社区有足够的熟悉。而社区层面的健康需求与服务对象个体层面的健康需求在紧迫性上往往有很大差异，所以医务社工为达到这一要求需要花费较长的时间和较多的精力。这对其服务的完整性和深度提出了挑战。

社区工作的主要模式包括以下三种：（1）地区发展模式。该模式重视社区成员在社区工作过程中的广泛参与。医务社工请社区成员自主界定其需求，并主要通过社区成员自主互助的方式满足其需求。（2）社会策划模式。该模式关注解决在社区中业已存在的健康问题，主要依靠医务社工和专家的能力解决问题。（3）社区照顾模式。该模式强调社区在服务对象融入社区和康复过程中的支持作用。因此，医务社工应着眼于整合社区的资源，为服务对象建立非正式的支持系统。相较于个案工作和小组工作，社区工作的服务对象的范围大为拓展。而在当下，由于主客观因素的限制，大部分医务社会工作服务聚焦于向患者及其家属提供直接服务。因此，医务社工独立开展完善的社区工作并非易事。医疗机构、政府及街道社区、社会服务机构等各方建立合作关系与开展合作项目将是社区工作的重要前提和依托。

社区工作的主要技巧包括以下五个方面：建立和发展社区关系技巧、发展社区支持网络技巧、社区教育技巧、动员群众技巧、运用传播媒介技巧。这不仅是对医务社工的个人素质的考验，也是对跨专业、跨机构、跨部门合作能力的考验。

本书所汇集的大部分服务使用了个案工作的工作方法。医务社工在日常工作、培训交流中经历最多的也是个案工作的工作方法。在工作方法的选择这一点上，医务社会工作体现出了与儿童社会工作、老年社会工作等其他领域的社会工作的较大不同。正如前文所提及的那样，医务社工完整且稳定地开展小组工作或社区工作时，往往更容易受到多个因素的制约，如医务社工的数量和专业水平、雇主单位的工作重心和资源、患者疾病的特点（症状、发展、治疗、预后等）、患者的住院时长、家庭和社区的文化观念、各方合作等。[①] 在特定的历史阶段，包括工作方法在内的医务社会工作的发展各维度都有其时代特点。自恢复医院社工部开始，在 20 多年的时间里，我国的医务社会工作回应了不断增长的健康照顾需求。笔者相信，随着我国健康事业的发展，我国的医务社会工作实践将会丰富现有的工作方法，各类工作方法的优势也将得到更充分的发挥。[②]

三、法规与政策

我国医务社会工作的本土化发展离不开政策推动，医疗卫生服务的体制特征决定了制度是医务社工发展的有力推动。虽然法规政策类课程在许多社会工作专业教学培养方案中设置较少，但法规政策与医务社会工作的重大关联不可被有志于此的学生忽视：第一，包括医务社工在内的社会工作者的人才培养体系、评价方法制度、职业发展路径等职业化发展内容均受到顶层设计的很大影响；第二，许多医务社会工作服务的建立和完善，如资源链接、经济救助、多学科团队服务、对特定人群的服务等，都离不开包括医务社会工作政策在内的诸多领域有关法规政策的导向；第三，医务社工会接触到社会关注的许多前沿问题，如因病返贫、看病难看病贵等。他们对服务对象的处境、需求有较深入的了解，对问题解决方案有独特的视角。他们不仅是受到法规政策影响的服务提供者，也应在法规政策的改进和完善的过程中发出声音。本部分仅对庞杂的法规政策体系与其特点做简要梳理和分析，希望医务社工及广大社会工作专业师生对法规政策的制定实施和发展进步保持持续关注。

（一）关于发展医务社会工作的法规政策

近十多年来，医务社会工作相关法规政策的不断出台不仅反映了民众对健康议题认识的提高、对健康生活的追求，也体现了政策制定者对动态变化着的

[①] 张一奇 . 非典型场域医务社会工作实务困境及应对策略 . 中国社会工作，2018（9）：8-13.
[②] 马凤芝 . 2021～2022 年中国医务社会工作发展报告 . 北京：社会科学文献出版社，2022：30.

社会问题的重视和作为。2006 年，党的十六届六中全会提出"建设宏大的社会工作人才队伍"。2007 年，卫生部（今国家卫生健康委）通过专项研究得出结论：医疗卫生体系发展社会工作势在必行。2009 年，国务院《关于深化医药卫生体制改革的意见》规定"完善医疗执业保险，开展医务社会工作，完善医疗纠纷处理机制，增进医患沟通"，这标志着医务社会工作正式被纳入国家医药卫生体制改革。2012 年，发展医务社会工作作为改善医患关系的举措被纳入医疗卫生系统"三好一满意"活动方案。2015 年，党的十八届五中全会通过《中共中央关于制定国民经济和社会发展第十三个五年规划的建议》，提出推进健康中国建设，并将其升级为国家战略。2016 年，习近平总书记指出要"把健康融入所有政策，人民共建共享"。在推进健康中国建设的过程中，2016 年的《"健康中国 2030"规划纲要》、2019 年的《健康中国行动组织实施和考核方案》等文件对医务社工的作用和地位都给予了肯定。在医院管理方面，2017 年，《国务院办公厅关于建立现代医院管理制度的指导意见》明确提出要加强社工、志愿者服务。2021 年，《公立医院高质量发展促进行动（2021—2025 年）》将医务社工和志愿者制度作为实施患者体验提升行动的十项制度之一。2022 年，《"十四五"卫生健康人才发展规划》将开发社区健康工作者和医务社工作为加强各类人才队伍建设的举措之一。可见，医务社会工作由最初作为改善医患关系的存在，逐渐融入医疗服务体系，并在提高医疗服务质量、提升民众健康素质和生活品质、推进健康中国战略实施等工作中受到政策制定者越来越多的重视和期待。

对各地区而言，以国家层面的健康和医疗卫生相关法规政策为依据，对国家相关法规政策的解读、调整、落实，既是提炼和总结已有服务、扩大服务影响力的契机，也是改善和发展本地区医务社会工作服务的助推器。从地区层面来看，北京、上海、广东等地区在国家宏观政策发展的大背景下，根据地区特点，进行了有效的政策顶层设计。在北京，近年来通过政府主导、各方力量参与开展的医务社会工作试点工作，逐步实现了对服务先行者的鼓励、对医务社会工作理念的传播、对优秀服务经验的推广。在上海，在经历了对人才培养、制度建设的探索期后，医务社会工作的发展更加重视扩大试点范围、制定地区性服务规范标准、参与公共卫生领域的政策倡导等工作，以此来实现专业上的进一步成长。在广东，深圳、东莞、佛山、广州等地的地方政府分别制定了本市发展社会工作的配套文件，政府发展岗位购买服务项目，并推动了医院与社会服务组织、公益慈善组织等社会力量的合作。此外，在全国的许多其他地区，虽然已经不乏带有医务社会工作色彩的服务实践，但由于缺乏配套政策引导和当地政府部门尚不够重视等，这些地区的医务社会工作的社会知晓度、认可度、服务规模、专业水平的发展都受到了制约，与北京、上海、广东等地的医务社会工作相比尚存在一定差距。可见，地区法规政策对于医务社会工作的发展具有不可替代的作用。

（二）与医务社会工作相关的其他法规政策

从医务社工工作内容的角度看，与之联系较为密切的法规政策包括多个方面，例如医疗救助、医疗保险、特定人群权益保护、志愿服务等。第一，医疗救助。医疗救助覆盖医疗费用负担较重的困难职工和城乡居民。从 2003 年开始，医疗救助进入法规层面。2021 年年底，《国务院办公厅关于健全重特大疾病医疗保险和救助制度的意见》出台，指出根据救助对象类别实施分类救助，并提高了待遇水平、简化了获得救助的流程。第二，医疗保险。2010 年 10 月，《中华人民共和国社会保险法》（2018 年修正）颁布，这是具有里程碑意义的事件。由于医疗保险是一种互助共济的方式，且我国各地的经济发展和医疗服务水平的差异较大，所以各地医保政策在门诊报销、住院报销、基本药物等方面的规定千差万别。第三，特定人群权益保护。例如，2018 年修正的《中华人民共和国妇女权益保障法》阐述了妇女教育机会保障、教育权利保障等文化教育权益，以及禁止虐待或遗弃病、残妇女等与生命健康权相关的规定。又例如，2018 年发布的《国务院关于建立残疾儿童康复救助制度的意见》明确了残疾儿童康复救助制度的救助对象、救治内容和标准、工作流程。2020 年修正的《中华人民共和国未成年人保护法》规定各级政府应采取措施保障残疾未成年人接受义务教育。第四，志愿服务。2017 年起施行的《志愿服务条例》对志愿服务组织的注册、组织形式、志愿者的招募和管理提出了要求，强调了志愿服务的自愿性、无偿性、公益性，并对志愿者和志愿服务组织的权利与义务分别做出了详细的规定。

从医务社工主要服务领域的角度看，与之有关的法规政策在 21 世纪的发展也有颇多可圈可点之处。例如，在精神健康方面，2012 年的《中华人民共和国精神卫生法》（2018 年修正）、2015 年的《全国精神卫生工作规划（2015—2020年）》、2018 年的《关于印发全国社会心理服务体系建设试点工作方案的通知》等文件提出：医疗机构要正确识别和及时转诊疑似精神疾病患者；各地要健全精神卫生专业队伍，探索和推广包括社会工作师在内的多专业、多学科人员参与精神卫生服务的工作模式。又如，在残疾人服务方面，2007 年的《残疾人就业条例》、2018 年修正的《中华人民共和国残疾人保障法》等文件要求政府部门建立和完善残疾人康复服务体系，要求基层群众性自治组织开展社区康复活动，支持举办康复机构；规定残疾人在就业过程中享有优惠政策和扶持保护措施，拥有接受岗位技术培训等权益。再如，在安宁疗护方面，我国于 2017 年、2019 年、2023 年分三批共选定 152 个安宁疗护国家试点。2022 年的《"十四五"国民健康规划》将发展安宁疗护纳入促进老年人健康、加强医疗质量管理的措施中来。

（三）法规政策的发展展望

在实践中，许多地区性法规政策是在医务社会工作的实践经验积累到一定水平、探索到某一阶段，并且得到了医疗卫生机构、政府部门、服务对象群体的一定程度的认可后才出台的。换言之，法规政策的出台往往是政策制定者的态度和重视程度与医务社会工作发展程度这两者相互作用并相对一致的结果。在现阶段，虽然有的医务社工已在服务机构逐渐建立了专业地位并具有了影响力，但仍需要继续借助法规政策巩固和发展其专业地位，并进一步提高服务质量和专业认可度。

我国各地区的经济社会发展情况、专业人才积累程度和专业能力水平参差不齐。即使是医务社会工作发展较早的地区，其相关法规政策的完善程度和制定过程也可能存在一定问题。而以下几点或许是各地区在未来制定法规政策时需要考量的：

第一，加强医务社会工作人才的培养和使用。无论发展水平的高低，各地均不同程度地存在医务社会工作的人才缺口问题。同时，由于岗位设置、薪酬待遇、职业发展等方面的问题，从毕业后选择从事医务社会工作到成为医务社会工作高级人才的各个阶段，均存在医务社会工作的人才流失问题。由于人才积累是服务的专业化程度提高和可持续发展的基础，所以未来的法规政策需要在完善医务社工的专业教育培训体系、合理化和打通职业晋升通道上做出规范。

第二，为各方力量的积极参与创造条件。党政各部门之间就发展医务社会工作需要形成更有效的联动机制。党政各部门也需要与高校和科研单位、医疗卫生机构、社会服务组织一起，合作推进法规政策的制定，并在法规政策的实施过程中保持畅通的沟通。要充分激活社会力量，通过制度引导和规范市场以及社会力量等多元主体参与法规政策的制定并促进实施。

第三，重视提高服务的专业化水平。整体而言，医务社工的持证人数、受教育程度在提高，医院配置的医务社会工作部门、专注于健康医疗服务的公益慈善组织的数量也在增加。而在医疗卫生体系的工作环境中，归根到底，医务社工的专业性才是其立身之本。因此，法规政策需要鼓励医务社工提高专业能力，激发医务社工精进专业的热情，特别是促使其将自身专业能力与国家发展战略相结合。此外，医务社工在实务中积累的经验需要通过及时有效的沟通机制，与相关领域的专家学者进行交流，提炼和形成真正有用的、推广性强的专业知识。这就需要相关政策在科研、培训、经费等具体方面增加支持力度，完善行业组织的指导作用，以及搭建平台鼓励各方合作来提高专业化水平。

此外，法规政策取得理想的实施效果离不开许多其他因素的共同作用。例如，地方政府部门对国家政策的解读能力和重视程度，地区社会组织和社会力量的发展水平，医院等工作单位对医务社会工作的认识高度，等等。总而言之，在法规政策的制定、实施、评估等各个环节中，包括医务社工在内的广大相关群体需要持续的关注、发声，从而形成合力，推动法规政策更好地指导医务社会工作发展。

参考文献：

[1] Gehlert S, Brown E T. Handbook of Health Social Work. 3rd ed. New York: Jossey-Bass, 2019.

[2] 刘继同. 改革开放30年以来中国医务社会工作的历史回顾、现状与前瞻. 社会工作, 2012（7）: 4-8.

［3］季庆英，曹庆.我国医务社会工作的探索与发展.社会建设，2019（5）：13-21.

［4］李云裳.台湾地区医务社会工作之发展.社区发展季刊，2005（109）：165-170.

［5］刘继同.转型期中国医务社会工作服务范围与优先介入领域研究.北京科技大学学报（社会科学版），2006（1）：6-12.

［6］井世洁.医务社会工作服务输送内卷化及应对策略：以慢性病自我管理小组服务为例.社会建设，2021（4）：63-74.

［7］陈武宗.社会工作与医院的历史连结：台湾经验.社区发展季刊，2011，133：479-499.

［8］Bronfenbrenner U. Toward an Experimental Ecology of Human Development. American Psychologist，1977，32（7）：513–531.

［9］Kerr M E，Bowen M. Family Evaluation：An Approach Based on Bowen Theory. New York：W. W. Norton & Co.，1988.

［10］Carter B，McGoldrick M. The Changing Family Life Cycle：A Framework for Family Therapy. 2nd ed. New York：Gardner Press，1988.

［11］Erikson E H. Childhood and Society. New York：W. W. Norton & Co.，1950.

［12］Lindemann E. Symptomatology and Management of Acute Grief. The American Journal of Psychiatry，1944，51（6）：155–160.

［13］Solomon B B. Black Empowerment：Social Work in Oppressed Communities. New York：Columbia University Press，1976.

［14］李迎生.社会工作概论.3版.北京：中国人民大学出版社，2018.

［15］中华人民共和国民政部.社会工作方法　个案工作.（2018-01-16）［2024-01-01］. https://www.gov.cn/xinwen/2018-01/16/5257155/files/821df75690f84a98a277466a0cd4d5a1.doc.

［16］中华人民共和国民政部.社会工作方法　小组工作.（2018-01-16）［2024-01-01］. https://www.gov.cn/xinwen/2018-01/16/5257155/files/7a1241567d8f46cea285f8f8eb4f9316.docx.

［17］中华人民共和国民政部.社区社会工作服务指南.（2017-01-20）［2024-01-01］. https://www.mca.gov.cn/images3/www/file/201701/1484893885134.PDF.

［18］张一奇.非典型场域医务社会工作实务困境及应对策略.中国社会工作，2018（9）：8-13.

［19］马凤芝.2021～2022年中国医务社会工作发展报告.北京：社会科学文献出版社，2022.

第二章 ｜ 大病患者服务研究

第一节 先天性心脏病患儿家庭个案服务研究

导言

当大病袭来，患儿家长会受到经济负担、焦虑情绪的困扰。如果其社会支持系统不足以满足其需求，则患儿家长可能会出现一系列心理问题和行为问题。医务社工在救助工作中常需要面临相关挑战。例如，有的患儿家长会每天准时给基金会救助热线打电话，不间断询问孩子排队情况。患儿家长会哀求说："我们家真的很穷，实在凑不齐孩子的手术费。"但一会儿又威胁说："你们再不接案我就找电视台曝光你们违规操作！"患儿家长还会私下联系基金会社工，要求社工必须为其提供服务，否则就在基金会网络平台留言投诉基金会。如果社工不能答复何时接案，患儿家长就不依不饶、反复询问，导致热线来电无法结束。在本服务中，面对过分以自我为中心的患儿家长，春苗基金会的社工（以下简称春苗社工）使用人本主义理论理解服务对象的情绪，并应用埃利斯的ABC 理论改善服务对象的情绪状态。此外，春苗社工通过娴熟地使用倾听、陪伴、接纳、共情的服务技巧，有力地保证了服务目标的达成。

一、服务背景

本服务中的患儿于 2016 年 6 月 29 日出生在湖北农村，4 个月大时在武汉亚洲心脏病医院确诊为先天性心脏病并完成第一期手术；术后患上严重的心肌炎，在武汉儿童医院抢救 22 天后好转；随后心肌炎和肺炎反复发作，于 2019 年 12 月再次入院，不得不实施主动脉瓣置换及肺动脉瓣置换手术。

二、接案与预估

（一）基本情况

1. 接案原因

患儿此次就医由父母陪伴，手术预算为 20 万元，为二次分期手术。患儿父母已向医院交付 10 万元押金并办理了异地结算，如果患儿手术不顺利，将会出现资金缺口。

2. 家庭情况

患儿出生在湖北农村，全家一共有五口人。患儿爷爷早年去世，患儿奶奶 60 岁、无业；患儿父亲外出打工，母亲在家照顾大儿子及患儿；患儿哥哥 13 岁、上初三，患儿父母外出时，患儿哥哥由奶奶照顾。患儿的家庭结构如图 2-1 所示。

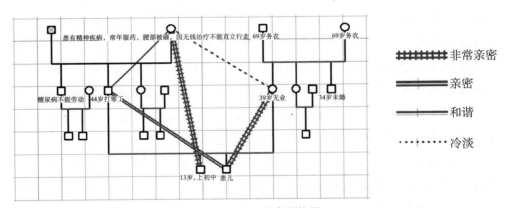

图 2-1　患儿家庭结构图

3. 健康状况

患儿奶奶患有精神疾病多年，常年服药，在 2018 年被房梁砸到腰，因无钱治疗，至今不能完全直立行走。除患儿和患儿奶奶，其他家庭成员均很健康。

4. 情绪状况

患儿父亲在与春苗基金会的不同社工的电话交流中均表现出非常高程度的焦虑状态，反复表达诉求，希望多家基金会接受救助申请。

5. 人际关系

患儿父亲每天分别在上午 9 点及下午 3 点给春苗基金会救助热线打电话，询问春苗社工接案的进展情况。在春苗社工接案后也会每天与社工沟通孩子的治疗情况，尤其是医院治疗费用使用情况。患儿父亲在与春苗社工的交流中主要表现出两种应对模式：一种是寻求同情，一种是施加威胁。

（二）需求评估

1. 经济需求

2017 年患儿在武汉接受心脏修复手术，总花费 12 万元。截至目前，患儿的手术费债务还未还清，患儿又因心肌炎不得不面临二次手术治疗。本次手术费用预算是 20 万元。患儿父亲在筹款的过程中，遭到了很多亲戚和朋友的拒绝，大多数亲友或是不愿意再借钱，或者直接拒接患儿父亲的电话，这对患儿父亲来说难以接受。但患儿父亲一直坚持给孩子治疗，通过不懈的努力和坚持，终于凑够了医院要求预缴的 10 万元。虽然钱凑上了，但患儿父亲已经感到心力交瘁。

2. 患儿父亲的心理焦虑与压力缓解需求

患儿父亲非常担心患儿在医院治疗期间因欠费而不能完成治疗，他总是竭尽所能把医院要求的费用凑上，但面对上有老、下有小的经济负担，患儿父亲承受着巨大的心理压力，内心高度焦虑，每根神经都感觉是紧绷的。

3. 患儿的生理心理健康需求

患儿入院后知道自己又要进行手术，无法明确地将心里的恐惧与害怕表达出来，因此大多数时间的行为都表现为依赖父母。加上患儿在住院期间看到周围的孩子每天都可以喝牛奶、吃水果，虽然年龄小，但他也会与其他孩子比较，吵着要吃，这导致了患儿的心理落差感。患儿的身体疾患是其心理危机发生的重要因素，春苗社工需要对患儿的身心健康状况做出评估。

4. 患儿的家庭系统支持需求

春苗社工在与患儿父亲的沟通中发现，患儿父亲对于未来的生活还是充满希望的。他相信只要肯付出努力，就可以让生活逐渐好转。但前提条件是本次患儿手术结算后能够偿还一部分债务。如果不能偿还一部分债务，或者还需要更多的治疗费用，患儿父亲就会感觉自己被压垮了，再也没有能力去承受压力，哪怕是再多一点点的压力。

患儿母亲一直没有工作，在家照顾两个孩子和老人。她在与春苗社工交流的整个过程中都非常安静，基本上不说话。在大多数时间，患儿母亲默默地坐在患儿父亲身边，所有的沟通和交流都以患儿父亲为主导。

此外，患儿父亲对自己的大儿子充满了愧疚。他的大儿子今年读初三，但父亲不是外出打工挣钱就是带弟弟去医院做检查或住院手术。患儿父亲说："现在我连大儿子每天的午饭钱都给不出来，其他的关心更是无从谈起。我也是实在没有办法，因为小儿子需要治病。"患儿父亲还表示非常后悔要二胎。他说："如果没要二胎，我家的经济状况不会如此艰难。"

三、理论与实务模式应用

（一）人本主义理论

人本主义理论的主要代表人物有美国著名心理学家卡尔·罗杰斯（Carl Rogers），他主张以人性关注为核心，对服务对象保持真诚、共情、接纳，运用非指导性原则，以协助服务对象进行人格整合。在本服务中，医务社工需要一起和患儿家庭感受痛苦，做到有温度的陪伴，告诉患儿及其家属在这个世界上他们是能够被看到、被关注、被链接的，他们是可以更好地发展的。

本服务中的患儿父亲通常只按照自己的方法行事，不会停下来去想一想自己的行为对医务社会工作是不是具有破坏性。他不关心是谁在接听电话，只想解决自己的困难。他感到失望又焦急，总是忙着告诉别人他的想法和需求，只关注社工是否认真地对待他的困难，却忽略了一个事实，那就是别人可能也有话要说或者也想分享他们的观点。

患儿父亲的内心不能感觉到安全和踏实，总会担心负性事件的发生。这也许是因为是他对自己能力缺乏信心并且试图讨好他人。他可能认为其他人根本不会把他当回事，而这反过来又导致他产生了更深的无力感，从而陷入恶性循环。患儿父亲开始愤怒、攻击他人，几乎主动地要求别人不要对其抱有尊重，最后大家只好以他期望的方式对待他了。

（1）对于患儿父亲来说，他也许有如下情绪体验：

愤怒，自己的命运不受自己掌控；

焦虑，对于患儿的手术风险及手术费用的担忧；

沮丧，不能以自己想要的方式生活；

孤独，因为自己的强势行为使得别人跟自己很疏远。

（2）对于接案社工来说，在面对患儿父亲的强势行为时也许感到：

警惕，担心不管自己做什么都会被不公正地攻击；

厌烦，感到强势者可能在扰乱热线接案规则；

退缩，不愿意与其沟通，尽量避免发生冲突。

那么接案社工要如何开展工作呢？第一步是倾听，因为社工只有通过倾听才能了解情况，从而做出判断。而当患儿父亲发现自己真正被别人倾听，并且发现有一个人真正愿意理解他时，他就会感受到被尊重，由此可以与社工产生情感上的联结。第二步是社工需要采用接纳及非指导性原则，协助患儿父亲感受并提升自我潜能，促进其个人成长。社会工作就像发展领域的其他事业一样，目标是帮助别人得到他所需要的部分，而不是直接"把别人需要的给他"。

（3）接案社工可以通过以下四种途径来实现工作目标：

保持开放友好的肢体语言，给予患儿父亲倾听和共情；

重视患儿父亲的观点，向其表达尊重与理解；

从个案的角度考虑问题，进行有效的反馈；

通过具体事件鼓励和强化患儿父亲的积极、正向行为。

（二）情绪 ABC 理论

情绪 ABC 理论由美国心理学家阿尔伯特·埃利斯（Albert Ellis）提出，其核心要素是 A（事件）、B（认知评价）、C（情绪后果），主要内容为：B 在 A 与 C 之间起着中介作用，即服务对象的信念和想法会影响其对外部事件的情感反应和行为反应。因此，医务社工需要在必要的时候通过矫正服务对象的认知来改善其情绪状态。[①]

在本服务中，患儿父亲对于医院的缴费和报销流程不是很清楚，认为孩子的治疗费用只要超过已缴费额度就意味着欠费，继而会导致孩子的治疗中断。医务社工根据情绪 ABC 理论，向患儿父亲详细地讲解了医院的缴费及报销流程。当患儿父亲对医院的流程有所了解后，虽仍然表现出焦虑情绪，但焦虑水平明显有所下降。

四、服务计划

（一）服务目标

1. 总目标

帮助患儿顺利完成就医。给予患儿家庭必要的经济资助。有效缓解患儿家长的就医焦虑及对家庭因病致贫的情绪压力。

2. 具体目标

（1）与患儿家庭建立信任关系，帮助患儿父亲稳定情绪与缓解心理压力；

（2）协助患儿家庭申请基金会救助及链接其他救助资源；

（3）缓解患儿及家长就医过程中的紧张状态；

（4）搭建沟通桥梁，鼓励患儿父亲与长子交流，促进家庭关系和谐。

（二）服务策略

（1）面对面初访，建立医务社工与患儿家庭的信任关系，及时关注患儿情绪的变化；

（2）链接基金会资源实施联合救助，协助患儿家庭申请资金支持；

（3）通过心理疏导缓解患儿及其父亲的紧张情绪；

（4）尝试帮助促进患儿家庭成员间的关系。

---

① 埃利斯，兰格. 我的情绪为何总被他人左右. 张蕾芳，译. 北京：机械工业出版社，2015.

五、服务过程

如图 2-2 所示，本服务过程大致可分为三个阶段。下面就每个阶段的具体任务及服务内容进行介绍。

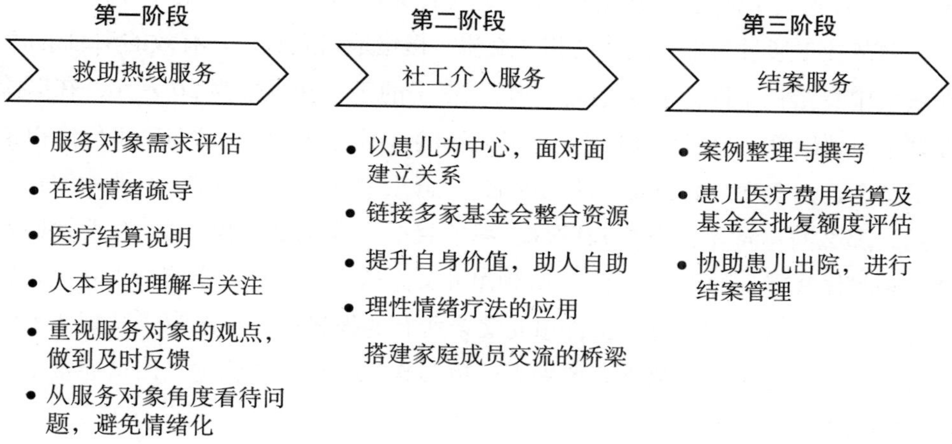

第一阶段	第二阶段	第三阶段
救助热线服务	社工介入服务	结案服务

- 服务对象需求评估
- 在线情绪疏导
- 医疗结算说明
- 人本身的理解与关注
- 重视服务对象的观点，做到及时反馈
- 从服务对象角度看待问题，避免情绪化

- 以患儿为中心，面对面建立关系
- 链接多家基金会整合资源
- 提升自身价值，助人自助
- 理性情绪疗法的应用
  搭建家庭成员交流的桥梁

- 案例整理与撰写
- 患儿医疗费用结算及基金会批复额度评估
- 协助患儿出院，进行结案管理

图 2-2 服务过程模型图

（一）第一阶段：救助热线服务

一开始，患儿父亲非常担心一旦孩子接受了手术就不再符合基金会的救助条件，不能再申请基金救助，为此他每天给春苗基金会打电话，不间断地询问何时能有社工为其孩子提供服务。患儿父亲对春苗社工说："有孩子没有排队你们就接案了，没排队孩子的家长都和我说了，你们别想骗我了。你们不按顺序接案，我要曝光你们。"他还对春苗社工说："别家基金会针对我家的困难情况已经提前接案了，你们也要提前接案。"患儿父亲甚至直接找到春苗社工，强求春苗社工为其提供服务，否则就在基金会网络平台留言投诉。对此春苗社工们有一些反感，不愿意接听他的电话。

虽然春苗社工在接听患儿父亲电话的时候内心会有抵触情绪，但他们还是积极倾听，了解患儿家庭的困难与需求。有一次与患儿父亲沟通时，患儿父亲说道："我们的孩子已经住院，马上就要手术。我十分担心钱不够，这样孩子就不能治疗了。我们的家庭十分贫困，真的是没有钱了。该借的都借遍了，实在是没有办法了才求助你们。"在与患儿父亲的交流中，社工真切地感受到了患儿家庭所面临的困境。通过倾听和交流，春苗社工对患儿家庭有了更多的理解。患儿去年在武汉动手术已经花了十几万元，但术后恢复不理想，不得不进行二次手术。这次手术费用预估为20万元，但患儿父亲已经没有任何办法和资源来凑够这笔钱了。他已经达到了他的承载极限，就像是马上要被最后一根稻草压垮的骆驼一样。

春苗社工通过与患儿父亲的相互交流，慢慢地建立起一条有效的沟通渠道。在热线中春苗社工向患儿父亲澄清道："孩子的手术费预估为20万元，在医院办理了异地结算，已缴费10万元，很大程度上不会出现资金缺口。即使您申请到了基金，大概率最后也是无法资助的。"患儿父亲说："如果这10万元的费用够用，那么我申请不到基金没问题，我能接受。我主要是担心这10万元还不够，到时候我就真的没办法了。"听到患儿父亲这样的表达，春苗社工对患儿父亲有了更多的接纳和认可。也许患儿父亲所有的强势行为都来源于其高水平的焦虑。这类人通常在言语上霸凌别人，也喜欢掌控别人的感觉，而这通常是内心不够强大的外在表现。

1. 春苗社工与患儿父亲在救助热线服务阶段形成僵局的原因

（1）双方都坚持自己的原则。

双方都想按照自己的想法来，一心抱持自己对事实的解释。除非能通过谈判达成一致，否则他们之间很难建立坦诚、互信的关系，如此则不可避免冲突。

（2）患儿父亲的强势行为。

虽然患儿父亲的强势行为并不是针对某一个社工，但必须承认这会让接听电话的社工觉得不高兴。而这影响了社工的情绪和判断。

（3）春苗社工过早下结论。

很多社工如普通人一样，比较容易做出武断的判断，并且形成刻板印象。一旦社工过早下结论并形成刻板印象，之后将很难做出改变。

2. 救助热线服务阶段双方矛盾的应对方式

（1）从服务对象的角度看待问题。

沟通是双向的。当服务对象表现出愤怒的时候，社工应能体会到对方的无助。当服务对象表达观点的时候，社工应看到对方可能有被认可的需求。

（2）避免情绪化。

只有避免情绪化，人的攻击性才会降低。

（3）表达关怀态度。

春苗社工需要表明愿意帮助患儿父亲解决困难，即使暂时无人接案，患儿父亲也能感到他没有不被重视。

（4）提供备选方案。

春苗社工需要帮助患儿家庭分析基金申请的策略，并尽可能地提供备选方案，使对方感到自己帮助的诚心，而不是敷衍了事。

社工反思：

作为农村家庭的唯一劳动力，患儿父亲没有掌握一技之长，靠打零工养家糊口，加上随着年龄的增长，其家庭的经济来源越来越单一。患儿家庭因病致贫，压得患儿父亲透不过气。因此在他每日的反复来电里，社工根据人本主义以人为本的原则，关注服务对象本身，从反感到倾听，再到逐渐理解患儿父亲的强势行为，了解其过激表现的根源是其高水平的焦虑。社工在倾听和理解患儿父亲的基础上，给予患儿父亲接纳和支持。患儿父亲的焦虑情绪因而有所缓解。这也许是个案服务能够顺利完成的重要基础。基金会基于救助热线，与社工和患儿父亲建立了交流通道。在本服务中，基金会并未做出特殊处理，而是按照正常救助热线接案原则提供接案服务。

（二）第二阶段：社工介入服务

1. 第一部分

（1）面对面初访收集患儿家庭基础信息，与患儿家庭建立信任关系。

虽然春苗社工在救助热线服务阶段可以对患儿父母给予了一定的支持及理解，但在实际开展工作前，心中还是会有一些忐忑，担心患儿父亲会对自己有辱骂或攻击的行为。然而当春苗社工见到患儿父亲的时候，情况确实出乎意料：原本以为长着三头六臂的患儿父亲其实十分瘦弱，脸上也写满了疲惫。患儿父亲对春苗社工说："这已经是孩子的第二次手术，而且本次手术也是分期手术，后期需要根据孩子的恢复情况再制定手术方案。本次手术所交付的 10 万元，其中 6 万元是和亲戚朋友借的，3 万元是支付宝透支，只有 1 万元是自己的。现在给亲戚朋友打电话，别人都不接听。"这时患儿父亲十分伤感，说道："感觉自己已经失去了做人的尊严。"说着患儿父亲叹了口气。"这对您来说太不容易了。"春苗社工及时给予患儿父亲回应与反馈。"是呀，都是为了孩子。"患儿父亲回复道。社工和患儿父亲就这样你一句我一句，从患儿的身体状况聊到手术方案，再聊到医保结算，双方的沟通十分顺畅。这种面对面的交流也进一步拉近了双方的距离，因为大家有共同的期望，那就是如何帮助患儿顺利地完成入院治疗。

（2）给予患儿心理支持。

对于患儿来说，入院手术让其或多或少产生了恐惧感。但由于孩子无法准确地表达自己的恐惧，所以通常表现出黏人、依赖父母或是无端胡闹、发脾气等行为。春苗社工通过找寻适当的图书和拼插玩具，让患儿在医院有阅读和游戏的机会，还可以通过图书和玩具与周围的患儿交往。这样一方面患儿之间有更多机会建立联系，另一方面患儿会看到有很多孩子和自己一样需要治疗，从而缓解内心的恐惧感。

社工反思：

春苗社工在积极倾听与关注的基础上，根据人本主义理论以人为本的原则，与患儿父亲进行了有效的面对面交流，并对患儿给予了一定心理支持。在交流过程中，有很多细节非常重要，例如社工的眼睛是否看着对方，社工的身体是前倾还是后仰。另外，社工在倾听后如何予以回应也很重要。有时候，适时、简短的回应与澄清可以胜过长篇大论。倾听与交流是如此简单，但又如此有效，是与患儿家庭建立信任关系的基石。

2. 第二部分

（1）链接多家基金会，整合资源，共同服务患儿家庭。

一方面，春苗社工整合申报材料及流程，最大限度地减轻了患儿父亲准备和填写资料的工作。另一方面，春苗社工链接多家基金会给予服务对象救助，有效地整合社会救助资源。这是为了提高社会资源的利用率，把救助给到最需要帮助的患儿家庭。

（2）告知患儿家长医院报销政策，缓解患儿父亲因经济压力而产生的情绪问题。

患儿父亲非常担心在医院有欠费的情况出现，总是尽其所能把费用筹齐交上。在个案服务的前期阶段，患儿父亲每天都联系春苗社工，沟通患儿的病情及费用使用情况。例如，他在还未发生欠费之前就开始焦虑若欠费该怎么办。春苗社工在与患儿父亲的交流中得知，患儿父亲对于欠费的理解是欠费就意味着孩子将不能再继续接受治疗。因此，患儿父亲的焦虑情绪在服务的前期阶段始终处于非常高的水平。春苗社工耐心地倾听患儿父亲的担忧，并就患儿医疗费用社保报销比例的政策、医院结算流程、基金会救助流程向其做出详细解释，有效地打消了患儿父亲对于欠费的部分担心。虽然患儿父亲依然有担心、焦虑的情绪，但相比其在不清楚相关政策及流程之前有了很大的改善。

社工反思：

第二部分的任务有两个：一是联合其他基金会共同参与患儿家庭的经济救助申请，整合申报材料及流程；二是根据埃利斯的情绪 ABC 理论，向患儿父亲解释医院结算流程及报销政策，从而使患儿父亲的担心、焦虑情绪有所缓解。通常由于每个人对事物的认知和理解不同，所以不同的人会产生不同的情绪体验。

3. 第三部分

（1）通过人本主义理论以人为本的原则，帮助患儿父母助人自助。

患儿父亲告诉春苗社工，如果这次孩子手术顺利，没有欠下更多的债务，那么他对未来的生活还是有非常大的信心的；但如果孩子手术费用太高，又或者孩子术后恢复不好，那么他可能就不会有信心把今后的生活过好。当说到这里时，患儿父亲不自主地摇了摇头。春苗社工对此看在眼里，希望能够通过具体的事例来帮助患儿父亲意识到自己为家庭付出的努力。例如患儿父亲每天都去远一点的地方给孩子买水果以节省日常开支，又或者患儿父亲寻求基金会及救助平台。而且，患儿父亲一边努力打工挣钱，一边积极寻求社会资源，同时还细心照顾孩子。春苗社工列举这些具体的事例帮助患儿父亲看到自己对家庭的付出与价值，提升患儿父亲的自我认同感，鼓励患儿父亲把关注点更多地放在现在，过好每一天。

（2）帮助患儿父母链接患儿家长群资源。

春苗社工鼓励患儿父母与其他患儿家庭建立更多的联系和交流，例如分享住宿、餐饮等信息，相互提供心理支持。也许春苗社工无法感同身受地理解患儿父母的处境，但对于其他同伴处在困境中的患儿家长来说，他们与患儿父母有着相似的境遇，彼此之间很容易产生共鸣。因此他们可以相互鼓励与支持，而来自群体的力量可以更加有效地帮助患儿家庭坚强地面对生活的困境。

（3）搭建沟通桥梁，促进家庭成员间的交流与支持。

由于小儿子生病，全家的注意力集中在小儿子的就医和对小儿子的照料上。家中的大儿子今年上初三，正值青春期，还面临着中考的压力，但全家人根本顾不上他。患儿父亲对大儿子感到非常歉疚。患儿父亲对社工说："我现在连大儿子的午饭钱都没给过，也不知道孩子是不是不能理解家长？"当春苗社工问患儿父亲是否有和大儿子解释过时，患儿父亲想了想，说："还是要和孩子说说吧，我们现在也是没办法，亏待了他。"春苗社工接着说道"是的，应该和孩子解释下，也许会更好。"说到这里，春苗社工感觉家庭成员之间的理解与支持也许是患儿父亲克服困难的勇气来源。

社工反思：

没有一个人能完全懂得另一个人的内心，每个人所面对的困境也有所不同。对一个人来说，他对困境的解决之道或许对其他人来说没有良好效果，这是因为每个人的生活背景、经历都是独特的。但社工可以倾听和关注服务对象，帮助服务对象有效缓解情绪状态。而且如果家庭成员之间能够多交流和多表达内心感受，也可以促进青春期子女对父母的理解与认同。通过实现一个家庭成员的改变，来促进其他成员的改变，进而改善家庭成员之间的关系，来达到家庭的改变。

（三）第三阶段：结案服务

（1）患儿接案档案整理，归档；

（2）患儿的医疗费用结算，结合其他基金会审批基金额度评估基金会批复额度；

（3）协助患儿家庭办理出院，进行结案管理。

六、结案与评估

春苗社工通过细致的服务，倾听这个困难家庭的故事，希望能够为其带来一些温暖和安慰。虽然在多家基金会的联合救助评估后，春苗基金会并未批复救助资金，但患儿父亲还是给基金会写了一封信，表达了对基金会的感谢。本服务顺利结案，对服务过程评估如下。

（一）评估方法

观察法：社工不仅提供服务，同时也作为参与者、观察者，对每次的个案服务做出自己的反思与评估，从中观察到服务对象的需求及变化，并及时改进和调整服务。

档案记录：个案服务的档案记录也是服务过程评估的一种方式，社工可根据档案记录的规范细节、服务计划、服务内容及回访记录等进行评估。

（二）服务目标达成情况

服务目标达成情况如表 2-1 所示。

表 2-1　服务目标达成情况

分类	具体说明
生理层面	患儿顺利完成手术，术后恢复良好
心理层面	1. 患儿的就医心理压力得到缓解 2. 患儿家长的焦虑情绪有所舒缓 3. 患儿家庭成员间的关系得到改善

续表

分类	具体说明
社会层面	1. 帮助患儿家庭链接其他基金会资源，帮助患儿家庭申请救助基金，完成经济救助 2. 帮助患儿家庭加入病友群，使其在集体中缓解精神压力并获得更多信息源

七、专业反思

（一）以服务对象为中心，积极倾听和有温度的陪伴是社工服务的有效保障

关注服务对象本身，对服务对象给予倾听和接纳，从服务对象的角度考虑问题，是个案服务中最重要的部分。在本服务中，社工根据人本主义理论以人为本的原则，积极倾听患儿父亲的自我表达与需求，真切地体会到患儿家庭的痛苦与困难，并通过有温度的陪伴，让患儿家庭感受到了被看到、被关注、被链接。当服务对象感觉自己被看到、被关注的时候，就会体会到被理解和接纳，这是非常重要的。这种被看到、被关注的体验就像催化剂，是开启双方流畅互动的先决条件。

面对面的访谈可以让社工与患儿家长建立信任关系，从而帮助社工高效地收集和整理个案信息、评估患儿家庭情况。此外，这种信任关系还可以帮助患儿家庭缓解情绪压力，并为后续服务和评估提供有效的数据支持。

及时沟通也是个案服务中的一个重要技巧。它能使社工及时了解服务对象的需求，适时向其提供帮助。这也能有效缓解患儿家长的焦虑情绪。虽然只是短短几分钟的交谈，只是简简单单的几句问候，但对于服务对象来说可能会带来非常暖心的心理体验。

（二）社工在服务中的刻板印象

社工的眼前有什么，社工能看到什么，以及社工期待看到什么，这三者是共同作用的结果。社工在面对自己觉得熟悉的事物时，若不留意，可能会不自觉地用既有的认知模式去理解，根据自己的刻板印象得到结论。刻板印象是个

体用有序的方式对庞杂、纷乱的现实做出的整理，是一种认知的捷径；但是，刻板印象会导致个体在认知时先入为主，妨碍个体对他人做出正确中立的评价。社工在服务中的刻板印象是社工自己的价值观、对地位和权利的理解在外部世界的投射，可看作社工自尊心的堡垒，但当刻板印象系统完全固化时，社工的注意力便会被吸引到那些能够支持其自身认知的事实上，同时会有意无意地忽略或误读与自身认知有矛盾的事实。

尽管我们希望社工在服务中做到客观中立，但完全没有偏见的、意见完全中立的人是不存在的。社工虽然努力去觉察、弱化、剔除偏见，但其意识中仍会不可避免地存储一些既成的图景与刻板印象。对此，社工需要打破刻板印象，通过倾听、接纳、共情来与服务对象建立信任关系，避免情绪化。当社工能够站在对方的角度看问题，充分理解对方的多面性，不过早地下结论时，就可以降低刻板印象的消极影响。

（三）医务社工需要从整合型服务的视角来进行个案管理

整合型服务是指从"全人"的视角，对服务对象的生理、心理、社会等层面进行全面干预，尤其重视服务对象的心理健康状况以及所处的社会环境，为其制定有针对性的个案管理服务方案。医务社工需要改变过去以医院疾病治疗为中心且碎片化的服务方式，基于服务对象的需求与体验，在大卫生、大健康的理念下，建立以人为中心的整合型服务方式。

医务社工需要在个案服务中承担个案管理工作，探索整合型服务模式。其具体服务涉及医疗结算、就医信息、医患沟通、患儿家长群链接、志愿者服务、医院周边居住和餐饮、患儿家庭的兴趣爱好、患儿家庭的成员关系、社会救助网络、借贷筹款平台、文化与信仰、日常活动等诸多方面。服务重心为通过"增能"帮助服务对象恢复独立生活的能力，并提高其健康管理能力。在本服务中，社工运用整合型服务的视角尚不够充分。提供整合型服务的个案管理应是医务社会工作服务的发展方向之一。

参考文献：

埃利斯，兰格.我的情绪为何总被他人左右.张蕾芳，译.北京：机械工业出版社，2015.

第二节 神经母细胞瘤患儿院外医务社工服务研究

导言

儿童肿瘤的总体发病率大约是 0.15‰，我国每年新发患者约为 3～4 万人。一个孩子罹患肿瘤，是一个家庭生命周期内所遭遇的重大冲击，会产生大量生理、心理、社会、经济和家庭结构等方面的问题。

和成人肿瘤不同，对于儿童实体肿瘤，近 20 年来鲜有新药和新的治疗手段出现。也就是说，在治疗方法上，国内和西方发达国家间没有代差，但是在整体治疗效果上，二者差异巨大。以儿童常见的髓母细胞瘤为例，美日等西方国家的 5 年生存率约为 85%，大部分患儿可以长期生存甚至治愈；而国内目前的少部分文献统计结果显示，北京综合治疗水平排名第一的某医院的 5 年生存率约为 75%，上海排名第一的某医院的 5 年生存率约为 50%，而广州排名第一的某医院的 5 年生存率仅有 25%。北上广代表了国内优质医疗资源最集中的地区，国内其他地区的 5 年生存率更低。造成国内治疗效果与西方国家存在差距的原因很大程度上在于信息不对称、完成规范化治疗比例不足和缺乏院外管理。[1][2]

递爱之家起源于患儿家长自发建立的病友社群组织，是目前国内最大的儿童肿瘤患者社群，社群内有包括脑肿瘤患儿、神经母细胞瘤患儿和白血病患儿在内的超过一万个儿童肿瘤患者家庭。

---

[1] Wang C，Yuan X J，Jiang M W，et al. Clinical Characteristics and Abandonment and Outcome of Treatment in 67 Chinese Children with Medulloblastoma. Journal of Neurosurgery：Pediatrics，2016，17（1）：49-56.

[2] Zhang Z Y，Xu J，Yao Y，et al. Medulloblastoma in China：Clinicopathologic Analyses of SHH，WNT，and non-SHH/WNT Molecular Subgroups Reveal Different Therapeutic Responses to Adjuvant Chemotherapy. PloS One，2014，9（6）：e99490.

一、服务背景

服务对象小北的 5 岁女儿罹患了被称为儿童"癌王"的神经母细胞瘤（neuroblastoma，NB，简称"神母"），因为初诊的延误，确诊时分期为四期高危，预后较差。服务对象在将女儿转至省会城市某医院治疗后，加入了以该医院神母患者为主的病友社群组织。按照国内最新治疗指南，四期高危神母的标准治疗路径包括化疗、采干、手术、放疗、干细胞移植、免疫、维持治疗等多个治疗阶段。但是由于病友社群内出现了几例患儿在接受干细胞移植后出现排异反应，最终移植失败甚至死亡的案例，受其影响，服务对象比较排斥干细胞移植，希望跳过采干和干细胞移植的步骤，直接用免疫衔接化疗。免疫药物是近几年国外研发的新药，对高危神母的治疗有一定的促进效果，但是价格昂贵。以服务对象女儿的体重计算，免疫药物的费用大约为 160 万～190 万元。

二、接案与预估

（一）来源

来源：服务对象主动求助。

说明：服务对象通过递爱之家某病友社群联系到接案医务社工。

（二）服务对象基本情况

服务对象小北，为 5 岁女患儿的父亲。1992 年生人，本科学历，湖北武汉市人，在国企事业单位工作，年收入约 10 万元。小北并非患儿的主要照料者。

（三）服务对象基本在生理、心理、社会等维度的状态

1. 生理维度
小北目前的自评健康状况评分较低，睡眠质量差。

2. 心理维度
小北的整体心理状态呈现为中性偏负面，焦虑程度较高。小北对于女儿的

治疗决策了解程度不高，对治疗决策没有太大把握。但小北有较强的学习能力。

3. 社会维度

小北的社会参与度较高，有一定的时间进行读书和打游戏。小北的婚姻满意度高。家中有老人帮忙照顾患儿，家庭支持水平高。小北的工作单位对小北有较高水平的社会支持。小北的家庭工作平衡状态较好。

（四）患儿的病史情况

患儿出生于 2017 年 6 月，是小北唯一的孩子，2020 年 12 月在市妇幼保健院被确诊为患有神经母细胞瘤，随后前往郑州进行术前检查，准备手术。但由于神母的发病率较低，小北担心当地治疗水平不高，因此前往北京寻求专家会诊。北京儿童医院的骨髓检查结果显示患儿的癌细胞已经扩散到骨髓，只能取消手术，回当地医院进行化疗控制，最后被确诊为神经母细胞瘤四期高危。患儿现在已经完成了三次化疗、一次置港手术，接下来还有一次肿瘤切除手术、五次化疗、一次干细胞采集，可能还要进行 28 个疗程的放射治疗，以及到海南进行七个疗程的免疫治疗。患儿已经参加商业保险。

（五）困境及需要

1. 经济压力

患儿的前期治疗已经花费 30 余万元，未来还需支付 200 万元治疗费用。目前小北已经卖掉房子，凑够了 75 万元，但治疗费用缺口依然很大。

2. 治疗决策困难

现在有两种免疫药物可以选择，其费用相差约 20 万元。药物 a 的适应证说明中指出可以不经干细胞移植，药物 b 的适应证说明中推荐干细胞移植。小北看到病友社群中有病友移植失败的案例，更倾向于选择药物 a。

三、理论与实务模式应用

（一）病友社群的作用

社群的概念是由德国研究者滕尼斯（Tönnies）提出的，他认为"社群是有共同价值观念的同质人口组成的关系密切、守望相助、富于人情味的社会团体"①。鲍尔斯（Bowles）和金蒂斯（Gintis）认为"社群能有效掌握成员行为、能力和需求等关键信息，所以它能很好地解决个体、市场、政府无法解决的一些问题，尤其是在那些基于社会互动或交易成本十分昂贵的领域，社群可以成为'善治'（good governance）的重要部分"。② 莱茵戈德（Rheingold）在自己的作品中首次阐述了"虚拟社群"（virtual communities）的内涵，提出虚拟社群是一个"社会的集合体"，是在互联网平台上基于共同认知，展开持续性讨论和分享，在个体成员之间以及成员和共同体组织之间形成价值认同、情感缔结，最终在虚拟网络中形成具有共同体性质的社群组织。③

病友/患者社群是以患者或患者家属为主要成员的社群，国内大规模的病友社群主要产生于 2000 年后，影响其产生的核心要素是网络的发展与普及。病友社群最初的形式包括 QQ 群、论坛、贴吧等，2016 年后随着微信逐渐成为主流网络社交工具，微信群成为病友社群的主要形式。

（二）认知行为理论的主要观点

在认知行为理论中，自动思维是指人们经过长时间的积累形成了某种相对固定的思考和行为模式，不需要经过大脑额外的思考，而是按照既有模式发出。如果个体的认知是正确的，他的情绪和行为就是正常的；如果个体的认知是错误的，他的情绪和行为就可能是不正常的。所以，需改变错误的认知，建立正确的认知。

服务对象小北在病友社群中不断地看到发言的患儿家长讲述移植对孩子造成的伤害和负面影响，甚至有些孩子没有挺过排异关，失去了生命，因此逐渐形成并固化了对移植的负面认知，尤其在了解到药物 a 有患者不经移植就临床使用的先例后，内心非常倾向于采用这一治疗路径。同时这个方案选择在其所

---

① 吴迪 . 社群主义视域下的社区报认同功能分析 . 新闻爱好者，2013（9）：23-25.
② Bowles S，Gintis H. Social Capital and Community Governance. The Economic Journal，2002，112（483）：F419-F436.
③ Rheingold H. The Virtual Community：Homesteading on the Electronic Frontier. New York：Harper Collins，1994.

在的病友社群里也有意见领袖表示支持，但始终难以得到其所在医院的专家的支持。由于患儿在当地进行治疗，很难有机会得到其他专家的意见和肯定，因此小北始终对这一方案存有疑虑，并因此形成了可能造成不良治疗效果的担心，产生了很大的心理压力。

（三）认知行为学派的助人过程

在实际助人过程中，认知行为学派一方面强调帮助服务对象做到自我了解、自我控制；另一方面提供外在监督，从而实现自我控制与外在控制的结合。

病友社群是一把双刃剑，其所发挥的作用在很大程度取决于群主和社群意见领袖的专业能力和价值观。从认知行为学派的角度讲，医务社工一方面需要帮助服务对象厘清治疗决策的来源和依据，并对其进行评估，以帮助服务对象认识到治疗决策是否可靠；另一方面，应该在患儿治疗过程中的关键阶段进行重点跟进和关注，形成自我控制与外在控制的结合。

四、服务计划

（一）服务目标

（1）通过患者家属教育，在一定程度上降低服务对象的焦虑程度，改善其睡眠质量；

（2）制定筹款方案，帮助服务对象填补 20% 左右的治疗费用缺口。

（二）服务策略

（1）对服务对象进行教育，使其获得对免疫治疗方案的了解；

（2）为服务对象梳理国内外文献，纠正其对于移植的错误认知；

（3）跟踪患儿的治疗过程，在关键治疗节点提供相应的管理和支持；

（4）根据服务对象的家庭情况和患儿的治疗情况，制定适宜的筹款方案；为服务对象提供心理支持。

五、服务过程

（一）标准话术制作与服务流程体系建设

如何充分发挥基于微信社交工具的病友社群朋辈支持的正面效果，避免其负面影响，是递爱之家近六年来一直在思考和努力的方向。在本服务中，为了发挥医务社工作为教育者的作用，递爱之家组成了由行业专家、专职医学团队、医务社工和意见领袖组成的专业医学团队，从梳理国内外最新指南入手，将相关医疗知识和就医经验按照医疗问题、就医流程问题、费用报销问题、护理／康复／营养问题、社会心理支持五大框架汇总为病友日常关注最多的三百余个问题（见表 2-2），每一个问题的答案都经过了相关业内专家的审核，在此基础上，将其转换成绝大多数患儿家长容易理解的表述方式，形成相对可靠的标准话术，如图 2-3 所示。

标准话术的制作过程特别强调以下几个方面：

1. 专家参与

与专家共同完善重要内容如医学问题、医院及医生清单等关键信息，并由专家审阅后发布，确保科学性与合规性。

2. 患者共创

在完成问答库初版后，培训病友意见领袖（KOC）使用此问答库工具，并邀请 KOC 持续共创完善，从而调动 KOC 的参与感和积极性，提升患者的社群归属感。

3. 动态更新

定期或不定期从患者那里收集问题并更新问答库。

4. 患教内容同步及引流

优质回答可撰写成患教内容进行发布，患教内容也可转载作为答案素材及 KOC 的朋友圈素材，形成双向引流。

标准话术制作完成后，将其配置到医务社工的企业微信后台中，赋能医务社工成为教育者。同时根据神母患者的诊疗旅程（见图 2-4），在关键节点上设置 SOP 服务流程体系（见图 2-5），主动和服务对象建立定期的信息互动机制，及时跟进和关注患儿的治疗进程，强化服务对象的正确认知。

表 2-2　问题分类与示例

问题大类	问题小类	问题示例
医疗问题	基础知识	e.g. 神母是什么病？诊疗旅程是什么？
	分型分期	e.g. 低中高危如何定义？意味着什么？
	病因	e.g. 如何引起的？会遗传吗？
	诊断	e.g. 如何诊断？现有检查能确诊吗？ MIBG、PET-CT、DOTA 有什么区别？
	治疗	e.g. 如何治疗？ 1418 和 3f8 有什么区别？
	预后	e.g. 五年生存率有多少？不同分型分期和分子病理有何差异？
就医流程问题	选医院选专家	e.g. 哪家医院的哪个专家好？哪些医院能用 1418 ？
	挂号流程	e.g. 怎么挂号？线上挂号如何操作？需要多久？是否有绿色通道？
	住院流程	e.g. 怎么安排住院？多久能住上？大人能陪护吗？
	手术流程	e.g. 手术需要多久？手术包需要什么物品？
	移植流程	e.g. 患儿在移植仓内待多久？需要做哪些准备？
	免疫治疗流程	e.g. 免疫治疗有几个疗程？需要多久？需要准备些什么？
费用报销问题	诊疗花费预估	e.g. 不同分型分期的神母治疗要花费多少钱？免疫治疗要花费多少钱？值吗？
	医保政策	e.g. 异地能报销吗？怎么报销？ × × 地区能报销多少？ × × 药 / × × 手术能报销吗？
	商保 / 惠民保	e.g. 商保理赔若拒赔该怎么办？哪些地方惠民保已经纳入了 1418 ？既往症会赔付吗？
	社会救助及公益援助	e.g. 哪些项目可以申请？最近有哪些筹款活动可以参与？如何操作？
	药企 PAP/PBM	e.g. 药企提供哪些 PAP/PBM 项目？如何参与？
护理 / 康复 / 营养问题	—	e.g. 患儿化疗期间如何补充营养？术后有哪些护理注意事项？
社会心理支持	—	e.g. 患儿能跟正常孩子一样进行体育运动吗？回归学校后产生自卑心理怎么办？复发后抵触治疗怎么办？

· 1.2.1 确诊检查流程

· 1.2.1.1 神经母细胞瘤确诊需要经历的检查有哪些？

· 神母一般在出现症状后会经历影像学检查、肿瘤标志物检查、全身脏器检查，来初步评估神经 母细胞瘤的可能性；继而通过病理组织学检查、骨髓穿刺活检进行确诊；在确诊后通常还需要 做基因检查来进一步明确分型和后续治疗路径。

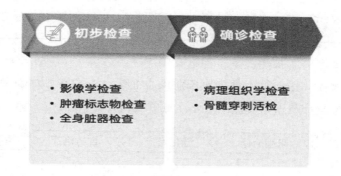

· 关于每项检查的介绍，您可以参考下面这篇文章。如果有问题咱们可以随时沟通。

图 2-3　标准话术示例

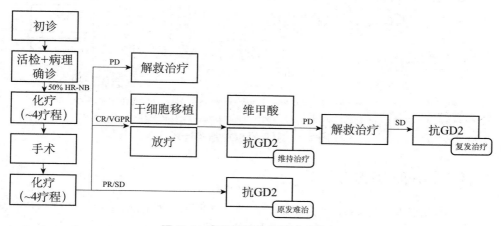

图 2-4　高危神母患者的诊疗旅程

			原发难治	维持治疗	复发治疗
	初诊初治	术后	化疗结束前	移植后	长期跟进
时间点	✓住院期间	✓术后20天	✓术后100天	✓术后130天	✓每3个月
服务体系	✓初诊服务包 ✓手术服务包	✓化疗服务包	移植服务包 放疗服务包 免疫治疗服务包	✓免疫治疗服务包	免疫治疗服务包 ✓复查服务包 ✓复发服务包
回访内容	✓问候病情 ✓了解病理和分期	✓问候病情 ✓了解病理和分期 ✓了解化疗效果 ✓沟通术后诊疗方案和患者去向	✓问候病情 ✓了解治疗效果 ✓了解后续治疗方案 ✓了解免疫治疗意向	✓问候病情 ✓了解治疗效果 ✓了解后续治疗方案 ✓了解免疫治疗意向	✓问候病情 ✓了解后续治疗方案和患者去向 ✓了解免疫治疗意向
信息收集	✓初步诊断信息 ✓患者初步标签	✓病理和分期 ✓手术医院和医生 ✓化疗医院和医生	✓化疗医院和医生 ✓治疗意向标签	✓移植医院和医生 ✓治疗意向标签	✓治疗医院和医生 ✓治疗意向标签

图 2-5　SOP 服务流程体系

从接案开始，医务社工便为服务对象小北建立了 SOP 服务计划，如图 2-6 所示，在关键治疗节点向其提示重要注意事项。

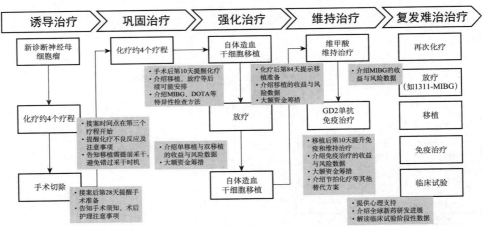

参考文献：[1]儿童神经母细胞瘤诊疗规范（2019年版）.(2019-09-05)[2024-01-01]. http://www.nhc. gov. cn/yzygj/s3593/201909/5f1d3329606e4cd2aa6e501603703ee4/files/eaee74feecca94706b1fbc2ac85297762.pdf.
[2]中国抗癌协会小儿肿瘤专业委员会，中华医学会小儿外科学分会肿瘤外科学组.儿童神经母细胞瘤诊疗专家共识.中华小儿外科杂志，2015（1）：3-7.

图 2-6　小北的 SOP 服务计划

（二）明确治疗方向

向小北普及免疫治疗相关知识，如图 2-7 所示，帮助小北理解免疫治疗作为高危神经母细胞瘤维持治疗方案的可靠性。同时，肯定小北的主要治疗思路的大方向是正确的。

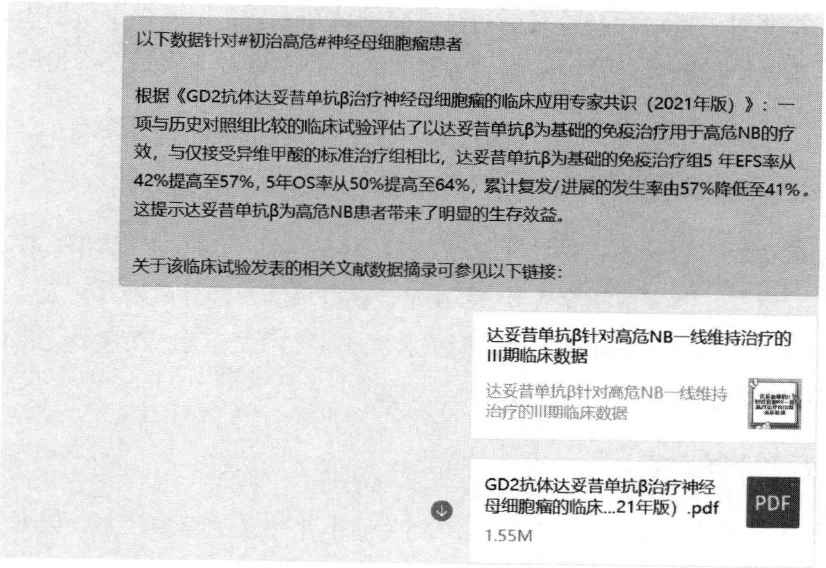

以下数据针对#初治高危#神经母细胞瘤患者

根据《GD2抗体达妥昔单抗β治疗神经母细胞瘤的临床应用专家共识（2021年版）》：一项与历史对照组比较的临床试验评估了以达妥昔单抗β为基础的免疫治疗用于高危NB的疗效，与仅接受异维甲酸的标准治疗组相比，达妥昔单抗β为基础的免疫治疗组5年EFS率从42%提高至57%，5年OS率从50%提高至64%，累计复发/进展的发生率由57%降低至41%。这提示达妥昔单抗β为高危NB患者带来了明显的生存效益。

关于该临床试验发表的相关文献数据摘录可参见以下链接：

达妥昔单抗β针对高危NB一线维持治疗的III期临床数据
达妥昔单抗β针对高危NB一线维持治疗的III期临床数据

GD2抗体达妥昔单抗β治疗神经母细胞瘤的临床...21年版）.pdf
1.55M
`PDF`

图 2-7 免疫治疗相关知识普及示例

（三）确认治疗方案

针对小北对于移植的担忧，医务社工通过梳理儿童神经母细胞瘤诊疗指南和最新文献，向小北普及关于移植治疗效果的知识，如图 2-8 所示，帮助小北理解移植对于高危神母患者整体治疗效果的提升，从而为小北最终确定治疗方案提供了足够的理论支持。

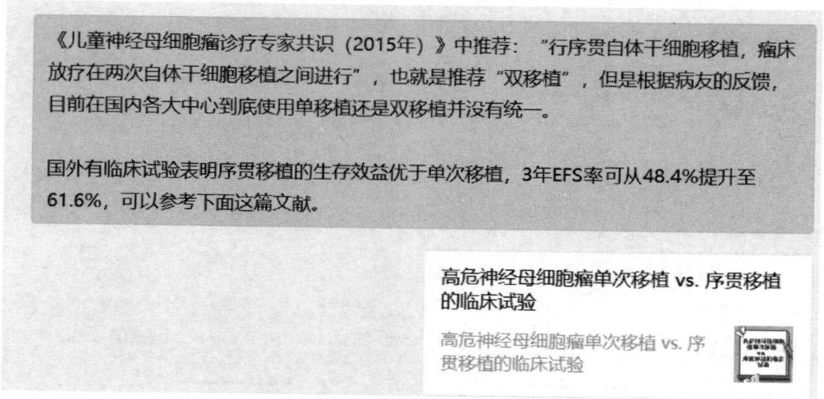

《儿童神经母细胞瘤诊疗专家共识（2015年）》中推荐："行序贯自体干细胞移植，瘤床放疗在两次自体干细胞移植之间进行"，也就是推荐"双移植"，但是根据病友的反馈，目前在国内各大中心到底使用单移植还是双移植并没有统一。

国外有临床试验表明序贯移植的生存效益优于单次移植，3年EFS率可从48.4%提升至61.6%，可以参考下面这篇文献。

高危神经母细胞瘤单次移植 vs. 序贯移植的临床试验
高危神经母细胞瘤单次移植 vs. 序贯移植的临床试验

图 2-8 关于移植治疗效果的知识普及示例

在小北对主要治疗路径有了相对可靠的认知之后，医务社工帮助小北对接到北京高水平的神母综合治疗专家为其女儿进行会诊，专家最终给出的临床诊疗意见符合小北的预期。

（四）治疗费用筹款

递爱之家以机构身份链接水滴筹公益平台，协助小北充分使用其作为公务员的社会资源，共完成社会筹款 52 万元，获得水滴筹额外激励 6 万元，并通过参加 2021 年的"99 公益日"获得捐款和配捐额约 12 万元。在递爱之家的帮助下，小北共计获得超过 70 万元的社会支持。

（五）心理支持

在整个服务过程中，医务社工时刻关注小北一家的心理状态，以专业性和同理心为其提供心理支持，如图 2-9 所示。

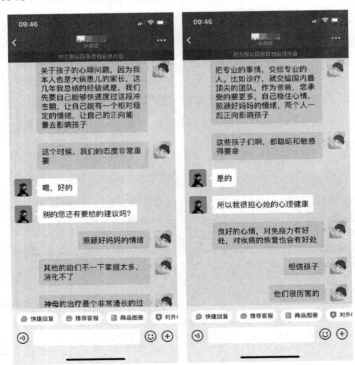

图 2-9　医务社工向小北提供心理支持

六、结案与评估

（一）结案

截至 2022 年元旦，本服务还未结案。神经母细胞瘤之所以被称为儿童肿瘤之"癌王"，主要原因除了高危患儿的预后较差外，还有一个原因是治疗周期很长。从医务社工接案开始，本服务中的患儿已经经历了近一年半时间的化疗、手术、移植、放疗等，如今治疗来到了免疫维持治疗的尾声。按照服务计划，再经过两个疗程的免疫治疗，本服务就可以结案了。通过 2022 年元旦服务对象在朋友圈发布的患儿照片（见图 2-10），医务社工了解到患儿现在状态很好，家庭氛围也变得积极向上。

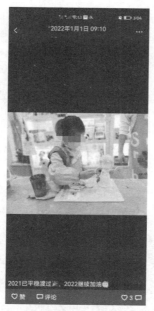

图 2-10 服务对象在朋友圈发布的患儿照片

（二）评估

1. 目标达成情况

（1）服务对象做出治疗决策，采用了免疫治疗作为维持治疗方案；

（2）按照北京专家的诊疗意见，患儿完成了标准化治疗流程中的干细胞移植；

（3）尽管受到了新冠病毒感染疫情（以下简称新冠疫情）和免疫治疗排队的影响，但由于 SOP 服务计划的及时提醒和随访，服务对象提前做了相应的规划和安排，使患儿的不同治疗阶段能紧密衔接，没有出现拖疗和脱疗的情况；

（4）服务对象通过自筹和社会支持，支付了治疗的全部费用。

2. 过程评估

2021 年年底，在免疫治疗的第三个疗程开始之前，递爱之家对服务对象进行了问卷调查。调查结果显示，在决策困境、经济毒性、掌控力、心理痛苦指数等多个与服务需求密切关联的指标上，案主的相应状态均有显著改善。

七、专业反思

（一）服务如何适应新的场域

传统的医务社会工作是以医院等医疗机构为主要实务场景的。但是国内的医疗机构普遍存在患者在院时间短、医务社工数量不足的情况，因此无论是在服务时长还是在资源匹配上，院内医务社工都存在不足。以儿童肿瘤治疗为例，该病的特点是发病率较低、各地医疗水平差距较大、治疗周期很长，很大一部分患儿需要在异地进行长期治疗。而且，除了疾病痛苦和治疗困难外，该病还衍生出大量的医疗、经济、心理、家庭关系、社会等方面的问题。因此，儿童肿瘤患者迫切需要医务社工的支持。但这些患儿平均每个月只有大约 3～5 天在院治疗。也就是说，对于医务社工来说，能够进行在院内、面对面服务的时长是非常有限的，更多的沟通、交流、评估和处遇是在院外、在手机微信端发生的。递爱之家的医务社工目前已经可以将全部的工作流程在院外、在线上实现。但这一新尝试仍有大量细节问题要解决：线上信任关系的建立需要更长的时间，这会影响工作关系建立的速度和深度的发展；线上交流和线下面对面交流有很大的不同，社群、小组和个案交流场景特点也差异巨大。因此，如何在工作方法、交流技巧、工作流程、服务工具、团队协作等方面适应从院内到院外、从线下到线上的变化，递爱之家需要继续做出调整和改进。

（二）专业性如何保证

医务社工很重要的一个工作内容是患者教育。患教服务在国内医疗信息不对称、医患关系较为紧张的情境下，有极大的现实意义。一方面，医生需要患教服务来提高患者治疗的依从性，并降低医疗风险；另一方面，根据递爱之家的服务经验，服务对象对于医疗专业知识、就医经验、就医咨询和指导等医疗信息的需求程度远超其他需求。尽管如此，现实却是大部分医务社工并非出身医学专业，且难以获得医院医护团队的技术支持。那么，如何保证患教服务的专业性呢？在实践中，递爱之家尝试对脑肿瘤、神经母细胞瘤、白血病等三个病种采用了"专家＋医护团队成员＋病友社群 KOC＋医务社工"的团队模式。目前，患教服务在专业性、体系化、个性化、更新速度、传播效率等方面都发展良好。

（三）团队如何协作

递爱之家链接的专家资源覆盖全国，院外医务社工服务的团队协作通常发生在线上，在专家团队诉求、技术支持模式和流程上跟传统院内医务社工服务也差别巨大。同时在服务团队组成上，既有全职的医务社工和助理，也有兼职的医护团队成员，甚至还包括纯志愿性质的病友社群 KOC。这就需要明确界定团队成员的职责范围、工作流程、衔接方式等。尤其需要注意的细节包括：医学咨询意见和临床诊疗方案的界定、医务社工和病友社群 KOC 在服务过程中的角色与分工、服务对象的隐私保护等。

（四）如何平衡个案效果和群体效率

从国内儿童肿瘤群体对医务社工服务需求的角度看，一个社工团队能够覆盖的范围是非常有限的。投入在个案上的精力越多，服务的个案效果就会越好，但服务的人数就会减少，服务的群体效率就会下降。反之，群体效率提升，个案效果就会降低。递爱之家在实务实践中尝试平衡医务社工服务的个案效果和群体效率，将两者从资源竞争关系转变成资源协作关系——先通过培训 KOC 来提高病友社群的专业性和影响力，之后请潜在的服务对象加入病友社群并与其建立初步信任，帮助解决其面临的一般性和共性问题。在此基础上，引导服务对象和医务社工建立工作关系。医务社工可通过服务转介、服务对象主动申请、线索挖掘等方式筛选个案服务对象，随后组成工作小组解决其面临的个性化问题。在这种模式下，病友社群能为医务社工提供个案来源，缩短医务社工与服务对象建立信任和工作关系的时间，减轻医务社工团队的工作负担；医务社工的个案服务能为病友社群提供经验、提升执行能力、扩大社群的规模和影响范围，引流更多病友加入社群。两者相辅相成，互相促进。从目前的实践经验看，这种服务模式既取得了不错的个案效果，也提升了递爱之家的口碑，帮助递爱之家迅速成长为国内最大的儿童肿瘤病友社群。

（五）服务模式能否被复制到更多病种

不同类型的儿童肿瘤在病程特点、就医环境、诊疗路径、医疗资源、社会资源等方面既有共性，也有各自的特性。

脑肿瘤治疗强调手术的重要性，尤其是针对位于重要功能区、预后较好的低级别脑肿瘤。因为第一次手术的作用难以替代，所以医务社工的介入时间要及早。同时，部分低级别脑肿瘤患儿存在视力、听力、智力、身体发育、肢体等方面的功能障碍，这需要医务社工长期关注其社会适应性能力建设。对许多高级别脑肿瘤患儿来说，其预后很差，此时医务社工的心理支持服务就更加重要。

神经母细胞瘤，尤其是占比较高的高危分型，其常见的情况是治疗周期长、环节多、诊疗方案不统一、预后较差。因此，医务社工的工作重点是患教、经济和生活支持。

白血病的特点是分型类型特别多、诊疗路径和预后差异很大，所以患者的需求差异较大。

长期以来，社会对白血病患者群体的关注较多，对该群体的资源投入较多，但是脑肿瘤和体部肿瘤能够链接的资源相对较少，这一不利因素对于儿童肿瘤院外医务社工服务模式提出了挑战。不过，由于医疗资源不平衡、医疗信息不对称、医疗费用保障覆盖比例较低等几乎是各病种共有的问题，所以，院外医务社工服务模式在新的疾病领域的复制和拓展方向是相对明确的。但是，要想将这种服务模式扩展到儿童非肿瘤大病（罕见病、遗传病、先天性心脏病、早产、意外伤害等）和成人恶性肿瘤（肺癌、乳腺癌、结直肠癌等）仍需解决很多问题，道阻且长。

（六）病友社群选择较开放还是较封闭的发展模式

递爱之家目前已经形成了一定的专业化、体系化、规模化的服务模式，未来通过什么样的发展模式将其复制到其他领域，也是递爱之家面临的主要问题之一。递爱之家在三个不同的疾病领域尝试了三种不同的路径：（1）脑肿瘤。递爱之家的脑肿瘤服务发展时间最长，很早就建成了国内最大的病友社群，其发展模式属于完全自建，较为封闭。在这种发展模式下，医务社工的掌控能力最强，服务效率最高，服务质量稳定；缺点是病友社群的发展速度最慢，由于社群 KOC 掌握着绝对话语权，影响力很大，所以病友的参与程度较低。（2）神母。递爱之家的神母病友社群运营了一年左右，采用的是自建社群加其他社群 KOC 赋能的发展模式。递爱之家的神母病友社群主要解决医学患教专业性和医疗资源链接能力问题，其他大量基于各地区中心医院的病友社群主要解决在地生活和就医流程细节等问题。这一发展模式的优点是各个病友社群的定位相对明确，提高递爱之家影响力的速度较快，同时也能实现建设能力的集中；缺点是服务深度受限，服务质量难以控制。（3）白血病。递爱之家的白血病病友社群目前采用社群赋能的方式，也就是开放工作方法、知识体系和服务工具给外部病友社群，帮助其提升专业能力。这种发展模式的最大优点是拓展速度最快，短时间内就能扩大影响范围和受益人数；缺点是受制于合作社群 KOC 差异极大的学习能力，服务质量无法把控，而且服务人员和服务对象之间的信任度和黏性也较差。因此，在不同的疾病领域采取什么样的病友社群发展模式是递爱之家一直在探索的议题。

（七）由谁付费

医务社工服务由谁付费这一点非常重要。目前国内医务社工服务的主流付费模式有三种：政府购买第三方服务的广东模式、医院自建的上海/北京模式、第三方（商业、公益）付费模式。三种模式各有优缺点，但是对服务对象而言都是免费的。然而，由于不像商业模式那样在消费者端收费，上述三种模式都难以规模化。在医保资金把控日益趋紧、商业医疗保险议价能力极为不足的大环境下，也难以看到清晰的政府端或企业端付费模式的出现。递爱之家目前正在尝试由三方付费组成的模式：（1）由于递爱之家的院外医务社工服务建立了良好的口碑，病友社群规模扩大，更多的个性化服务需求随之产生，由此催生出包括陪诊代诊、跑腿、住宿等在内的由服务对象端付费的服务。这部分收入可以覆盖一部分医务社工成本。这也是递爱之家最初的收入模式。（2）随着近年来以腾讯公益和支付宝公益为代表的网络慈善募捐平台的投入和发展，递爱之家可以通过其慈善组织身份以募款的方式解决一部分医务社工服务成本。（3）2020年以来，由于新冠疫情的影响和国家对药企营销路径的限制，更多药企认识到了病友社群的重要性。所以，递爱之家从2021年开始陆续接到多家药企的订单。这大大提升了递爱之家的服务能力，推出了国内少有的能够达到商业交付水平的公益产品。

（八）伦理问题

除了医务社工经常遇到的价值观和伦理冲突外，递爱之家在新服务模式下还会遇到比较特殊的伦理问题。

一是商业伦理冲突。既然在新服务模式下有药企作为商业端付费，那么医务社工在服务过程中会遇到产品倾向性问题。例如，医务社工在向服务对象就a、b两种竞争性药物进行介绍和推荐时，会不会倾向于付费药企的产品？同样地，医务社工对治疗路径的推荐会不会倾向于付费方的引导？医务社工的收入会不会跟产品的销量挂钩？针对医务社工可能面对的商业伦理冲突，递爱之家的解决方案是：首先，在与药企的合约里写明不以商业结果为导向，不对药品销售的结果负责，也不与之形成利益相关性，从而切断医务社工的影响、服务对象的医疗选择、药企销售收入三者之间的直接相关性；其次，在服务细节上，严格以经专家和医护团队审核过的专业知识体系和问答库为标准，并禁止医务社工向服务对象提及药品的商品名，从而避免倾向性或使服务对象产生误解。

二是和服务对象的关系。由于线上服务的时间更长、沟通方式更私密，因此需要考虑医务社工和服务对象的关系界限。递爱之家在实践中总结出来的经验是：首先，在医务社工与服务对象确定服务关系的时候，就明确医务社工的工作时间，让服务对象清楚地认识其与医务社工的工作关系。其次，在服务工具上，要求医务社工和服务对象全部采用企业微信的方式，并要求服务对象接受聊天记录存档，限制医务社工用个人微信和服务对象沟通。这样能够实现在监督医务社工工作的同时，保护医务社工的隐私和生活环境。最后，采用小组协作方式，由医务社工助理主要完成共性的、事务性、基础性和行政工作，由医务社工完成个性化、专业化和心理支持等方面的工作，由督导提供定期的回顾和评估，从而减少医务社工和服务对象一对一沟通的时间。这样做在减轻医务社工服务压力的同时，也提高了团队服务效率。

参考文献：

［1］Wang C，Yuan X J，Jiang M W，et al. Clinical Characteristics and Abandonment and Outcome of Treatment in 67 Chinese Children with Medulloblastoma. Journal of Neurosurgery：Pediatrics，2016，17（1）：49-56.

［2］Zhang Z Y，Xu J，Yao Y，et al. Medulloblastoma in China：Clinicopathologic Analyses of SHH，WNT，and non-SHH/WNT Molecular Subgroups Reveal Different Therapeutic Responses to Adjuvant Chemotherapy. PloS One，2014，9（6）：e99490.

［3］吴迪. 社群主义视域下的社区报认同功能分析 . 新闻爱好者，2013（9）：23-25.

［4］Bowles S，Gintis H. Social Capital and Community Governance. The Economic Journal，2002，112（483）：F419-F436.

［5］Rheingold H. The Virtual Community：Homesteading on the Electronic Frontier. New York：Harper Collins，1994.

第三节　脑瘫患儿的个案服务研究

导言

脑瘫是指出生前到出生后 1 个月以内由各种原因引起的非进行性脑损伤，主要表现为中枢性运动障碍及姿势异常，多伴有智力低下、语言障碍、癫痫等并发障碍。① 其中，患有运动障碍及姿势异常的患儿往往需要在儿童骨科进行多次矫正手术。在此过程中，患儿一方面要承受术后及康复过程中的剧烈疼痛，另一方面要长期承受由运动姿势异常及休学带来的社会歧视，在生理、心理和社会层面上都给患儿带来了巨大伤害。

本服务中的服务对象小静是一名脑瘫患儿，因患有运动障碍、出现走路姿势异常的问题而来到骨科进行治疗。然而，小静难以接受治疗过程中出现的疼痛、便秘和石膏不适应等阶段性问题，甚至一度抗拒治疗。对此，医务社工通过专业服务帮助小静接纳疾病并且适应了整个疾病治疗的过程。在发现小静对治疗存在非理性信念后，医务社工通过情绪支持、不断赋能，帮助小静顺利度过治疗的各个阶段。其间，医务社工还发现小静在日常生活中因疾病的污名化而遇到了社会交往困难等问题，通过帮助其疏解深藏内心的自卑、愤怒、委屈与痛苦等负面情绪，协助小静做到对疾病的自我接纳并完成出院后的社会适应。

一、服务背景

服务对象小静，女性，14岁，小升初，上海人，被诊断为脑瘫，智力、语言无障碍。小静4岁时因无自主小便能力而进行过脊髓脊膜膨出手术，现在情况已得到一定控制；5岁时出现步态异常问题，9年后父母决定带其进行手术矫正。小静被诊断为双侧股骨内旋，将在上海交通大学医学院附属上海儿童医学中心骨科进行两次股骨矫正的治疗。

然而，在手术前的等待期，小静目睹了一名病友在手术矫正后戴上巨大石膏、身体被束缚以及因疼痛而流下泪水等场景。这让小静内心感到十分害怕，因而对本次治疗产生了强烈的抗拒心理，两次向医生表示拒绝手术。医生出于职业道德拒绝了该请求，被拒绝后的小静情绪低落、焦躁易怒，开始认定是母亲要求医生用手术的方式进行治疗，因此与母亲的关系不断恶化。术后，小静因疼痛、便秘和石膏不适应等问题再次产生"为什么要进行手术"的质疑，并出现异常哭闹行为。骨科医护人员发现这一情况后将其转介给医务社工，希望医务社工进行干预，协助提升小静对治疗的接受度和配合度。

---

① 卢庆春. 脑性瘫痪的现代诊断与治疗. 北京：华夏出版社，2000：15-20.

二、接案与预估

（一）基本情况

1. 疾病情况

服务对象小静在 8 个月时早产，造成大脑短暂性缺氧，后被确诊为脑瘫。小静 4 岁时，因无自主排便能力而进行过脊髓脊膜膨出手术，术后情况得到明显好转。5 岁时，小静走路姿势异常的情况逐渐显现，但因其年龄尚小，小静的父母选择保守治疗并继续观察。

随着小静步入青春期，骨骼快速发育，小静的双下肢矫正治疗迫在眉睫，必须通过手术矫正才能实现改善。

2. 家庭情况

服务对象家庭为核心家庭，家中共三口人，均为上海本地户籍，现居住在黄浦区。小静父亲 42 岁，小学文化程度，身体健康，职业为保安；小静母亲 40 岁，小学文化程度，身体健康，职业为电梯管理员。小静家庭的经济状况属于中低收入水平，好在上海地区会为脑瘫患者家庭提供一定的物资与就医支持。小静是早产儿，所以一直以来父母对小静疼爱有加。小静手术期间，新冠疫情还在流行，根据疫情防控要求，医院规定只允许一名家属在病房陪护患者，于是小静母亲选择留在病房照顾和陪伴小静。

3. 情绪状态

服务对象小静非常害怕术后身体产生的疼痛与不适，不愿进行手术，但多次拒绝均无效。入院后，小静的情绪越来越糟糕，易怒且做出对母亲大声斥责、埋怨的言行。而小静母亲由于小静的疾病，对女儿一直感到亏欠，在亲子沟通和教育过程中，几乎对女儿百依百顺，总是尽自己最大努力去满足女儿提出的要求。面对小静住院期间的负面情绪和行为，母亲也未加以疏导和制止，而是以沉默和容忍来回应。

（二）需求评估

1. 生理健康的需求

服务对象小静因早产出现身体机能损伤，4 岁时通过脊髓脊膜膨出手术改善了自主排便情况。随着年龄的增长，小静因双侧股骨内旋而走路姿势异常。入院前，小静与父母达成一致意见，希望通过手术治疗的方式改善双下肢疾病情况，恢复正常的走路姿势。

2. 入院适应与情绪支持的需求

服务对象小静在入院后需要忍受手术治疗带来的身体疼痛，在出院后会因腿部打上巨大的石膏而不得不向同学朋友解释自己的情况，这些预想让小静产生了恐惧、焦虑、烦躁和不安等情绪。对此，医务社工要帮助小静适应住院环境和患者角色并获得相应的情绪支持，由此帮助她更好地应对治疗各个阶段的困难。在此基础上，医务社工也要为小静的母亲提供相应支持，缓解其照顾压力，为母亲赋能，共同支持小静的康复。

3. 认知行为引导的需求

服务对象小静对疾病认知不清晰，出于对手术的恐惧，坚持认为自己的步态未发生异常，并产生了"手术治疗并不是经过客观诊断做出的医疗决定，而是由母亲干预造成的诊疗结果"的非理性信念。同时小静不能接受医生提出的将石膏从腰部打至足底的治疗方案，拒绝配合术后产生的便秘等问题的护理，出现抗拒、责怪及异常哭闹等行为。这需要医务社工为小静提供认知调适和行为引导的服务，医务社工可以从疾病治疗的原因、意义建构以及患者如何通过自我可控的方式获得一定的自主权和舒适度等维度来实现小静对疾病治疗的接纳。

三、理论与实务模式应用

服务对象小静的双下肢矫正需要分两次手术进行治疗，医务社工在 2020 年 7 月 20 日—8 月 5 日半个多月的时间里为小静提供了个案服务。

面对小静的情绪和行为表现，医务社工在服务初期选择罗伊（Roy）适应模式作为理论指导，整体评估小静在入院适应过程中遇到的诸多困难。评估发现，小静在入院后存在多方面适应问题，不仅对住院环境和医护人员都感到十分陌生，还要面对不舒适的诊疗，但小静在接受治疗之前适应环境的时间非常短暂。因此，面对诸多陌生情境，小静产生了恐惧和焦虑等不良情绪，从而在入院适应和治疗方案接纳方面遇到困难。同时，住院就医带来的压力和痛苦也影响着小静的心理和行为模式，包括小静的治疗依从性和医患关系。对此，医务社工在罗伊适应模式的理论指导下，帮助小静梳理会对其产生严重影响的刺激因素及当下的应对机制，并分别从生理方式、自我概念、角色功能和相互依存四个维度提供支持，帮助小静顺利地完成疾病治疗的适应过程。

与此同时，小静在拒绝手术失败后开始责怪母亲，并产生了"手术治疗并不是经过客观诊断做出的医疗决定，而是由母亲干预造成的诊疗结果"的非理性信念，甚至做出影响医疗服务进度的行为，有意违反术前的禁食要求，导致手术延迟一天。针对上述情况，医务社工采用理性情绪行为疗法，帮助小静辨识自己的非理性信念，在此基础上，引导和支持小静转变信念、适应住院治疗，使小静在情绪和行为方面逐渐转变。

（一）罗伊适应模式

罗伊适应模式主要探究人－环境－健康的关系，认为人是一个整体的适应系统，人的生命过程是不断适应内外环境中的各种刺激的过程。个体应对环境变化，系统内部的信息处理过程分为输入、中间控制、输出和反馈。[①] 其基本概念框架如图 2-11 所示。

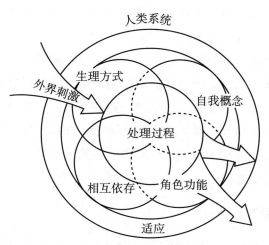

图 2-11　罗伊适应模式的基本概念框架

---

① Roy S C. The Roy Adaptation Model. 3rd ed. New Jersey：Pearson Education，Inc.，2009.

具体来说，罗伊适应模式主要包括以下内容：

（1）输入。该部分主要由刺激和个体的适应水平组成。刺激是能激发个体反应的任何信息、物质或能量单位，可来自外界环境和内部环境。外界刺激根据其作用方式不同可以分为三种类型：主要刺激、相关刺激和固有刺激。适应水平是指个体面对刺激时的适应反应能力，个体所能承受或应对刺激的范围和强度构成了个体的适应水平。

（2）中间控制，也即个体所采用的应对机制，是指人作为一个适应系统在面对刺激时的内部控制过程，包括认知系统和调节系统两个部分。在行为反应阶段，适应反应为维护和增进人的完整性所产生的反应，表现为生理方式、自我概念、角色功能和相互依存四个方面。

（3）输出。内外环境中的刺激作用于个体后，个体通过调节与控制所最终产生的行为是系统的输出部分。输出的结果分为两种形式：适应性反应和无效反应。适应性反应有利于促进人的完整性；无效反应则不利于维持人的完整性，容易导致疾病。个体能否适应变化取决于输入的刺激和个体的适应水平的综合效应。[①]

在本服务中，服务对象小静面对医院的陌生环境，看到病友在治疗后身体承受的剧烈疼痛以及需要固定在身体上的巨大石膏，联想到自己如果接受治疗也需要面临这些情况，因此出现了前所未有的刺激反应，并且短时间内难以客观评估自身的疾病与治疗情况。

同时，小静面对这些刺激产生了手术治疗会带来身体形象受损、自尊缺失和疼痛难忍等认知。因此，面对疾病治疗的情境，小静解决问题的行为方式是拒绝治疗。当这一行为不奏效时，小静开始异常哭闹并责怪母亲。医务社工需要帮助小静识别影响自身产生刺激反应的要素，并从生理方式、自我概念、角色功能和相互依存角度探索有效的应对方法并给予支持，进而帮助小静顺利地完成疾病治疗的适应过程。

（二）理性情绪行为疗法

理性情绪行为疗法（rational emotive behavior therapy，REBT）强调了非理

---

① 王喜益.慢性病适应中域理论的构建及验证.杭州：浙江大学，2020：22-23.

性信念对情绪和行为的影响，其核心是 ABC 理论，认为人的消极情绪和行为障碍结果（C）不是某一刺激事件（A）直接引发的，而是经受这一事件的个体对它不正确的认知和评价所产生的非理性信念（B）所导致的。绝对化的要求、过分概括化的评价、糟糕至极论是非理性信念的三个典型特征，该疗法强调通过矫正非理性信念来改变个体的不良情绪和消极行为。[①]

在本服务中，服务对象出于恐惧和对疾病的不清晰认知，产生了"手术治疗并不是经过客观诊断做出的医疗决定，而是由母亲干预造成的诊疗结果"这一非理性信念，并由此产生了恐惧、焦虑、对母亲态度恶劣和异常哭闹等不良情绪和行为。因此在介入过程中，医务社工首先需要帮助服务对象矫正非理性信念，树立正确认知；其次，通过信念的改变去引导和鼓励服务对象的情绪和行为发生转变，并通过对行为转变的分析，强化服务对象的积极改变。

四、服务计划

（一）服务目标

1. 总目标

促进服务对象对疾病治疗的接纳与适应。

2. 具体目标

（1）系统评估服务对象入院后的适应情况，明确帮助服务对象实现适应与接纳的具体维度；

（2）降低服务对象对医疗操作及手术的恐惧；

（3）帮助服务对象识别非理性信念；

（4）缓解服务对象因术后疼痛产生的焦虑、烦躁情绪；

（5）促进服务对象对石膏的适应，提高治疗依从性；

（6）制订出院计划，帮助服务对象做好出院后社会适应的准备。

---

① 艾利斯 A，艾利斯 D J. 理性情绪行为疗法. 郭建，叶建国，郭本禹，译. 重庆：重庆大学出版社，2015：9-11.

（二）服务策略

第一阶段：了解服务对象及其家庭的基本情况、服务对象的入院适应与对疾病信息的认知情况，确认后续治疗方案，并在此基础上根据罗伊适应模式系统评估服务对象的需求，与其建立专业关系。

第二阶段：运用理性情绪行为疗法，向服务对象澄清其疾病情况和手术治疗的意义，帮助服务对象识别非理性信念。通过告知和预演手术过程帮助服务对象降低对手术的恐惧。

第三阶段：从生理需求的角度，向服务对象提供术后自我照顾的建议，促进服务对象对石膏的接纳与适应，帮助服务对象缓解因术后疼痛产生的焦虑、烦躁情绪。

第四阶段：帮助服务对象回顾整个治疗过程，做好出院准备，巩固服务对象已做出的改变，处理好离别情绪，准备结案。

五、服务过程

本服务自 2020 年 7 月 20 日接案至 2020 年 8 月 5 日结案，共进行个案会谈七次，具体分为以下四个阶段实施。

（一）第一阶段

时间：2020 年 7 月 20 日—2020 年 7 月 21 日。

目标：收集服务对象及其家庭的基本资料，评估服务对象的需求，与服务对象建立专业关系。

干预措施：

（1）医务社工与小静初步接触，相互认识了解，医务社工介绍自身角色及服务内容。

（2）医务社工在了解小静及其家庭的基本情况后，积极倾听小静讲述脑瘫对其生活产生的影响，了解其患病体验和真实感受，共情于小静对于手术的恐惧以及因不健康的自我评价所产生的异化感、无助感和孤立感。同时，医务社工发现朋辈群体也给小静带来了巨大的心理压力，社会对"脑瘫"疾病的污名化，让小静担心术后打石膏会使其在出院后暴露患病的情况。

（3）医务社工初步评估小静的需求，识别对小静产生严重影响的主要刺激因素，具体包括：患病事实，小静患有脑瘫并造成双下肢股骨内旋和步态异常；健康促进的干预手段，手术治疗及其带来的疼痛、术后自腰部打至足底的石膏并需维持三个月；疾病的严重程度，小静步态异常情况已经存在多年，并且随着生理发育易复发，需要医务社工坚持随访。

（4）医务社工通过询问医护人员，在了解小静的疾病情况后确认后续治疗方案，邀请小静参与后续的治疗决定，增强小静的自尊感和对疾病的控制感。

（二）第二阶段

时间：2020 年 7 月 22 日—2020 年 7 月 28 日。

目标：帮助服务对象识别非理性信念，做好入院适应的准备，降低对手术的恐惧。

干预措施：小静的两期手术分别于 2020 年 7 月 23 日、2020 年 7 月 29 日进行，在每次手术前，医务社工的主要干预措施如下。

（1）运用理性情绪行为疗法，向小静澄清疾病情况及手术治疗的意义，明确手术是由医生做出的科学诊断，是疾病治疗的必要手段，促进小静对非理性信念进行识别。

（2）帮助小静学习股骨的生理功能、股骨内旋的治疗办法，理解骨科手术治疗的目的与效用，学习石膏护理和自我照护的方法技巧，使小静可以从生理功能的角度接纳疾病治疗。

（3）借助医疗绘本与小静一起预演手术过程，开展手术通关模拟（见图 2-12）降低小静对手术的恐惧。同时倾听和解答小静对医疗操作和手术的疑问和担心，如"手臂上会不会多一个针孔""麻醉药打不进去怎么办""麻醉无效怎么办""医生在手术间会不会认错人"等问题，以此缓解小静的焦虑情绪。

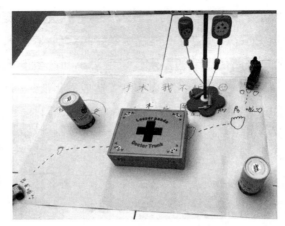

图 2-12　医务社工与服务对象开展手术通关模拟

（4）倾听、共情小静因第二期手术时间提前而产生的失落、委屈情绪，共同讨论和分析改变治疗方案的优缺点，促进小静对医疗决定的接纳。

（5）医务社工分享过往所接触过的脑瘫患儿的救治经历，给予小静榜样力量，鼓励和正强化小静面对疾病治疗的勇气。

（三）第三阶段

时间：2020 年 7 月 29 日—2020 年 8 月 3 日。

目标：促进服务对象在术后对石膏的接纳与适应，缓解服务对象因术后疼痛而产生的焦虑、烦躁情绪。

干预措施：小静在术后三天出现明显疼痛情况，此后疼痛感会逐渐消失。在小静进行两期手术后，医务社工及时关注其非理性信念的变化，向其提供术后情绪支持服务，具体干预措施如下。

（1）小静产生缓解术后疼痛、接纳与适应石膏的新需求，同时"母亲要求才会手术"的非理性信念也再次被点燃。对此，医务社工及时同理小静在术后产生的疼痛感受，并向小静重申手术治疗的作用和价值。同时邀请护士进行护理知识的宣教，帮助小静获取科学自我照护的方法，促进小静对疾病的适应。

（2）医务社工向小静提供缓解术后疼痛的方法和技巧，包括病友分享的经验、呼吸训练等。此外，通过听音乐、读书、看电视剧等方式转移小静的注意力。

（3）在此期间，因小静的石膏有脱落风险，医生需要增加一段腰部石膏以增强稳固性。对此，医务社工向小静解释说明，并与小静共同分析使用腰部石膏的优劣势，最后由小静决定是否接受增加腰部石膏。在小静接纳石膏的基础上，医务社工向其提供自我照顾方面的建议，提高小静在疾病管理过程中的控制感，协助小静看到疾病治疗后积极的一面，如走路姿势的改善对后续朋辈群体交往产生的积极影响。

（4）面对小静抗拒使用开塞露的行为，医务社工提供了饮食指导、饮水计划，提出了吃香蕉、摄取绿色蔬菜、在饮食中添加芝麻油、使用开塞露等经过排序的措施，帮助小静进行良好的排便管理。同时，医务社工与小静约定：如果小静未能有效执行计划而便秘，则需要承担直接使用开塞露的后果。

（四）第四阶段

时间：2020 年 8 月 4 日—2020 年 8 月 5 日。

目标：帮助服务对象回顾整个服务过程并做好出院准备，巩固服务对象已有的改变，处理好离别情绪，准备结案。

干预措施：小静的两次手术均顺利完成，各项生命指标稳定，术后疼痛明显缓解，即将出院，医务社工准备结案，具体干预措施如下。

（1）出院准备：和小静讨论后续康复的安排，向小静提供日常生活中石膏护理方面的建议，缓解小静面对出院产生的焦虑情绪。一方面，小静认为自己在术后的造型很像乌龟，担心出院后被同学朋友看见；另一方面，因为开学后需要请假，小静更加担心如果同学知晓自己患有"脑瘫"，会被同学排斥。对此，医务社工帮助小静识别自我概念，重新建立积极的态度，缓解担忧、焦虑情绪，倾听小静诉说其患病体验和真实感受，和小静一起围绕自尊、身体形象认知和如何对不同关系程度的社会人员采取不同的回应方式等议题展开深入讨论，以促进小静出院后的社会融入。

（2）医务社工与小静母亲进行沟通，同理小静母亲对小静患病的自责感，肯定家长在家庭教育中的身份与角色，告知石膏护理的注意事项，以提升小静母亲的护理能力。

（3）医务社工与小静及其母亲回顾个案服务过程，指出小静的改变，并告知她们个案服务的周期，准备结案。

六、结案与评估

在本服务中，医务社工在服务对象住院的全周期共展开七次面谈，并以罗伊适应模式和理性情绪行为疗法为理论基础，为服务对象提供了专业服务。下面将从服务过程和服务结果两个角度对本服务进行评估。

（一）服务过程评估

首先，在建立服务关系的过程中，医务社工始终保持尊重、真诚和同感的服务态度，积极推进与服务对象专业关系的建立。其次，在解决服务问题的过程中，医务社工以服务对象的疾病适应和非理性信念的识别与辨识为切入点，以陪伴者、支持者、增能者的角色关注治疗过程中服务对象的新需求并及时予以干预，最终帮助服务对象接纳与适应疾病治疗过程。

（二）服务结果评估

本服务的总目标为促进服务对象对疾病治疗的接纳与适应，与服务对象共同制定了六个具体目标。经过七次个案会谈，服务对象发生了明显转变，具体表现在以下几个方面：

（1）疾病治疗态度发生明显转变。服务对象对疾病治疗产生的非理性信念得到改正，开始正视自身的疾病问题，相信医生的治疗，而不再将治疗视为母亲给自己带来的痛苦。

（2）手术恐惧情绪得到明显改善。服务对象通过医务社工提供的手术信息和对各类治疗操作问题的解答，对疾病治疗过程有了更全面的了解，恐惧情绪得到有效改善。

（3）术后疼痛带来的焦虑情绪得到缓解。服务对象积极配合医务社工提供的缓解术后疼痛的方法，促进注意力转移，并在此基础上接受了自我照顾的建议。

（4）术后依从性提高。在石膏适应和术后便秘等问题的处理中，服务对象学习了医务社工提供的自我照护技巧并将其融入日常生活，术后依从性明显改善，达成了自主排便等生理指标。

七、专业反思

本服务呈现了医务社工在骨科临床服务过程中，针对脑瘫患儿疾病治疗适应不良的干预过程。经过本次介入，医务社工产生了以下反思。

（一）外科住院儿童入院适应干预的重要性

在儿童骨科住院病区，医务社工常常会遇到入院适应不良的服务对象。一方面，陌生的住院环境、陌生的人群、频繁且不适的医疗操作均会让患儿产生强烈的刺激反应；另一方面，外科系统内的住院周期一般较短，患儿和家庭需要快速应对入院后面临的各类社会心理挑战。同时，侵入性的手术治疗、与父母的分离焦虑、耳边萦绕着的哭声等情境，都会进一步加深患儿对住院生活的不适应。这也直接导致患儿会出现显著的术前恐惧、焦虑情绪，情况严重者会直接影响医疗决策，阻碍正常的医疗进程。

本服务中的服务对象正是因为难以接受入院后看到的、听到的、想到的各类情境，在入院后产生了适应不良、不接纳疾病治疗的问题。对此，医务社工在罗伊适应模式的理论指导下，首先从服务对象当下受到的刺激和个体的适应水平出发，明确需要帮助其适应的具体维度；其次，理解服务对象面对当下情境做出的行为反应的原因；再次，根据服务对象的需要，从生理方式、自我概念、角色功能和相互依存四个维度提供支持性服务；最后，服务对象在面对一些特定刺激时难免出现行为的反复，医务社工需要持续地提供引导与支持，在巩固的基础上帮助服务对象建立新的适应模式。

（二）疾病污名化对服务对象出院准备的影响

医务社工在为脑瘫患儿提供个案服务的过程中，除了需要关注疾病所带来的情绪和行为问题，也应该关注服务对象因疾病污名化、智力障碍、步态异常等情况而遭受的社会歧视。这一问题将影响服务对象的心理和社会功能的恢复。

本服务中服务对象的抗拒行为，一部分产生原因就是术后的石膏体积较大且需要佩戴三个月，会影响后续的入学，服务对象认为自己难以遮掩患病事实，因此产生了接受手术就等于"向同学、朋友、老师、邻居告知自己患有脑瘫"的认知。这一情况让服务对象难以接受治疗，因此在术前以及临近出院的日子，服务对象的焦虑情绪愈发明显。

对此，医务社工可以深入了解这类服务对象在学校、日常生活中与朋辈群体交往的情况，并围绕"如何向不同关系程度的群体进行疾病告知"的议题，与服务对象模拟"疾病告知"场景对话。在此基础上，展开对社会不同人群的态度、回应机制以及自我调适的方法等方面的干预，从而帮助服务对象做好出院准备，缓解因出院产生的焦虑情绪，做好出院后的社会适应。

参考文献：

［1］卢庆春.脑性瘫痪的现代诊断与治疗.北京：华夏出版社，2000.

［2］Roy S C. The Roy Adaptation Model. 3rd ed. New Jersey：Pearson Education，Inc.，2009.

［3］王喜益.慢性病适应中域理论的构建及验证.杭州：浙江大学，2020.

［4］艾利斯 A，艾利斯 D J.理性情绪行为疗法.郭建，叶建国，郭本禹，译.重庆：重庆大学出版社，2015.

第四节　Ⅰ型糖尿病患儿住院期间服务研究

导言

糖尿病是一种可控但需要长期或终身控制的代谢性疾病。在儿童糖尿病患者中，有90%患的是Ⅰ型糖尿病。Ⅰ型糖尿病往往不易被发现，等到孩子出现明显的多饮、多尿、多食、体重下降等症状时，一般已经发展为酮症酸中毒，严重时甚至会出现呕吐、昏迷的症状。Ⅰ型糖尿病患者需要终身注射胰岛素，饮食上也需要多加注意，长期的用药及生活限制，使得许多刚确诊的家庭在正式进入疾病管理前就对后续的疾病治疗产生了焦虑和退缩心理。这些问题的解决需要医务社工的介入。本服务中的服务对象为新确诊不久的Ⅰ型糖尿病患儿及其家庭，医务社工运用认知治疗及知信行理论，搭建多学科团队合作平台，为服务对象提供专业的疾病知识教育、辩驳非理性情绪，缓解服务对象对疾病的焦虑情绪并消除其对疾病的误解，增强其对疾病管理的信心。在患儿住院期间，医务社工通过多学科团队合作的"全流程守护"，向患儿家庭提供相应的服务，运用专业知识及时对患儿家庭在不同阶段面临的问题及需求做出回应，由此帮助患儿家庭更好地了解疾病、正确认识疾病，从而接受疾病、适应疾病，促进患儿家庭成员之间的合理分工，共同帮助新确诊的患儿适应Ⅰ型糖尿病的疾病管理过程。

一、服务背景

服务对象小石是一个十岁的男孩，来自湖北省黄冈市。3月，小石出现明显的多饮、多尿和体重下降症状，在当地医院检查后被诊断为患有糖尿病。小石母亲听朋友说中医可以根治，便开始带其进行中医治疗。4月7日，小石出现昏迷、呕吐的症状，被诊断为酮症酸中毒，通过急诊转入遗传代谢内分泌科进行治疗。医务社工评估小石家庭有异地就医、医院环境适应及疾病正确认知等方面的需求，于是在4月8日正式介入，向小石家庭提供服务。

新确诊的Ⅰ型糖尿病患儿的住院时间一般在10～15天，具体时长要看患儿入院前期酮症严重程度、住院期间血糖控制情况以及家长对糖尿病知识的掌握程度。小石入院后加入了Ⅰ型糖尿病临床实验组，其间进行了五天的胰岛素笔注射、五天的实验泵注射，总共住院15天，小石父母全程陪护。小石家是低保家庭，但由于入组期间小石的治疗费用有一定减免，因此小石家庭的经济能力尚可承担本次住院期间的费用。

二、接案与预估

（一）基本情况

1. 疾病信息

服务对象小石入院后诊断为Ⅰ型糖尿病伴酮症酸中毒。但小石第一次确诊不在本院。小石在首次就诊后，因没有正确用药而病情加重，此次为二次入院治疗。

2. 家庭情况

小石父亲初中文化程度，身体健康，靠种田以及打零工维持全家生计；小石母亲小学文化程度，身体健康，在家种田并照顾孩子。目前一家三口住在一起，家中还有两位老人需要赡养，但并不跟他们同住。

3. 经济情况

小石家是低保家庭，家庭主要收入来源是务农、打零工及低保补贴。目前小石确诊Ⅰ型糖尿病，在后期疾病治疗过程中需要母亲来承担主要照顾和疾病管理的责任，家庭收入的重担将落到父亲一人肩上。

4. 情绪状况

小石在短时间内二次入院，对自身疾病状况十分紧张，时刻担心血糖数值升高，以至于不敢正常饮食。小石母亲认为是自己造成小石病情加重，对小石感到愧疚和自责；与此同时，小石母亲觉得自己不了解疾病，不能正确对待疾病，不敢再对小石进行疾病管理，因此在医务社工介入前，无人管理小石的疾病。小石父亲情绪相对稳定，但对小石的血糖波动十分紧张。

5. 社会支持

其他家庭成员：小石爷爷奶奶不与小石一家同住，但住在同村，相隔不远。小石爷爷奶奶对糖尿病了解不多，以前会在小石父母都比较忙时临时照顾小石，但是在管理血糖上无法提供帮助。

病友群体：同病房病友也被新确诊为Ⅰ型糖尿病，其家长在学习疾病知识方面较快，能够帮助小石及父母学习疾病知识，增加对疾病的了解。

6. 服务对象

小石及其家庭是本服务的服务对象。其中，小石及母亲是未来进行疾病管理的主导者，是医务社工服务对小石产生影响的主要媒介，是医务社工的主要工作对象。

（二）需求评估

1. 生理健康的需求

由于糖尿病，小石在短时间内体重急剧下降，目前整体偏瘦。Ⅰ型糖尿病是慢性病，需要长期用药。对于小石来说，最大的需求是治愈疾病。

2. 情绪支持的需求

小石父母十分担心糖尿病及并发症对小石未来的生活、学习和求职等方面可能产生的影响。小石母亲的情绪问题更加明显，除了对疾病的担忧之外，还有对孩子的自责与愧疚。在与医务社工对话的过程中，小石母亲反复提及自己不该随意听信朋友的建议让小石喝中药，导致如此严重的并发症，这一后果打击了小石母亲对疾病管理的信心，因此在疾病学习上小石母亲一直认为自己学不好，想让小石自己学。

3. 疾病知识学习的需求

Ⅰ型糖尿病作为一种慢性病，需要患者长期用药并进行严格的饮食和健康管理，并不能仅靠短期的住院治愈。深入了解和学习糖尿病管理的"五驾马车"——饮食、运动、药物、代谢监测、健康教育——很重要。因此，小石父母在小石住院期间要尽快学习糖尿病相关知识，并且能够掌握用药、饮食、代谢监测等方面的知识，这对小石来说极为重要。

4. 社会支持方面的需求

小石爷爷奶奶与小石及其父母保持着较好的关系，能给予小石一定的照顾和支持，但是由于小石爷爷奶奶对疾病的了解有限，因此在疾病照顾方面只能给予有限的帮助。服务对象存在顺利加入病友群体并建立同质群体社交网络的需求。

三、理论与实务模式应用

（一）认知治疗

认知治疗是以纠正和改变服务对象不良认知为重点的一类心理治疗方法的

总称。它以改变服务对象不良认知为主要目标，继而促使服务对象情感及行为产生变化，以促进其心理情绪的好转。

医务社工观察到，在科室里面，新确诊患儿的家长常常问医护或医务社工的问题有"这个能吃吗？""这个不能吃吗？"等，患儿家长会因为担心孩子的血糖升高而减少孩子的饭量；而孩子会因为吃不饱而烦躁、哭闹。一些新确诊患儿的家长会过分担心孩子的未来，在治疗之初就觉得以后一定会产生并发症，经常对孩子说："这些食物以后不能吃了，因为生病以后只有更自律、比别人更加努力，将来在社会上才有竞争力。"如果患儿家长不能及时纠正消极认知，孩子会更容易产生病耻感。

糖尿病患儿在住院期间需要每天多次测量血糖、更换胰岛素注射管道或用胰岛素笔注射胰岛素，因而会对频繁的扎针产生恐惧心理，甚至会用抗拒、哭闹等行为反对进行胰岛素注射。还有一些糖尿病患儿在住院期间，由于父母对其饮食控制得太严格，会瞒着父母偷吃用于预防低血糖的零食，导致测量血糖时数值比昨天同时间高出一大截。医生查看每餐食物记重并无异常，直到追问才知道是患儿偷偷吃零食导致的血糖升高。

本服务中，在服务对象层面，患病不仅使小石产生了焦虑、自卑等心理，而且影响其生活，使小石陷入迷茫，甚至对未来的人生产生了错误思考。因此，医务社工应在服务过程中充分观察并及时引导小石保持正确、理性的自我认知。在服务对象家属层面，小石父母因为小石的病情加重、二次入院而产生了愧疚、焦虑情绪，同时由于本身对糖尿病相关知识的缺乏而产生了不知该如何正确照顾小石的无措感。医务社工应首先加强对小石父母的照顾知识宣教，使他们能向小石提供更好的照料，从而减轻愧疚感；同时帮助小石父母积极链接病友群体支持，进一步加强小石父母对糖尿病的正确认识，使小石父母在与其他患儿家长的交流中学习并掌握正确的照顾知识，减少"我不能""都怪我"等情绪化认知。对于小石家中的其他照顾者或亲人，医务社工在服务过程中要注意了解他们的观念和态度，当他们出现埋怨、指责等非理性情绪或者错误认知时，应及时进行指导并纠正。

（二）知信行理论

知信行理论被广泛应用于健康教育领域。疾病的治疗和管理不仅需要临床的医学知识和指导，掌握健康知识以及正确的信念与态度也非常重要。Ⅰ型糖尿病是一种慢性病，需要患者终身进行药物注射。很多新确诊患儿的家长由于对疾病知识的认知不足，观念上无法接受孩子患病的事实，因此在情感上表现出明显的抗拒、逃避和焦虑；同时也因为对疾病了解不足，对患儿的健康管理毫无经验，亟须自我学习和培训指导。而患儿对突然出现的身体不适以及治疗过程中需要面对的极其严格和规律的饮食、运动管理和各种限制、检查宣教会本能地感到不适应，对治疗产生恐惧、感觉到压力，从而依从性变差。

在本服务中，小石父母由于缺乏正确的糖尿病相关知识，没有形成正确的"信念"，因而对小石的疾病治疗做出了错误的行为。根据知信行理论，只有让小石及其父母了解有关糖尿病的健康知识，建立积极正确的"信念"，才有利于小石父母改变原本错误的行为，从而对小石的健康管理做出合理规划。

四、服务计划

（一）服务目标

1. 总目标

建立和完善Ⅰ型糖尿病患儿家庭的正向管理和认知体系；维护Ⅰ型糖尿病患儿家庭关系和亲子关系的稳定和谐；增强Ⅰ型糖尿病患儿家庭主动学习疾病知识的观念。

2. 具体目标

（1）协助服务对象适应住院期间的生活，缓解服务对象在确诊后产生的心理和情绪问题；

（2）帮助服务对象形成对疾病知识的正向信念，正确认识疾病本身；

（3）协同医护团队对服务对象进行健康教育，增加服务对象关于Ⅰ型糖尿病健康管理的知识储备；

（4）建立病友群，开展小组活动，提供朋辈支持。

（二）服务策略

服务设计理念是向服务对象提供住院期间的"全流程守护"。针对 I 型糖尿病患儿及家庭住院期间的需求，医务社工将为其提供 24 小时探访与建档—个案管理—运动管理—健康教育小组活动服务的全流程服务。

（1）24 小时探访与建档：探访服务对象，与服务对象初步建立专业关系，了解服务对象的背景情况、评估服务对象存在的需求，并做好相关记录和建档管理。

（2）个案管理：持续跟进服务对象的治疗过程，在谈话中运用影响性技巧帮助患儿家庭重构对糖尿病的认识。运用陪伴、倾听、鼓励、建议等方式为服务对象提供情绪支持，舒缓其紧张情绪。

（3）运动管理：在个案管理的基础上，配合进行运动管理。鼓励服务对象在住院期间进行规律的运动，让其认识到运动在疾病综合管理中的重要性，养成运动的好习惯。

（4）健康教育小组活动服务：针对服务对象疾病知识学习的需要，医务社工可以协同医护团队形成健康教育小组。医务社工在服务对象和医护团队之间起到沟通桥梁的作用，能够及时将服务对象的问题反馈给责任医生与护士。同时，医务社工还可以组织开展健康教育小组活动，以活动的形式将疾病知识以轻松有趣的方式传输给服务对象。

五、服务过程

（一）24 小时探访与建档

医务社工在日常探访过程中，发现了一名新入院的 I 型糖尿病患儿——小石。初次见面时，小石与父母对医务社工的身份有所疑惑，医务社工介绍自己的工作内容主要是向患儿家庭提供满足疾病治疗外的其余需求的服务，比如促进其与医护人员的交流、帮助解决心理情绪方面的问题、提供经济方面的支持链接等。医务社工的解释打消了小石父母的疑惑，在与小石父母交流的过程中，医务社工了解到了小石从确诊到现在的就医情况：

> 小石母亲："先前在我们当地医院就确诊了，当时医生说这个病治不好，要一辈子打针。我有朋友说是吃中药能够根治，我就想着要是能根治了，以后也不用打针，所以就让孩子吃中药，没想到吃中药反而把孩子吃更坏了！真的不该信他们说的！"说到这里时，小石母亲的情绪有点激动。

> 医务社工进行安抚："刚确诊的时候，家长们不太能理解疾病，不太能接受疾病，这个都是正常的现象。毕竟家里面也没有人有相关的疾病，在此之前自己肯定也不会去主动了解。最起码小石现在的情况是良好的，妈妈不要过于自责。"

> 小石母亲："他（小石）和我说：'都怪你，要不是你我就不会住到这边来。'我是真的觉得对不起孩子，这样子来回，遭罪的都是孩子。"

> 小石："本来就是，我说不喝中药，你非得让我喝。特别苦，我喝不下去你还说我。"

> 医务社工（观察小石的状态，发现小石目虽然对母亲有埋怨，但情绪平稳）："因为最开始妈妈和你都不了解这个疾病，在妈妈当时的想法里，喝中药就能根治你的疾病，你之后就不用每天辛苦地打针，所以才会让你喝中药（小石母亲在一旁点头）。但是这一次住院实际上也是在告诉你们，你们之前的做法是不行的，疾病的治疗还是要听医院医生的专业建议。过去的事情就让它过去，现在住院的这个阶段，我们更需要关注的是这个疾病怎么治、怎么管理，作为家长我们要做些什么。学习好疾病相关的知识，避免这种情况再发生。"

小石和小石母亲点头表示同意，随后询问了医务社工有关疾病方面的一些问题。医务社工对问题进行了部分解答，并建议小石母亲可以在查房过程中通过询问医生护士来了解专业的疾病知识。与此同时，医务社工对小石母亲的疑问做好了记录，并反馈给其管床护士。

医务社工随后告知小石和母亲社工办公场所的具体位置，介绍童乐园的功能和活动，表示除了医务社工探访之外，小石和母亲若想找人聊天也可以随时到童乐园找社工，并邀请小石参加童乐园活动。小石和母亲对医务社工表示感谢，当天下午就来到了童乐园，图 2-13 为小石在童乐园活动室完成手工。

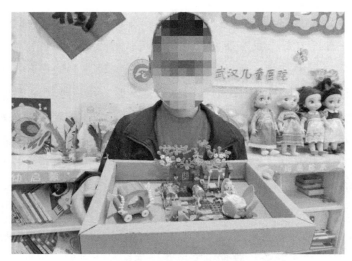

图 2-13　服务对象小石在活动室完成手工

（二）个案管理

根据探访会谈包含的信息，服务对象在生理健康、心理情绪、疾病认知与学习等方面都存在一定需求。

1. 生理健康方面的需求

医务社工通过科普疾病知识、促进小石及家长与医护人员沟通交流、鼓励小石及家长配合医嘱治疗、帮助小石树立正确的疾病观念等方式，满足小石生理健康方面的需求。

2. 心理情绪方面的需求

医务社工以会谈的形式向小石及家长提供情绪支持。首次会谈对象为小石母亲。由于之前血糖管理的失败经验，小石母亲在小石的健康管理上信心不足。患者住院期间，医护人员会给其疾病方面的习题，要求患者和家属按照书上的内容回答。当被问到疾病知识的学习和掌握情况时，小石母亲说自己"写不来""不会写""孩子自己写"，并产生了畏难和退缩心理。对此，医务社工澄清慢性病管理不是患者一个人的事情，即使是成年人，在长期的自我约束管理中也会逐渐失去耐心，所以更加需要家庭的支持。小石父母需要同小石一起学习，共同做好疾病管理。作为主要照顾者，小石母亲除了要学习基础的疾病知识，还要与小石共同学习药物治疗、饮食管理等方面的知识。医务社工鼓励小石母亲，学习疾病管理就像小孩学走路一样，最开始会跌跌跄跄，甚至跌倒，但是前面的失败与经验会让后面的路越走越顺；要建立信心，一点点把知识学起来、用起来。在会谈之后，小石母亲的心理压力明显减少，学习态度逐渐变得积极主动。

医务社工在每次探访或交谈过程中，都会对小石母亲的疾病学习成果给予鼓励与肯定。在与小石及小石母亲多次会谈之后，小石患病后的紧张不安和小石母亲的愧疚、不自信情绪都有所缓解，学习的积极性得到提升，从被动学习转为主动向医生、护士、医务社工提问。小石母亲还准备了一个笔记本，将自己不懂的问题和医生护士的建议写下来，时时进行查看和学习。

3. 疾病认识与学习方面的需求

医务社工除了在日常探访、跟医查房过程中及时对小石的疑问做出解答，还鼓励小石及小石父母与医护人员交流。同时，医务社工还协同医护团队开展健康知识教育小组活动，满足小石及小石父母学习疾病相关知识的需要。

（三）运动管理

在个案管理服务的基础上，医务社工配合专科护理团队，每天带领服务对象小石按时在病区进行血糖监测和体育运动锻炼，以提升小石的运动积极性，促使其形成良好的运动习惯。

医务社工在探访的第一天就告知小石糖尿病患者需要进行适当的运动。运动是糖尿病综合管理中重要的一环，医务社工每天早上都会带领患儿一起进行运动。小石积极参与运动管理，住院期间，在医务社工的邀请下，小石与同科室的病友一起进行踢球、踢毽子等运动。运动时长通常在半个小时到一小时之间。

（四）健康知识教育小组

针对小石一家存在的健康知识教育方面的需要，医务社工邀请小石和小石母亲一同参加健康知识教育小组。

1. 入院适应小组

针对刚住院或第一次住院的患儿，医务社工组建入院适应小组，通过康乐跑跑棋（见图 2-14）、闯关桌游等游戏，帮助小组内的患儿相互认识、建立友好关系，让小组成员能够快速地熟悉医院的环境、设施、责任医护。在小组成员熟悉之后，医务社工不时开展小组活动，并设置分享环节，让小组成员分享住院期间印象最深刻的一件事，这件事可以是高兴的也可以是伤心的，可以是勇敢的也可以是害怕的。在分享过程中，医务社工秉持非评判原则，让分享者没有顾虑、畅所欲言；在分享结束后，医务社工根据分享内容总结经验。小组分享的方式减轻了小组成员对住院和治疗的不适应感。

小石加入了入院适应小组，并在某次活动中分享了自己在童乐园拼积木的体验。因为积木模型小且零件较多，所以其他小朋友一直没有拼完，但是他用了一个下午的时间将积木拼完了，这让他觉得很有成就感。在分享成功经验时，小石觉得耐心是关键。医务社工首先感谢小石的分享，其次希望小石能够把生活中、疾病管理中遇到的问题和困难看作他在拼积木时找不到的那块小零件，并表示只要有足够的耐心，就会想到解决问题、克服困难的办法。

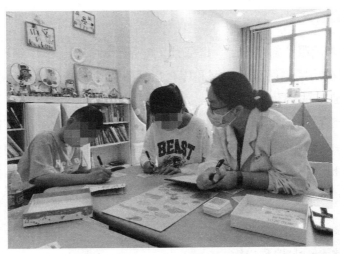

图 2-14　医务社工带领患儿进行入院适应小组活动：康乐跑跑棋

2. "控糖，我们是认真的！"小组

"控糖，我们是认真的！"小组，主要针对新确诊或者因血糖控制不佳重新入院的患儿家庭，旨在帮助这些家庭了解控糖的相关知识与方法，促进患儿家长之间建立互助关系。

小石和小石母亲参与了"控糖，我们是认真的！"小组的活动。该小组不定期举行糖尿病知识宣讲活动，由专科护士进行课程分享和答疑，之后由医务社工组织小组成员分享自己在控糖管理中遇到的困难，以及现在是否找到了解决方法。小石母亲分享了小石刚入院的时候自己最担心"这个病治不好怎么办""孩子需要一直控制血糖，做不到怎么办"，这也是大多数新确诊患儿家庭担心的问题。但小石母亲随后表示，在之后的治疗和学习中，这种担心逐渐变少。除了需要控制血糖外，糖尿病患儿和其他孩子是一样的，能吃能睡能运动。小石母亲说："这个病不能说治不好，而是一直治。"医务社工总结道："小石母亲的意思是，我们不能用看待绝症的心态看待糖尿病，而是要把它看作一个需要长期管理和监测的挑战，这就要求家长和小朋友更加有耐心。"医务社工肯定了小石母亲对待糖尿病的态度，并鼓励她在今后疾病管理的过程中保持积极的心态。此外，为了使控糖变得简单易行，"控糖，我们是认真的！"小组还举办了一系列寓教于乐的活动，比如"中华小当家饮食"活动（见图2-15）。在此次活动中，小石和其他患儿通过游戏和抢答，不仅了解到哪些食物可以吃、哪些食物会使血糖升高，还收获了快乐，可谓一举两得。

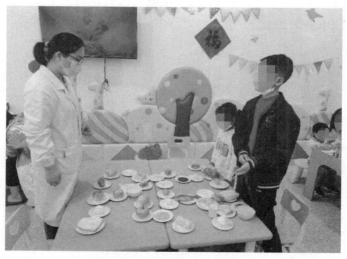

图 2-15 医务社工带领患儿开展"中华小当家饮食"活动

（五）结案

在住院第 14 天，医生告知小石母亲第二天上午可以办理出院手续，两周后进行第一次复查，之后每三个月复查一次，每年一次大的复查，以预防并发症的发展和发生。结案阶段的主要任务是和服务对象结束服务关系。医务社工在小石出院前再次与小石及小石母亲进行会谈，回顾了小石住院期间整个家庭的学习和成长，肯定了小石及小石母亲在住院期间的努力，并鼓励他们用学习到的知识和经验做好日后的血糖管理工作。

六、结案与评估

（一）结案原因

服务对象小石完成了住院期间的治疗，病情相对稳定，经医生评估可以出院。

（二）结案处理方式及建议

医务社工协同小石及其父母回顾、总结了整个服务过程，肯定了小石及其父母的坚持与努力；鼓励小石母亲将住院期间学习到的知识和经验灵活运用到小石的血糖管理上，同时告知小石父母出院的流程及相关手续。最后，医务社工与小石告别（见图 2-16），服务结束。

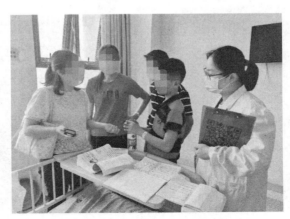

图 2-16　医务社工与小石告别

（三）评估

1. 评估方法

医务社工在服务过程中观察服务成效、进行过程记录，并将其作为评估依据。

2. 成效评估

从服务目标达成情况来看：

（1）服务对象对住院生活适应较好，无论是小石还是小石父母，在住院期间都结识了新的朋友，扩大了社交网络。小石及其父母最初入院时的紧张和焦虑情绪得到了缓解，对未来的疾病管理也建立了信心。

（2）服务对象通过参与健康教育小组及个案会谈等方式，对糖尿病有了正确认识。家庭成员分工明确，想法达成一致。小石父亲主要负责承担经济压力，小石母亲主要负责小石的饮食管理和血糖监测，小石主要负责接受药物注射和自我运动管理。

（3）在每日查房、探访以及小组活动过程中，医护团队及医务社工随时向服务对象家庭输送疾病管理的相关知识，服务对象家庭也从一开始的被动接受转变为积极主动询问。小石及小石母亲在出院前便联系好所用仪器的厂家，学习了仪器的使用，并再次和医生确定了药物的用量。在完成出院考试后，小石顺利出院。

（4）医务社工组建朋辈支持小组，把有相似处境的患儿及其家长联系在一起，形成病友群，增强患儿及其家长之间的交流与沟通。在医务社工举办的活动中，小石与其他患儿逐渐敞开心扉，分享经验，相互帮助，辅助治疗顺利进行。同时，小石父母与其他患儿家长也互相联系、提供信息，共同面对疾病。

3. 过程评估

（1）服务第一阶段的主要任务是与服务对象家庭建立关系。在这个过程中，医务社工通过探访、谈话、游戏等方式与服务对象家庭建立了相互信任的良好专业关系。

（2）在服务第二阶段，医务社工对服务对象的需求进行分析，提供相应服务。针对服务对象的需求，医务社工所提供的服务都有相对应的覆盖，能全方位回应服务对象的需求。

（3）在服务中后期，服务对象面临出院，产生了恐慌情绪，怀疑自己是否有能力在出院后独自进行疾病管理。在医务社工的专业帮助下，服务对象逐渐平复了情绪，不仅顺利出院，还学会了适应不同于医院的生活环境，严格按照要求进行疾病管理，独立生活。

七、专业反思

（一）理论实践反思

我国医务社工的实务环境与国际前沿的理论或实务研究存在一定的距离，对其的转化和应用存在门槛。医务社工期待合适的、能够指导实践的研究理论。在本服务中，小石与小石父母面临的情绪问题主要源于对疾病的错误认知，这使得孩子与家长在正式进行疾病管理之前，就因自己假想的困难而产生了胆怯、退缩、怀疑的心理，从而导致焦虑情绪。医务社工以认知治疗模式为指引，介入协助小石和小石父母重建认知，正确认识疾病，减轻对疾病的焦虑，加强家庭对疾病管理的信心。

此外，在服务过程中，医务社工还遵循知信行理论的指导，及时向服务对象宣讲糖尿病相关知识，帮助其形成积极正确的信念、改变原本错误的行为。小石父母对慢性病知识的缺乏和对控糖的错误认知，导致了对未来的消极态度和对孩子饮食的过分控制，医务社工通过健康教育帮助小石父母建立正确认知、形成积极信念，进而采取合理的行动。

（二）服务过程中医务社工角色转换的反思

为了更好地配合患儿疾病治疗的计划和进度，医务社工需要结合患儿家庭的需求以及Ⅰ型糖尿病的治疗方式，依据"五驾马车"（当前糖尿病临床治疗和护理上被广泛运用的模式）的不同特点和性质来针对性地为每名患儿设计服务，并根据新入院、待确诊/已确诊患儿的住院治疗计划进行进度安排。在服务过程中，医务社工应及时转换自身角色，以预防或遏制亲子关系问题、患儿健康管理依从性问题以及青春期压力与自卑等一系列问题的出现与发展。医务社工的介入以及与医护团队的合作能够更好地帮助新确诊家庭接受疾病、了解疾病、正确认识疾病，促进家庭成员之间合理分工、达成共识，从而适应疾病管理过程。

在本服务的服务过程中，医务社工通过扮演经纪人、协调员、计划制定者、问题解决者、保存记录者等多种角色，向小石及其父母提供了合适的服务，帮助他们及时发现问题、疏导消极情绪、设定具有可操作性的目标并推动目标按计划实现，使服务对象在确诊初期建立起良性的管理模式。但作为第三方服务人员，医务社工嵌入临床科室开展服务时会面对很多困难和限制，能否被完全接纳、信任并认可，影响着医务社工的角色转换和应用。

首先，医护团队担心医务社工的加入会让医疗诊疗"节外生枝"。例如，医务社工会对服务对象进行情绪疏导和安抚，引导服务对象理性且乐观地看待疾病本身，而医护团队更希望向患儿家庭强调疾病的严重性和治疗依从性的重要意义。从某种程度上来说，医护团队会认为医务社工站在患儿家庭的角度给他们的工作造成了阻碍。因此，作为支持者和教育者，医务社工需要对权威性和边界感有明晰的把控，不断调整、加深同医护团队的合作和沟通，获取医护团队的信任，同时加强临床疾病知识的学习，运用通俗易懂且具有安抚性和支持性的科学语言向服务对象提供帮助，避免造成医护团队的困扰。此外，在专业医务社工加入之前，遗传代谢内分泌科专科护理团队就已经在开展糖尿病患儿家庭的支持和管理服务了。本质上，医务社工的介入以及服务方案的策划与实施离不开专科护理团队前期建立的服务基础，因此，在实际服务的过程中医务社工的工作与专科护理团队同频。但需要进行区分的是，专科护理团队更加聚焦临床护理，目标侧重于加强患儿及家长掌握疾病知识的科学性、治疗依从性以及出院后慢性病管理过程中长期合作的黏性等；而医务社工更加关注患儿及家长在自我效能、心理和情绪支持以及认知和理念层面的获得，真正把握"助人自助"的核心。因此从某种程度上来说，医务社工与专科护理团队既是合作者，又是互补者。

其次，大部分患儿及家长对医务社工在医院临床科室中的角色定位并不清晰。医务社工需要花费大量的时间和精力来同他们建立相互信任的专业关系、解释自己的工作职责以及可以为患儿或家长带来的支持。因此，医务社工在按照预定的计划推进服务、发挥自己的角色功能上可能存在困难，并且可能在服务初期就被拒绝。这需要医务社工有强烈的专业认同感和自我认可，有较好的沟通能力和应变能力，反复尝试，采取个别化的应对方式。

最后，医务社工只有充分发挥联结作用，做好医患之间的桥梁，才能促进医护团队与患儿家庭保持同步前进的节奏。这需要医务社工有较强的人际沟通能力、敏锐的感知力和同理心，做好医护团队的"翻译官"，做好患儿家庭的"发言人"。比如，在实际服务的过程中，医护团队会对医务社工有一些超过专业价值或伦理的期待；和医务社工建立信任关系的患儿家庭，更倾向于向医务社工吐露心声并期待得到积极的回应，但对于错误的、有悖于医疗原则或不利于患儿身体健康的期待，医务社工必须及时澄清，哪怕这可能导致患儿家庭认为医务社工站在自己的对立面，损害双方的信任关系。

显然，在实际开展服务的过程中，医务社工的角色是多变的，需要不断转换、动态应用。因此，医务社工需要具备极强的应变能力和适应能力。但在现实层面，很多不可控因素和限制因素使医务社工的服务难以达到预期效果。医务社工如何把握自己的角色和边界，仍需要不断摸索和尝试。

第五节　全人全程视角下的尿毒症患者服务研究

导言

《中国防治慢性病中长期规划（2017—2025年）》指出：慢性病是严重威胁我国居民健康的一类疾病，已成为影响国家经济社会发展的重大公共卫生问题。做好慢性病防治工作，能够为推进健康中国建设奠定坚实基础。而人们常说的尿毒症，即为慢性肾脏病的终末期。近年来，采用居家腹膜透析治疗方案的尿毒症患者人数迅速增长。虽然腹膜透析的费用没有血液透析、肾移植那么高，但由于各地对腹膜透析的医保统筹力度不同，所以腹膜透析患者的每月花费一般也有数千元。

在本服务中，医务社工通过肾内科的系列工作服务，运用社会工作手法解决了困境服务对象在经济、情绪等方面的非医疗性问题，并且提供了政策咨询服务。同时，医务社工通过开展病友互助服务，构建社会支持网络，提升了腹膜透析患者的生命质量。

一、服务背景

WHO 制定的生活质量评价标准包括六个方面，分别是：（1）身体机能；（2）心理状况；（3）独立能力；（4）社会关系；（5）生活环境；（6）宗教信仰与精神寄托。有关研究成果显示，影响腹膜透析患者（以下简称腹透患者）生活质量的因素包括三个方面：（1）人口统计学资料及疾病相关资料，例如年龄、性别、经济状况、疾病症状和合并症、残余肾功能水平等；（2）心理状况，包括无助感、抑郁等；（3）社会支持，包括家人、朋友及医护人员等的支持。

为了解广东省人民医院（以下简称广东省医）肾内科腹透患者的服务需求，整合院内外资源为患者及家属提供更有"温度"的就医支持，广东省医医务社工于 2021 年 4 月、5 月在肾内科一区开展患者需求调查。调查结果显示，患者最突出的三项需求分别为"希望链接经济援助渠道以减轻经济压力""获得情绪安抚及减压的服务""希望组建病友会促成病友相互支持"。这与相关研究成果的结论基本一致。

二、服务计划

（一）服务目标

1.总目标

解决困境服务对象经济、情绪等方面的非医疗性问题，构建社会支持网络，提高其生命质量。

2. 具体目标

（1）引导新置管的服务对象接纳患病事实，提升服务对象的住院适应性；

（2）讲解医保政策及链接救助资源，减轻服务对象的经济负担；

（3）提供心理情绪支持，舒缓服务对象的负面情绪；

（4）培育病友会，促进朋辈群体之间发挥互助功能。

（二）服务策略

1. 根据腹透患者的就医特点，分地点开展服务

针对住院患者及定期复诊患者的不同就医方式，医务社工分别在门诊及住院部驻点，全方位与服务对象接触，动态地掌握服务对象的需求。

2. 将需求分层分类，聚焦重点人群的集中需求

（1）满足腹膜透析新置管的服务对象的住院适应需求；

（2）满足出现腹膜透析并发症的服务对象的情绪疏导需求；

（3）满足病情稳定的服务对象的疾病管理及个人发展需要。

三、服务过程

2021 年 7 月，医务社工进驻广东省医肾内科。截至 2022 年 5 月，医务社工开展个案服务 16 例，但每名服务对象的主要问题不止 1 个。经统计，在这 16 例个案服务中，医务社工解决经济困难导致服务对象情绪低落、依从性差等问题的有 5 例，疏导服务对象情绪的有 6 例，改善服务对象夫妻沟通的有 2 例，提升服务对象康复信心的有 4 例，向服务对象提供就业支持的有 3 例。此外，医务社工开展就医服务及政策咨询服务 29 例，咨询内容包括异地就医备案申请条件及程序、广州市低保低收政策、情绪疏导、疾病适应等方面。住院患者中，建档的有 130 名，建档率超过 80%。医务社工在档案中综合评估了他们的服务需要，制作出患者住院支援手册 1 份、患者出院后康复折页 1 份；组建支持性小组 1 个，开展活动 6 次，共有 42 人次参与，服务满意度超过 90%；开展了中秋节送祝福活动，活动现场如图 2-17 所示，该活动有 20 名患者、家属及 8 名医护人员参与，获得了参与者较高的评价；组织了 3 期线上病友分享会。第一

期病友分享会的主题是"腹透患者如何更好地回归正常生活",腹透患者围绕这一主题,分享了自己如何以平常心对待腹透渗析、如何更好地工作和生活的经验;在第二期病友分享会上,医务社工邀请患者分享自己使用智慧腹膜透析小程序上传数据的经验,制作了短视频《如何用好智慧腹膜透析小程序》,以此来提升患者的自我管理意识,该期分享会线上浏览量超过 250 人次;在第三期病友分享会上,医务社工邀请肾友分享自己回归正常生活的心得与经验,制作了短视频《肾友如何更好地回归生活》,以此促成肾友之间的相互鼓励和学习。

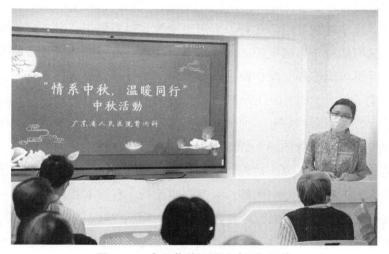

图 2-17 中秋节送祝福活动现场照片

(一)住院适应服务

1.服务成效总述

为提升服务对象的住院适应性,2021 年年底,医务社工首次为新置管的腹透患者送上了腹透关爱包,目前累计送出 57 个腹透关爱包。腹透关爱包囊括患者接受置管手术后需要的腹透用品,能有效减少腹透患者前期购置腹透用品的困扰。

新置管的腹透患者在住院期间,除了需要使用腹透关爱包操作换液外,还需要从心理上接纳肾衰竭这个疾病。对此,医务社工在与医护人员充分讨论后,为三名新置管后适应困难的服务对象提供了一对一专的业辅导服务。辅导服务结束后，服务对象顺利出院并回归家庭，焦虑情绪明显降低，并能够较好地适应出院后的居家康复生活。与此同时，医务社工还为新置管的服务对象提供了一次性的咨询服务，该项咨询服务共惠及七名服务对象。

2. 案例展示

服务对象何阿姨，57岁，患有肾病多年，肌酐指标升高后，医生建议其采用腹膜透析治疗方案。何阿姨做完置管手术以后，家人由于工作没有陪伴在其身边，她独自住院，需要学习大量新知识，不仅需要学习腹透换液操作技巧，还需要学习腹透环境消毒清洁、导管出口护理、腹膜炎的预防知识与处理方法、饮食注意、运动注意、用药注意、生活注意等多种新知识。由于需要学习的知识太多，何阿姨对于自己是否能够掌握换液技术、是否能够通过医护人员的考核、出院后是否能够独立操作换液、不懂得使用智慧腹膜透析小程序上传数据等问题产生了焦虑。医务社工从腹透治疗方案优势的角度引导何阿姨分析她采用这一治疗方案有哪些好处。何阿姨表示，服用药物的种类和数量减少了，做腹透可以排出毒素，身体感觉舒服多了。随后，医务社工询问何阿姨：关于智慧腹膜透析信息录入，家人是否能够帮忙？何阿姨表示女儿会帮助自己上传数据。最后，医务社工告知何阿姨，智慧腹膜透析小程序有提醒功能，一旦她的数据出现异常，它便会提醒医护人员关注。如果医护人员了解后发现需要跟进，便会致电给她，这对于她来说等同配备了一名专属医护人员，是非常好的医疗照护服务，建议她及时上传数据并相信医护人员。何阿姨出院后一个月回医院复诊，对医务社工表达了感谢，自述其在住院期间的焦虑分数为10分（满分），现在为5分，焦虑水平明显降低了。关于焦虑水平降低的原因，何阿姨表示自己认同医务社工的分析，信任医护人员，并做到了较好的自我管理。

（二）情绪疏导服务

1. 服务成效总述

情绪疏导服务，是肾内科驻科医务社工的主要服务内容之一。在科室合作规范建立方面，当医护人员发现患者出现负面情绪时，会将其转介给医务社工，由医务社工开展情绪疏导服务。在情绪疏导服务的成效方面，医务社工共为三名服务对象提供过一对一的情绪疏导服务，经评估，其服务成效较为明显：服务对象出院时，焦虑不安的情绪有所缓解，依从差的问题得以解决。在服务经验总结方面，医务社工发现：开展情绪疏导服务，需要重点关注服务对象出现不良情绪的诱因，引导他们讲出担忧的问题是什么；与服务对象共同探讨问题的解决方法，从而让他们意识到问题有解决方案；当服务对象认识到问题是可控制的、可解决的时，他们的负面情绪便会有所缓解。

2.案例展示

服务对象小李，男性，33岁。小李的主要问题表现为依从性差，出现肾衰竭并发症，收缩压为220mmHg，伴有头晕头痛以及视力模糊等症状，需要他人搀扶才能到医院就医。医生建议他紧急住院治疗。小李出现较为严重的慢性肾衰竭并发症后，前期不接纳医生的建议住院，后经其母亲劝导后终于愿意住院。医务社工与医护人员沟通后明确各自的分工，医护人员负责小李的医学治疗，而医务社工负责关注小李的心理健康，包括了解他之前不愿意住院的原因、他的社会交往情况、他近期出现并发症的原因等。医务社工在介入后发现，小李的母亲是其出现并发症后的主要支持者与照料者，是推动其住院治疗的重要力量。在小李住院后，医务社工向小李和小李母亲提供了全程的情绪疏导服务。

在介入前期，医务社工为小李母亲提供了情绪支持，肯定她为小李的健康付出的努力，鼓励她继续劝导小李接受治疗。在介入中期，医务社工先与小李建立了关系，了解了小李纯素食的饮食方式、家庭沟通情况、就业计划、社会交往情况等信息。随后，医务社工与小李、小李母亲商议了出院后的康复及生活计划。小李表示，虽然自己很渴望回到工作岗位，减轻家庭经济负担，但他也明白近期不宜回到工作岗位，需要休养一段时间。随着治疗效果越来越明显，小李对出院后的生活安排也越来越合理。在介入后期，小李对出院后的饮食、作息、工作等安排均有了明确的计划，身体状况逐渐好转，达到出院标准。在结案阶段，小李出院后在家里休养了一个月，饮食及休息均较好，他按医嘱服药、换液，日常生活中会听佛学课程，放松身心，调节情绪，整体生活质量较好。

（三）政策咨询服务

1.服务成效总述

医务社工在每周周一、周四的肾内科腹膜透析门诊及病房驻科服务中，为有需要的患者提供医疗保障政策、社会救助政策等方面的咨询服务，解答他们的疑惑，鼓励他们争取更多的社会支持。另外，医务社工根据患者经常提出的疑问，整理了一份《肾友就医服务指南》。该服务指南包含出入院办理指引、异地就医医保备案、医保报销、门诊特定病种、便民综合服务五大篇章，能够快速解答患者的疑问。

2. 案例展示

服务对象唐大叔，52 岁，湖南衡阳人，已参加湖南新农合医保，现与妻子、孩子定居在广州市番禺区大石镇。唐大叔患肾病后已在广州市就医服药十余年，本次住院医生建议采用腹膜透析治疗方案，做置管手术。医务社工了解到唐大叔及其家属不知晓医疗政策且从未办理过异地就医备案。唐大叔有时会将就医费用单据寄给在湖南居住的弟弟，让弟弟到当地医保局进行费用报销，或让妻子、孩子每隔两个月携带就医费用单据回到湖南当地进行费用报销。医务社工为唐大叔耐心讲解异地就医备案政策，让其了解到在办理异地就医备案后，住院能直接结算，不需要先垫付费用再定期回湖南进行报销。紧接着，医务社工为唐大叔提供了异地就医备案的申请办理流程、联系方式，并建议唐大叔让他的孩子用手机进行线上备案登记。但唐大叔随后表示无法清晰向孩子讲解登记流程，于是医务社工将线上备案登记流程记录在纸上后交给他。接下来，医务社工持续跟进唐大叔的异地就医备案申办情况。唐大叔反映，孩子没有成功办理备案，医务社工便致电唐大叔户籍地医保局咨询，并协助唐大叔用智能手机在国家异地就医备案小程序上成功办理了备案。之后，医务社工向他详细讲解了腹膜透析门诊慢特病异地就医定点政策的优惠、办理流程、需要准备的办理材料等，并用纸笔写下申办流程、所需材料给他。针对唐大叔不清楚如何获取病历资料，医务社工向其展示《肾友就医服务指南》的便民综合服务篇章，解答了他的疑惑。医务社工在后期跟进中了解到，唐大叔已成功在手机小程序上办理了住院就医备案，备案期限为一年，本次住院就医的费用可直接结算。

（四）病友互助服务

1. 服务成效总述

在病友互助服务的服务成效方面，医务社工帮助服务对象组建腹膜透析自我管理水平提升小组，该小组的效果评估显示，服务对象的健康、情绪、社会支持三方面的自我管理能力得到了有效提升，服务对象与家属的情感互动增强。

2. 案例展示

腹膜透析自我管理水平提升小组组员的透析年龄均在一年以下，他们的自我管理能力较低。医务社工基于理论和实例，结合他们的实际情况，设计了健康管理、情绪管理、社会支持三方面的内容，以此来促进组员对自我管理形成系统性认识，转变被动学习的心态。在健康管理方面，组员通过知识竞答游戏的方式，对异常情况下的腹膜透析处理方法有了更多的了解和熟悉，同时通过实操性的饮食管理，对日常生活中的食物所含成分有了更多的认识。在情绪管理方面，组员通过情绪管理三部曲，每人掌握了2～3个情绪管理的技巧，尤其是理性情绪疗法和腹式呼吸训练；在组员进行患病后心路历程分享的环节中，有6名组员能够正确识别自己的情绪，3名组员能接纳自己的负面情绪。在社会支持方面，5名组员主动向病友分享了自己解决腹膜透析异常操作的经验。在彼此的分享中，组员们互帮互助，特别是同龄的或者有相似问题的组员之间，通过分享，他们初步建立起了病友人际关系网络。另外，组员的家属也参加了小组活动。由于家属是腹透患者非常重要的情感支持来源，所以医务社工鼓励组员及其家属相互袒露内心的想法。部分组员是由儿女陪伴照顾的，而在中国传统观念里，家长很少对子女说"谢谢"。医务社工借小组活动的机会，鼓励组员对子女说出感谢，这加深了双方的感情，从而增强了服务对象的家庭支持。总的来说，腹膜透析自我管理水平提升小组不仅提高了腹透患者的自我管理能力，加深了腹透患者与家属之间的情感联系，也强化了肾友之间的关系网络。

此外，医务社工积极探索病友互助服务的线上、线下服务形式。在线下，医务社工开展面对面的病友互助服务，通过团体辅导的方式，组织住院的患者围绕疾病健康管理、情绪管理和社会适应三个方面进行分享，促成患者为彼此增加继续前行的力量与勇气。在新冠疫情防控常态化的情况下，医务社工积极策划线上病友互助活动，通过一对一访谈的形式，收集患者自患病以来的心路历程、疾病管理的心得体会、对未来的期望、对其他患者的祝福等，并将其制作成病友互助支持短视频发布给患者，从而在患者之间营造出一种相互支持、结伴同行的良好氛围。

四、专业反思

（一）医务社工的角色

肾内科驻科医务社工在服务过程中，主要扮演了资源链接者与使能者两个重要角色。

1. 资源链接者

腹透患者在院期间，由于其行动力或健康出现问题，因此很难在较短的时间内奔波于多个部门寻求帮助。此时，长期驻扎于科室、了解各类社会资源的医务社工就可以发挥自己作为资源链接者的作用。医务社工以患者在医疗、照顾等方面的需求为中心，通过与科室、医院相关部门、辖区内的社会组织（包括基金会）及患者户籍地医保局等部门联络，及时为患者链接服务资源，解决他们治疗期间在医疗、经济、照顾等方面的困难，保障其在住院期间与出院康复期间的生活质量。

2. 使能者

医务社工在发现服务对象因经济、照顾等方面的困难或因疾病给工作、生活带来的负面影响而产生消极沮丧的负面情绪时，积极发挥自己作为使能者的作用，不仅仅帮助患者解决其面临的问题，如指导其申请救助金、协助其办理门诊慢特病医保报销、调节其非理性认知等，更在帮助患者解决问题的基础上增强其解决问题的信心与动力，为其后续生活提供正面案例。此外，医务社工还邀请心态良好的腹透患者分享自身经验，给予其他患者鼓励。

（二）理论运用

肾内科驻科医务社工的服务是在杰曼（Germain）与吉特曼（Gitterman）提出的社会工作实务的生命模式[①]的指导下开展的。生命模式是生态系统理论

---

① Gitterman A，Knight C，Germain C B. The Life Model of Social Work Practice：Advances in Theory and Practice. 4th ed. New York：Columbia University Press，2021.

主要的理论架构，用于指导社会工作在生态系统理论的视角的开展。生命模式认为人类相互依赖并与环境互相依存，即"人在环境中"（IPE）；人类与生存环境之间的关系是互惠的，可以通过交换互相影响。生命模式的实务目标是通过减轻人们的生活压力、增加人们的个人和社会资源，使他们能够通过使用更多更好的应对策略和影响环境的力量来满足需求，从而提高人们对其所处环境的适应度。

如图 2-18 所示，生命模式认为个体是按照自身生命历程进行运动的，当个体面对生活的压力、难以克服生活的转变以及产生扰乱其与环境相契合的问题时，会经历两个评估阶段。在首次评估阶段，个体会判断干扰的严重性以及它是否会造成伤害、损失或具有挑战性。在二次评估阶段，个体会提出解决问题的措施，收集对自己有益的资源，通过改变个人系统、环境系统或其与环境的互动方式来进行应对。在应对过程中，来自环境的信息和人们的生理、心理反应都会给个体一些或正面或负面的反馈，而这将进一步影响个体的应对能力。

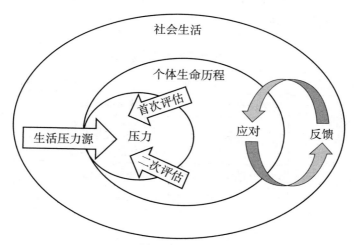

图 2-18　社会工作实务的生命模式

腹膜透析是一种不可逆的治疗操作，当患者确定需要进行腹膜透析时，通常意味着他的肾脏功能已经严重受损、无法通过药物或治疗恢复，只能走"腹膜透析 / 血液透析 / 肾移植"这条路。这对患者来说是非常严重的危机事件，也是一个持续的压力源。所以肾内科驻科医务社工在开展服务时，首先评估患者在压力事件下个人生活的转变、所在环境的变化以及其与环境互动的方式，并进行患者需求界定，进而为患者提供针对性服务；在干预过程中，不断收集对患者有益的资源和信息，带领患者重新组建应对压力事件的模型，消除压力事件带来的负面影响。

（三）服务成效

1. 明确医务社工定位，快速形成肾内科驻科医务社工服务框架

在驻科前，医务社工通过需求调研，确定了"以腹透患者为中心，以解决问题为导向""培育肾病病友会，搭建病友支持网络"这两大服务方向并制定出服务清单。在驻科初期，医务社工根据服务清单开展服务并及时与科室沟通，对服务内容进行细化，形成了包含情绪疏导服务、慈善救助服务、病友互助服务、腹透患者饮食管理工具包在内的第一阶段服务框架。驻科半年后，医务社工对过去服务内容进行复盘及优化，建立了现阶段驻科医务社工服务框架，包括情绪疏导服务、政策咨询服务、住院适应服务、病友互助服务、病房康乐服务五大版块，如表2-3所示。

表2-3　肾内科驻科医务社工服务框架

驻科前服务设想	第一阶段服务	现阶段主要服务
以腹透患者为中心，以解决问题为导向	情绪疏导服务	情绪疏导服务
	慈善救助服务	政策咨询服务
		住院适应服务
培育肾病病友会，搭建病友支持网络	病友互助服务	病友互助服务
	腹透患者饮食管理工具包	病房康乐服务（含腹透关爱包2.0版）

2. 精准定位服务对象的需要

第一，聚焦腹膜透析新置管患者的需要，重点关注他们的住院适应问题，包括疾病接纳、心理适应、康复信心建立等方面；第二，重点关注出现腹膜透析并发症的服务对象的情绪疏导需要；第三，重点关注年轻服务对象的就业需要，为他们提供就业指导支持服务。

3. 重视有形的服务产品设计与产出

腹透患者在就医期间，不仅需要医务社工提供无形的医务社工服务，亦需要一些有形的工具来帮助他们更快适应住院生活。在此大前提下，医务社工针对腹透患者术后需要立即使用腰带、腹透液流量夹等腹透工具的需求，为每名新置管患者提供腹透关爱包，解决了患者术后无法马上获得有品质保障的腹透工具的困难。

4. 重视专业关系与合作关系的建立

医务社工在驻科服务中，为每名住院腹透患者建立个人档案、快速建立患者画像，与服务对象建立专业关系，掌握他们的基本情况及服务需求。同时，医务社工还与腹膜透析肾内科的护士主管建立了良好的沟通及合作关系，从而为自己在科室开展服务争取到更多的灵活度与资源。医务社工开展的个案辅导服务、小组支持服务、政策咨询服务等，经过服务评估，服务对象均有明显的转变及成长，取得了一定的服务成效。

（四）需要提升的内容

1. 建立稳定的跨专业团队合作路径

跨专业团队合作是医务社工与医护团队合作的重要途径。但在我国当前的医疗体系里，社会工作专业话语权较弱，所以现时医务社工是依靠配合科室工作开展或提供资源（如链接救助资金、链接关爱帮扶物质等）来获取"容身之处"的。虽然说当科室发现一些服务对象需要重点关注时便会转介给医务社工，日常也支持社会工作服务的开展，但是由于现时没有正式的会议或者规范进行跨专业团队合作，所以医务社工与医护团队的沟通基本是单向的、不稳定的，需要建立更稳定有序的跨专业团队合作路径。这样既能为医务社工在院内服务提供一个"合法"身份，又能保障社会工作服务顺利开展。

2. 医务社工的医学专业知识及技能需要进一步提升

目前大部分开设社会工作专业的非医学类高校均是以课程的形式开展"医务社会工作"教学的，不仅课程内容缺少医学基础知识，在职业教育部分也没有专门针对医务社会工作的资格考试。而且随着新冠疫情的爆发，医院作为特殊的社会工作服务场域，对医务社工的专业能力与综合素质（尤其是医学知识储备）有较高的要求。所以必须提升医务社工基本医学常识与常规医疗知识的储备，增加医务社工与患者、医护团队之间的共同话题，进而推动医护人员对医务社工的认可与接纳。

参考文献：

Gitterman A，Knight C，Germain C B. The Life Model of Social Work Practice：Advances in Theory and Practice. 4th ed. New York：Columbia University Press，2021.

第三章 | 残障人士的康复服务研究

第一节 人本主义取向的社会工作介入研究

导言

　　十六七岁是人的花季，在这样无忧无虑、青春洋溢的年纪里，本应该对未来充满期待与好奇的女孩小敏却不幸疾病缠身，只能灰暗地生活在医院病房里。母亲离弃，父亲入狱，小敏从小便过着辗转寄居的生活。16岁时，小敏因脊柱侧弯手术留下了脊髓损伤（双下肢瘫痪）的后遗症。在这样痛苦与绝望的时刻，父亲自杀的死讯让小敏的处境雪上加霜。处理完父亲的丧事后，伯父表示不愿继续照料小敏和负担其医疗费，于是小敏再次被遗弃在医院。本服务中的服务对象小敏历经多重创伤，继家庭支持崩溃之后又缺乏社会支持，身处无望的绝境之中。

　　人本主义的理念与原则常为医务社工所青睐。在残障社会工作中，遭受脊髓损伤的青少年常会感到痛苦与绝望。若不幸再遭受其他生活创伤，其社会支持系统可能会变得更加脆弱。在这种情况下，医务社工常需要使用人本主义的方法，帮助服务对象运用自己的理性掌控自己的命运，通过聆听与同理，帮助服务对象疏导消极情绪，尊重并接纳其想法与做法，与其建立真诚的友谊；引导其参与同侪互助小组，重建微观支持网络；在存在主义社会工作取向的指导下，帮助其认识到痛苦经历的意义，唤醒自我选择和决定的意识，承担起决定自己命运的责任。

一、服务背景

小敏，18 岁，汉族，广东潮汕人，2018 年 7 月进行了脊柱矫形术，之后截瘫（脊髓损伤 T7 AISA 级）。2019 年 2 月 15 日因骶尾部压疮感染合并骶尾椎骨髓炎、慢性尿路感染进入我院广东省工伤康复中心进行康复治疗。医生将其转介医务社工，并告诉医务社工小敏入院治疗十天之后，收到了父亲在家自杀的照片，情绪波动明显；小敏伯父协助处理完小敏父亲的后事之后，对小敏的事情不予理睬，医生就转院事宜多次尝试与其电话沟通，但小敏伯父丧气且狠心地对医生说"推一针药水让她（小敏）解脱吧"，之后便联系困难。医生已将此事上报医务部，后将小敏转介医务社工跟进。最初由一名男性医务社工接案，但在第一次会面后，小敏拒绝再见该社工，于是服务终止。直至 2021 年 2 月小敏的治疗费用即将用尽时，经医生转介，小敏才肯再见社工。

二、接案与预估

（一）基本情况

1. 疾病情况

小敏因脊柱矫形术后截瘫七个月入院。入院时背后脊柱侧后凸畸形，T4-T7 棘突、椎旁压缩，无双下肢放射痛，脊柱旁肌松弛，无压痛。脊柱无纵向叩击痛，双侧髋关节被动活动因肌张力高而表现欠佳。未见明显压缩。骶尾部可见一压疮面，可见 2.5cm×2.5cm 范围的皮肤发红，中心可见 0.5cm×1cm 大小的皮肤缺损，创面鲜红，见血性渗液，可吸收缝线残留。肌容积方面：双下肢肌肉对称，萎缩。肌力方面：双上肢各肌群肌力 4+ 级，背阔肌、肉大肌 4- 级。肌痉挛方面：双下肢肌张力仍较高，呈屈曲强直，腘绳肌、小腿三头肌 2 级。无长端坐位平衡。浅感觉方面：双侧 T7 及以上平面正常，T8-T11 之间平面减退，T12 平面消失；骶段 S4-5 无感觉保留，无运动保留。双下肢生理反射减退，病理征未引出。小敏的入院诊断为脊柱矫形术后截瘫（脊髓损伤 T7 AIS A 级），骶尾部压疮感染合并骶尾椎骨髓炎，慢性泌尿系感染。小敏第一次入院三个月后转至另一家医院继续做康复治疗，三个月后再转入我院做康复治疗。因医保报销结算需要，小敏需要在不同医院轮流进行康复治疗。

经过近两年的康复治疗，小敏的压疮已经彻底治愈，慢性尿路感染也得到了有效医治，坐位平衡和耐力均表现较好，但仍然存在一些其他的问题：因肌张力高和后背凸起等原因，一直插尿管排尿，未学习自主间歇性清洁导尿；双上肢力量一般，转移能力和经验不足，部分转移如从轮椅到坐便椅需要护工协助才能完成，暂未实现轮椅上的完全的生活自理；用轮椅外出技巧差，经验不足，未曾长距离出行，也不敢独自出门。这是小敏未来独自生活需要克服的难点。

2. 家庭情况

小敏母亲因为小敏父亲酗酒、家暴选择了独自离开，留下了当时年仅6岁的小敏和她3岁的弟弟。小敏九岁时父亲因酗酒闯祸入狱，于是弟弟被寄养在伯父家，而小敏作为女孩则需要在伯父家和姑姑家轮流生活；小敏16岁时父亲出狱，彼时小敏的脊柱侧弯已经很严重，出现了背痛难忍和踩棉花步态等症状。在小敏的多次哀求下，父亲和伯父终于带她来广州进行手术治疗。医院在得知小敏的家境后，为其减免了部分手术费用，并组织了募捐活动。然而，小敏的术后康复效果并不理想，双下肢一直毫无知觉，二便处于失禁状态。医生表示小敏仍然需要进行长期的康复治疗，但因为经济困难，小敏被父亲和伯父带回了家。回家后由于照料不周，两周后小敏便出现了骶尾部的压疮。小敏伯父在当地再次进行筹款来解决压疮处理费用高的问题，筹得善款后，小敏终于被再次送进医院。小敏入院十天后，父亲在家自杀去世。伯父协助小敏处理了父亲后事，但之后对小敏不予理睬，甚至提出让医生帮助小敏安乐死的要求。

小敏表示自己跟家人关系一般。核心家庭成员中，父亲在入狱前偶尔对她有猥亵行为。小敏因此十分恐惧父亲并表示"如果不是父亲入狱，自己会遭受更多伤害，也不会好好长大"。小敏自诉手术后回家生活的那半个多月，只能靠发脾气和大声吼叫才能让父亲不靠近自己。在伯父家寄居时，小敏不仅会遭受白眼和欺负，偶尔也会听到伯父猥亵的话语。小敏边哭泣边诉说"不知道该如何面对家人，不想回去，只想逃离那种令人恐惧的生活"。

伤病后的小敏在处理自己的悲伤前要先处理的是恐惧和不安。小敏生活在这样一个无关爱且会遭受性侵犯的家庭当中，长久以来安全感非常低，不敢也不愿意跟任何男性说话，仅与弟弟保持着较亲密的关系。第一次转介由于医务社工的男性身份而中止，社工未能与小敏建立专业关系并为其提供及时的情绪疏导和帮助。直到医生第二次转介，女性医务社工介入后才得知小敏第一次拒绝服务的缘由。

3. 经济情况

小敏手术费用中的自费部分很少，主要部分由医院减免和筹款支付。慈善基金会为小敏提供了极大的经济支持，帮助其筹款近 20 万元，用于后期治疗与康复。在 2019 年 2 月至 2021 年 2 月近两年的时间里，小敏独自在院进行康复治疗，并请护工照顾。护工费从医疗费用中扣除，日均康复费用在 800 元左右。在医务社工第二次接案时，筹款已基本用完，医院目前为其提供免费医疗和人文关怀。

4. 社会心理状态

小敏态度冷漠，表情淡然忧伤，很少有笑容；几乎不与他人交流，治疗结束后通常选择一个人玩手机、看小说，即使在听到父亲自杀去世的消息后悲伤流泪，也依旧沉默不语；谨小慎微，缺乏安全感，不敢直视他人，与人说话时声音很小并且身体会发抖；不能体认自己的想法和情绪，更不能准确将其表达出来。由于小敏在面对痛苦境遇时只能默默流泪，无法清楚地表达自己的感受和诉求，所以病友也很难为其提供帮助。她没有预料到伯父会在自己最无助的时候抛弃自己，对未来生活感到非常迷茫：不想一直待在医院，不知如何面对伤残事实，不知如何解决医疗费用用尽的问题，难以接受家人的遗弃，等等。总而言之，小敏的自我管理能力极差，对自己没有正确的认知，且求助意识弱、求助能力差。

5. 社会支持

从村居环境看，由于父亲在村里名声不好，小敏及弟弟很少被村民关照，只有村委会成员偶尔过问一下。小敏常年在伯父家和姑姑家轮流居住，对同村的人认识很少。从医院环境看，在两年的住院生活中，小敏也是不断轮转病房。

除了相对熟悉的医护人员之外，很少有人了解她的情况。从学校环境看，多次转学导致小敏与同学的感情也很淡漠。

小敏诉说自己没有朋友，很少与他人交流。上学时因为成绩好，会有一些同学来找她借作业，偶尔有一些互动，除此之外几乎没有交流。心情不好的时候，她常常自己一个人待着，看看书或听听音乐。小敏就像一叶孤舟，独自飘零在这片冰冷的世界之洋上。

（二）需求评估

1. 生理健康和生活自理的需求

小敏由于肌张力高和后背凸起，很难在轮椅上完成坐姿下的间歇清洁导尿，只能插尿管生活，每个月定时更换尿管。考虑到小敏未来工作生活的便利以及形象和自尊，医务社工与医护团队建议拔出尿管，通过强化轮椅技能训练，尽快帮助小敏实现独立和自理，从而使其在出院后可以更有质量和尊严地工作生活。

2. 出院安置和未来工作生活的需求

关于未来的工作生活地点，小敏表示"不想回家，回家就会被当作废人，只能待在家里，门都出不了"。小敏说家里被焚烧过，一片狼藉，现在不能住人，而且自己非常不愿意回去。小敏想留在广州，希望有学习和就业的机会。虽然对学习方向和兴趣暂不十分明确，但小敏表示就目前身体情况，她倾向于学习电脑技能，以便获得相关工作。

3. 社会心理的需求

小敏对自己的情绪感知和表达能力均较差，处理情绪的方式单一；儿时遭遇的亲人性猥亵和言语骚扰使得她对男性特别恐惧，不安全感非常高；害怕独居生活，因为父亲总是喊着说家里有鬼；因常年寄人篱下，小敏对他人的态度和言辞非常敏感，心理防御机制较强，且很难与他人建立信任关系；小敏常常独来独往，无亲密的同学和朋友，社会支持系统的功能很差。总体而言，小敏既不敢独自居住，又无法结识朋友。这种雪上加霜的社交状态，给小敏的生活和工作带来了挑战。

综上所述，小敏作为一名被遗弃在医院的重度残障人士，目前最急迫的需求是实现生活自理和自我照顾，其次是提升就业技能和做好融入社会的准备。这些目标不仅需要通过提高小敏的自尊感、自我效能感、控制力来实现，也需要社会环境提供支持，因此需要医务社工综合运用多种方法。

三、理论与实务模式应用

（一）人本主义与存在主义取向的社会工作理念

人本主义取向的社会工作理念强调人的尊严、价值、创造力和自我实现。人自身具有理解自己的遭遇和痛苦的能力，并且拥有变得更成熟、更有能力重新组织人格，以及重建与生活的关系的潜能。[1] 小敏年仅 18 岁却遭遇了众多人生变故，在他人看来是一个命运多舛、非常不幸的女孩。虽然她确实遇到了很大的困难，甚至生活陷入困境中，但医务社工选择相信她的潜能和理性，尝试为她创建选择的机会，帮助她体验选择和控制的权利，激发她为自己生命成长负责任的潜力。

存在主义是人本主义思潮的重要代表。存在主义承认人在生活中会经常受到由社会、生理、情绪、阶层、性别等因素带来的限制，人会经历不幸、孤立、焦虑、悲剧和异化。在社会工作实务中，存在主义认为社工应觉察到自身经验的有限，应努力进入服务对象的个人世界。社工不仅需要帮助正在遭受痛苦的服务对象安心进入服务关系，也要重视与服务对象展开与痛苦和意义有关的对话。个人的痛苦经历是有意义的。社工要协助服务对象反思自己的经历，重视其主观经验对困难的意义的正向理解。[2] 在整个面谈辅导与介入服务中，医务社工积极致力于将负面因素转化为积极因素，激发小敏的智慧，正向评估她的痛苦经历，看到她应对困难的能力和方式，同时找到改变消极方面的突破点，让她看到自己生命成长的契机，在绝望中找到希望，激发应对困难的潜能，把负面生活经验转化为前行的力量，从而变得更加成熟。

[1] 罗杰斯. 个人形成论：我的心理治疗观. 杨广学，尤娜，潘福勒，译. 北京：中国人民大学出版社，2004：32-33.
[2] Krill D F. Existential Social Work. Advances in Social Work，2014，15（1）：117-128.

（二）理论框架：自我概念的异化过程

人本主义治疗的目标是帮助求助者认识并消除价值条件化的自我概念，以及由此产生的各种观念、感受和行为，使求助者接近真实的自己，发现自己真实的需要，变成一个能够充分发挥自己技能的人。

人本主义取向的社会工作介入过程涉及四个核心概念及其逻辑关系，这也是本服务介入的理论框架。这四个核心概念分别是：

（1）自我，即求助者真实、本身的个体。

（2）自我概念，指的是求助者对自己的看法，即对自己、他人与环境的知觉和评价。自我概念不是先天就有的，也不一定反映求助者真实的需要，因为它的形成受到他人价值条件的影响。

（3）他人价值条件，是指他人在给予、关心和尊重的时候也把自己的价值条件强加给了求助者。求助者会深深感受到没有无条件的爱、接纳和尊重，只有迎合他人价值标准才可以被关爱和尊重。

（4）自我概念异化，是指当求助者对自己的认识和评价来源于别人的价值标准，并以此确定自己的行为时，会使自我和经验之间发生异化，产生自我认知矛盾。

如图 3-1 所示，自我概念异化会经历以下几个阶段：第一阶段，内化他人价值条件。求助者在此阶段为了获得他人的关注和爱，必须放弃自己的一些真实的需要，用他人的价值标准认识和评价自己。这样，求助者的真实需要就会一直被自己忽略。第二阶段，自我概念出现危机。如果求助者的真实需要长期得不到满足，求助者就无法确定自己的真实状况，从而产生怀疑，出现自我概念的危机。第三阶段，第二评估过程形成。由于他人价值条件的内化，求助者会形成错觉，以为他人的价值条件就是自己的真实需要，并以此替代自己的真实需要，这会影响求助者的自我实现倾向，形成第二评估过程。这样，他人价值条件就会使求助者产生自我压迫感，从而妨碍求助者潜能的发挥和自我价值的实现。

在对小敏的辅导服务中，医务社工最重要的工作是帮助小敏体验其经历各种患难时的感受，理解自己内心的冲突，减少他人价值的影响。通过协调自我概念与经验之间的矛盾，体会到自己最真实的需要，从而可以充分利用自己的内在资源，激发潜能，逐渐成熟。

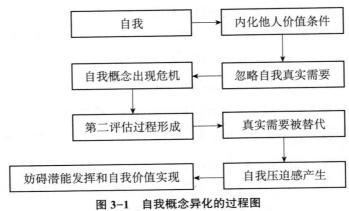

图 3-1　自我概念异化的过程图

四、服务目标

1. 总目标

帮助小敏克服身体和心理社会层面的障碍，实现独立自主的生活和工作。

2. 具体目标

（1）整合医护团队力量帮助小敏突破身体障碍，基本实现生活自理和独立出行；

（2）借助同侪力量帮助小敏搭建同侪互助支持网络；借助技能培训学习，帮助小敏与共同学习的残障伙伴初步建立友好关系；

（3）运用完形治疗方法帮助小敏察觉内在情绪，表达内心想法，治愈内心的伤痛；

（4）链接残障人士就业培训和就业信息资讯，帮助小敏寻找合适的工作，并跟进其适应情况。

五、服务过程

（一）联合医生召开医疗小组个案讨论会，明确小敏的康复目标

医务社工依据小敏的评估情况，积极与医生沟通，请医生召开医疗小组个案讨论会。会议对小敏的生活自理能力和独立外出能力进行了评价，明确了小敏的康复目标，讨论结果为：第一，由护士和作业治疗师配合，探讨如何帮助小敏以合适的体位和方法拔除尿管，以实现间歇性清洁导尿。第二，综合使用作业治疗与运动治疗，以提升小敏的上肢力量和轮椅操作技能，使其实现更自如的轮椅转移，最大范围地提升小敏的生活自理能力与外出能力。第三，职业康复治疗师为小敏安排电脑基础技能培训和手工制作培训，以提高小敏的就业技能。第四，医务社工负责对接外部就业资讯和社会心理调适工作。医疗小组成员将及时沟通各自的进展。

（二）整理技能培训与就业岗位资讯，帮助小敏定位发展方向

医务社工与广州市残疾人就业培训服务中心联系，获得近期培训课程的安排。其中有一项电脑编程课程学习与基地实践培训非常适合小敏的情况，而且是包吃包住式培训，考试合格即可上岗，但要求参与者必须能够独自生活。跟医疗小组其他成员沟通后，大家的具体服务目标变得更加明确，而且小敏的动力和积极性有显著提高。

医务社工协助小敏制作了个人简历，并填写了报名表。但在报名一周之后，小敏仍未收到任何反馈。医务社工再次与相关部门联系，对方表示岗位目前已经招满，且小敏学历为初中，不符合录用要求。这次被拒使得小敏情绪再次陷入低落，医务社工趁机帮助小敏觉察、体认和表达情绪。在医务社工的引导下，小敏开始意识到自己的担忧、难过和失望等情绪。在情绪处理过程中，医务社工鼓励小敏先积极表达自己的情绪，拥抱它并允许它的存在；然后设法淡化这些情绪，从而使自己感觉到成长。之后，小敏开始在医务社工提供的网站上自己查找相关就业和培训信息，有不清楚的地方小敏会主动询问医务社工。这些资讯

的收集使她慢慢清楚了职场要求，并为自己融入社会做好了初步的心理准备。

（三）链接同侪导师定期关怀与指导，帮助小敏提升自立生活能力

为了增强小敏的社会支持网络，医务社工邀请一名女性同侪导师定期关怀与指导小敏。这名同侪导师不仅会分享自己生活自理的经验和二便管理技巧，也会与小敏谈心，跟小敏分享社会上可及性较高的资源和爱心人士的种种助人事迹。渐渐地，小敏减少了对医院外生活的恐惧。尤其是在看到同侪导师自己出门坐地铁、上下班、结婚生子时，小敏看到了希望和目标，更有勇气面对自己的未来。同侪导师还向小敏分享搭乘地铁的经验，并带她出门尝试坐地铁。这对小敏来说是一次特别大的挑战：第一次出门，第一次看到很多人盯着她们看。小敏心跳加速，不敢看人，一直谨慎地低头推着轮椅。同侪导师鼓励她微笑面对大家，微笑也是一种对他人的尊重和礼貌。小敏努力地尝试看向别人，尝试露出微笑。从小敏的努力中我们可以看出，小敏其实非常愿意走出医院，开启一段新的人生旅程。即使存在困难，她也在积极尝试。

（四）邀请小敏参加职业技能培训小组，鼓励其与组员主动建立关系

为了帮助小敏结识更多的朋友，学习新的技能，医务社工联合职业康复治疗师组建了衍纸手工制作小组和手工编织小组。在学习制作衍纸和编织品时，小敏表现出色，展示出很高的学习能力和动手能力，不仅可以很快做出精美的作品（见图 3-2、图 3-3），还可以自行创作。在小组中，她被其他组员称赞，微笑变多。医务社工鼓励她主动教其他组员，观察其他组员的需要。起初她很腼腆，不敢主动，只对主动询问的组员给予指导。后来在医务社工的鼓励下，她开始主动观察一些组员的制作，主动给予指导，如图 3-4 所示。虽然小敏依旧话很少，但她与组员们靠得更近了。

与此同时，衍纸手工制作小组与广东省残疾人就业服务中心的某个就业培训项目开展合作，一些组员被就业培训项目挖掘，而小敏就是其中一员。这个项目提供住宿和部分经济补贴，非常适合小敏。因此，衍纸手工制作小组活动为小敏打开了一扇窗，不仅使她结识了朋友，提升了人际交往能力，还得到了一个发展的机会。

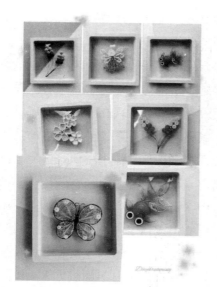
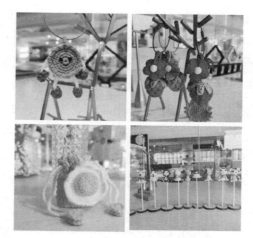

图 3-2　小敏和其他组员制作的衍纸作品　　图 3-3　小敏和其他组员制作的手工编织作品

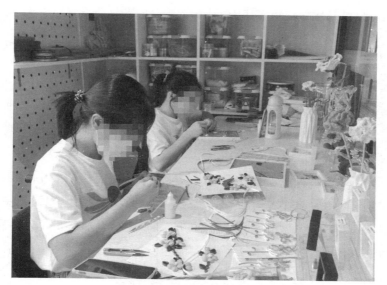

图 3-4　小敏带教同样坐轮椅的女孩做手工编织

（五）对小敏开展完形治疗，帮助其觉察体认和淡化被伤害后的情绪

在小敏即将开始团体培训生活前，医务社工对其开展了完形治疗，以帮助

其觉察体认和淡化被伤害后积压的种种负面情绪。尤其是针对就业培训项目中会有很多男性学员的情况，小敏该如何处理自己的恐惧情绪。医务社工在一个安静且安全的辅导室中，带领小敏回到小时候被父亲猥亵的场景当中，小敏边回忆边哭泣，恐惧到浑身发抖。医务社工给她一个抱枕，让她紧紧抱着，提醒她现在有人在，也有人知道她的遭遇，不是没有人看见，现在她可以大声斥责和说话。当医务社工说出这些话的时候，小敏哭得更伤心了，但是发抖的身体慢慢镇定下来。小敏在第一次辅导中没有说很多话，只是流泪，偶尔诉说自己讨厌父亲，害怕父亲，甚至憎恨他。在说出内心积压的种种负面情绪后，小敏表示整个人放松了很多。在第二、三次辅导中，医务社工运用空椅子疗法，引导小敏对逝去的父亲说出心里话。小敏对着空椅子表达了内心的恐惧以及对父亲的埋怨、痛恨和可怜，说出了她从未表达过的话语。在最后一次辅导中，医务社工引导小敏与父亲正式告别，与过去的生活告别，与过去的家人告别。在小敏画的一幅新的自画像中，小敏虽然坐在轮椅上，但笑容灿烂。她说，在新的生活里，自己只想留住更多快乐。

（六）就业安置与社会支持网络搭建

在医务社工和同侪导师的帮助下，小敏获得了新衣服以及爱心人士捐赠的一台合适的运动轮椅和外出时常用的电动轮椅车头。同侪导师带她理了头发，改变了形象。她在同侪导师的带领下真正坐上了地铁，前往培训基地，开始了新的生活。

医务社工对小敏在培训基地的适应与学习生活情况进行了几次跟进，了解到她起初会因为身上有小便味道感到难过，同侪导师和其他学员给她安慰和鼓励，接纳她，给了她足够的安全感。起初，小敏不敢与男学员说话，后来在与大家的相处中，她对男学员有了更多了解，感受到了被照顾和被帮助，因此改变了对男性的负面看法，甚至可以跟一些男性对话了。对此，她自己也感到很欣慰。小敏与同在基地学习的几个女生成了好朋友，她们一起出门，一起逛街，感到了一些安慰。

在过年过节的时候，大部分学员都回家了，两位同侪导师邀请小敏到他们家里过年，给了她亲人般的温暖。在小敏感到孤独难过的时候，学员们也都纷纷打来视频电话与她聊天，小敏表示被人惦记和问候的感觉很好，这让她感到很幸福。

六、结案与评估

（一）结案

2022年1月底，小敏顺利找到一份工作，在一个博物馆的手工室做手工和教学。她很喜欢这份工作，也基本适应了目前的工作内容，暂不需要医务社工提供新的服务。于是本服务结案。

（二）结案跟进

医务社工在结案跟进时发现，小敏现在可顺利开展对一两个人的教学工作，但对于面向多人的教学，她还是有些困难，会感到紧张，说话结巴。医务社工鼓励她可以慢慢成长，就像她之前所经历的。小敏点头微笑，并告诉医务社工自己正在读自考的大专课程，希望可以多学习一些知识，培养自己的胆量和自信，将来可以像带她的同侪导师那样帮助跟她一样的残障人士。

（三）评估

服务目标达成。本服务不仅帮助小敏实现了生活自理和独立生活，还帮助其找到了自己的兴趣与特长，并找到了一份适合的工作。目前，小敏不仅走出了医院，有了一份收入稳定的工作，还开始了新的学习和人际交往。

七、专业反思

当所有医护团队成员都在说"小敏是个苦命的孩子"时，医务社工是如何看待小敏的遭遇的呢？小敏又如何看待自己的遭遇呢？医务社工要如何尊重和关爱小敏并与之建立平等的专业关系呢？小敏如何才能在经验中找到真实的自我、表达自身感受、体验到选择的自由呢？这些都是医务社工需要在与小敏的互动中反思的。

（一）医务社工的态度与品格

在对小敏的面谈辅导中，医务社工尝试与小敏建立一种共商的合作关系，使她意识到自己才是解决问题的主体，自己有责任也有能力来处理当前的困境。在这一过程中，医务社工需要营造出融洽、接纳和轻松的辅导环境，帮助小敏卸下防备，识别并自由地表达自己的情绪和想法。而这对医务社工的态度和品格提出了比较高的要求：医务社工不仅要有足够的耐心，也要有发自内心的爱和尊重，还要有准确的同感能力，能真诚地袒露自己所观察到现象、听到的声音以及自己的人生经历，做到表里如一。辅导时，医务社工尽可能地接纳和关爱小敏，不批评，不指责，不着急给建议。如果感到愤怒或不愉快，医务社工就要真诚、自然地表达出来，而不是掩饰。这样才能让小敏体会到医务社工的真诚和表里一致，有利于双方建立共商的合作关系。

（二）专业价值观的指导作用非常重要

1. 不评价

医务社工在辅导过程中尽量不对小敏的感受和行为进行评价，不把自己的价值标准强加给她。在面谈辅导和介入过程中，医务社工充分尊重小敏的自我想法和决定，给她创造选择的空间，体验选择的自由，使其充分感受到对自己人生的掌控感和责任感。这样，小敏才能在放松的状态下对自己的内心矛盾和冲突进行探索，体会自己的真实需要，逐渐成为独立的人。

2. 同感

医务社工需要警惕并反思自己的价值观，从小敏的角度体会其经历的各种感受和内心冲突。这样，医务社工才能准确地观察和理解小敏的内心变化，协助小敏表达在一般情况下不愿表达或无法表达的各种感受，鼓励小敏分享自己的想法。另外，在体会小敏的感受的过程中，医务社工需要与小敏保持一定的观察距离，避免对小敏过分认同，否则无法正确理解小敏的各种内心感受。保持距离也可以引导小敏正向看待自己的苦难经历，找到独自应对困难的方式，增强解决困难的力量，肯定自我，调和经验和自我认知的矛盾，从而实现自我发现与成长。

3. 无条件的接纳

医务社工在辅导过程中需要关注小敏本身，而不是小敏的问题，对小敏表现出来的态度、想法、情绪、行为应当采取接纳的态度，要特别努力地去理解和尊重那些与自己价值观不一致的方面。真诚的关心、随时的帮助、无条件的接纳才能让小敏感受到安全与温暖。医务社工要做到无条件的接纳非常不容易，因为他总是会受服务对象或者医院领导指示的影响，这就特别需要医务社工客观评估服务对象的能力，尊重服务对象的每一个选择和决定，相信服务对象可以为自己的决定负责任，相信服务对象才是自己的问题的最终解决者。只有在信任服务对象的基础上，医务社工才有可能做到无条件接纳。

4. 无条件的爱

无论小敏的状况如何，医务社工都需要无条件爱她，因为小敏具有成长和改变的潜力。只有医务社工秉持无条件尊重她、支持她、关爱她的心，小敏才无须担心自己的表现，也无须迎合医务社工或者其他帮助她的人。这样无条件被尊重、被支持、被关爱的小敏，才能够激发自己内在的资源和潜能，最终成长和成熟，实现自我。

（三）介入过程中医务社工角色的发挥

作为个案管理者，医务社工整合医护团队的专业力量帮助小敏克服身体功能方面的限制；链接同侪导师提供生活自理经验和外出技巧经验的分享和指导，帮助小敏提升生活自理和出行能力；同时充分挖掘社区残疾人就业培训信息和就业资讯，帮助小敏寻找工作机会，确立未来生活目标。

作为治疗师（康复辅导员），医务社工利用人本治疗模式帮助小敏察觉真实的内在情绪，说出一直尚未表达的想法，消除压抑在内心深处的不良情绪；帮助小敏找寻真实的自我，激发自身潜能，积极面对苦难和不幸遭遇，积攒应对困境的能量。

作为资源链接者，医务社工为小敏搭建同侪互助支持网络，策划技能培训学习小组，帮助小敏突破社交障碍，与学习伙伴初步建立友好关系；并帮助小敏在广东省残疾人就业服务中心的就业培训项目中获得了培训与实习机会，并提供就业实习岗位，最终促成了小敏的就业。

参考文献：

[1] 罗杰斯.个人形成论：我的心理治疗观.杨广学，尤娜，潘福勒，译.北京：中国人民大学出版社，2004.

[2] Krill D F. Existential Social Work. Advances in Social Work, 2014, 15（1）：117-128.

第二节　脊髓损伤者个案服务研究

导言

在本服务中，服务对象因意外造成脊髓损伤，腰部以下失去感觉和运动功能，生活不能自理。服务对象来到康复医院脊髓损伤病区治疗的时候，已经受伤 7 个月了。经过前期的康复治疗，服务对象能够独立坐起、进食，并能够在家人的帮助下间歇导尿和排便。在康复治疗期间，服务对象情绪低落，经常哭泣，不愿和医护人员、病友交流，对康复治疗的积极性不高；由于生活不能自理，需要家人的照顾，服务对象对家人依赖性强；缺乏安全感，时刻需要家人陪伴；对未来生活失去信心，感到迷茫、不知所措。

经评估，医务社工认为服务对象存在心理调适、自我管理、社会交往、角色重建等方面的障碍。医务社工以人本主义为基础，运用场域理论和互动模式，为服务对象赋能，并增强其社会支持系统的功能。

一、服务背景

服务对象小宇，女，29 岁，律师，结婚两年，婚后和丈夫过着幸福的二人生活。突如其来的一场意外，给她造成了脊椎错位伤，术后确诊为完全性脊髓损伤，截瘫。从手术室出来，小宇被告知今后的生活都要依靠轮椅。在从 ICU 转到普通病房后，小宇便不断询问家人自己遭遇意外的细节，并且经常对比意外发生前后自身和生活的改变，强烈希望回到意外发生前，当作这一切都没有发生过。

刚做完手术的时候，小宇身上插有导尿管，不能独立完成坐起、翻身、喝水、吃饭等基本动作，日常生活需求需要依靠家人和护工才能得到满足。小宇不愿意接受现在的自己，认为活得没有尊严，并感到绝望、无助。她经常懊悔，陷入自责，也对家人充满愧疚感。小宇受伤后，家人一直悉心照顾，给予小宇全力支持。在听取手术医生的建议后，家人带她来到同济大学附属养志康复医院进行康复治疗。

二、接案与预估

（一）基本情况

1. 疾病情况

小宇因意外导致脊髓损伤，损伤截段是胸 12 腰 1，腰部以下没有任何知觉，下肢失去运动功能；患有神经源性膀胱，需要间歇导尿；肛门不能自主收缩，需要药物排便；有骨质疏松、神经痛症状；存在尿路感染、压疮等并发症的风险。

2. 家庭结构

小宇和丈夫青梅竹马、相恋多年，婚后两人生活和睦。丈夫毕业后考取公务员，小宇则考取律师证，二人都留在上海工作；两人还没有子女。小宇的父母都已退休，在老家生活，在小宇受伤后来上海照顾其生活起居。小宇有一个弟弟，目前已大学毕业，在北京工作。小宇的家庭结构如图 3-5 所示。

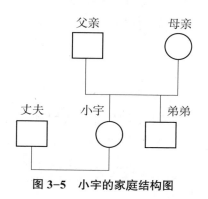

图 3-5 小宇的家庭结构图

3. 经济情况

小宇受伤后，与用人单位解除劳动合同，离开了原先的工作岗位，没有了经济来源，于是小宇丈夫成了家庭唯一的经济支柱。由于需要支付小宇的医疗费用以及家庭生活开支，小宇家庭的经济负担较重。

4. 家居生活环境

小宇家住老式楼梯房的三楼，没有电梯，因此小宇无法独立上下楼。家里的卫生间空间狭窄，无法放置轮椅，所以小宇的大小便只能在房间里使用坐便器解决；小宇洗澡时需要家人抱进卫生间。由于厨房灶台和卫生间的桌面对于坐轮椅的小宇来说较高，因此家居生活环境成了她日常生活的障碍。

5. 自理能力

小宇生活自理能力较差，不能独立完成从床到轮椅的转移、间歇导尿等活动，日常生活起居需要家人协助；无法完成洗衣、做饭、打扫房间等家务活动；因为缺乏轮椅使用技巧，所以在意外发生后没有出过门。

6. 情绪状态

小宇因为日常生活需求都需要父母及丈夫协助完成，内心感到无奈和无能为力，来院康复期间一直情绪低落，对未来失去信心，对外界感到恐惧和排斥。小宇的丈夫一方面需要照顾妻子，给予妻子精神支撑，另一方面需要承担小宇的医疗费用及整个家庭的支出，因此他的心理压力也很大。

7. 社会支持

小宇毕业后和丈夫留在上海生活，平时的社会交往对象主要是上海的同事、同学。发生意外后，小宇不再和之前单位的同事联系；因不能接受自己受伤的事实，小宇情绪很低落，一直回避以前的同学、朋友。

（二）需求评估

1. 提升自我管理能力的需求

由于小宇受伤之后的全部生活都依靠家人照顾，因此医务社工需要帮助小宇提升康复训练的积极性和自我管理能力，学会二便管理和脊髓损伤相关并发症的预防，提高生活自理能力。同时，医务社工需要链接资源，为小宇家居生活环境的改造提供帮助和支持。

2. 心理调适的需求

（1）调整情绪状态。

由于无法接受伤残的现实和伤残带来的身体不适，小宇变得消极、抑郁、情绪低落。医务社工需要帮助她认识和处理情绪，完成自我调适，克服对未来的恐惧。同时，医务社工也需要对小宇的家人进行情绪疏导。

（2）改变心理认知。

小宇处于受伤后的心理休克期，内心焦虑、恐惧，对疾病认识不清晰，伤残接受度较低。医务社工需要提供一对一的介入服务，帮助她正确认识疾病，适应疾病发生后的改变，积极面对现实困境。

（3）增强社会交往。

小宇因身体功能限制，退出了工作岗位，因害怕他人异样的眼光，与之前的朋友和同事断绝了联系，逐渐失去了社会角色。医务社工需要帮助小宇重新融入社会生活，建立和恢复人际交往，寻找并适应新的社会角色。

3. 发展性需求

（1）家庭角色的回归。

在家庭关系中，小宇需要扮演妻子和女儿两个角色。根据小宇受伤前的家庭计划，她希望成为一位母亲。意外发生后，小宇难以完成原先的角色功能，更觉得无法实现新的角色期望。因此，医务社工需要帮助小宇从失落和挫折中看到自己的潜能，重新树立对生活的信心，顺利回归家庭角色。

（2）社会角色的回归。

小宇毕业后通过了司法考试，成为一名执业律师，已工作四年。受伤后，因行动受限，她不愿意再出庭诉讼，放弃了职业生涯，失去了自己作为律师的社会角色。对此，医务社工需要帮助她找到新的社会角色和经济来源，支撑起自己的生活。

三、理论与实务模式应用

医务社工对小宇的介入服务累计时长为 15 个月，先后经历了脊髓康复病区的康复治疗过程和脊髓损伤者"希望之家"训练班的康复训练。在个案介入的早期阶段，医务社区围绕小宇在受伤初期的伤残接受度较低、处于焦虑及抑郁情绪状态的问题，运用人本主义理论和理性情绪行为疗法，帮助小宇认识和处理负面情绪，改变因为伤情而产生的对自身及社会环境系统的错误认知。同时，在对小宇进行个案服务的过程中，医务社工也充分挖掘病房内的资源，运用社会支持理论，加强家人、朋辈群体对于小宇的支持。

在个案介入的后期阶段，小宇参加了"希望之家"康复训练班。训练期间，医务社工采用以团体治疗为主的康复模式，运用场域理论和互动模式，促进小宇实现自理能力的提升、心理情绪的调适以及正常化的社会交往。同时，围绕小宇自我实现的发展性需求，医务社工运用增强权能理论和优势视角，鼓励小宇充分挖掘自身优势资源，重建家庭角色与社会角色，发挥个人能力，实现自我发展，达到重新回归社会的目标。

（一）人本主义理论和理性情绪行为疗法

人本主义理论认为人都是具有理性的，可以进行自主选择。在临床介入过程中，医务社工需要坚持尊重、真诚、接纳、积极倾听、保持同理心等原则。在实务中，医务社工要充分尊重服务对象自我表达的权利，让其感受到被包容、被倾听、被理解。

理性情绪行为疗法认为，在服务过程中要帮助服务对象建立新的思维方式，从而产生对事件新的认识和情绪反应。在干预过程中，医务社工要让服务对象觉察到自己的不合理信念并对其进行质疑，逐渐消除服务对象的非理性信念，使其习得理性的生活方式。[①] 在这个过程中，观察和学习朋辈群体的表达方式是服务对象获得新的认知方式的重要途径。

在本服务中，医务社工在个案介入的早期阶段，一方面通过一对一的个案访谈与小宇进行充分交流，建立了良好的关系。在充分了解小宇内心的懊悔、焦虑与担忧后，医务社工参与到小宇内心世界的讨论，与她一起认识这些情绪对健康的影响，共同学习处理情绪的技巧。另一方面，医务社工邀请小宇参与朋辈支持

---

① 陈越.青少年网络依赖的个案工作研究：基于理性情绪疗法理论.心理月刊，2021（4）：209-211.

小组，学习其他组员对于相同事件与情绪的处理方法，从而逐渐实现自我认识的改变，最终学会正确地认识与处理自己的情绪，并做好积极应对生活的准备。

（二）社会支持理论

社会支持是指由社区、社会支持网络、亲密伙伴提供的可感知的和实际的工具性或表达性支持。[①] "强连接"人际互动对自我的社会心理活动有重要作用。社会支持网络反映了个人与其生活环境中各系统的关系状态，社会支持理论的重点在于帮助服务对象学习如何建立社会支持网络和利用社会支持网络。

医务社工对小宇的社会支持网络进行了评估，评估结果为：小宇的家庭成员包括丈夫、父母及弟弟，在小宇发生意外后，他们都与小宇始终保持着亲密关系，给予小宇很强的支持，充分发挥了家庭成员在小宇的社会支持网络中的作用；但在前期的康复治疗期间，小宇与医护团队、住院病友的交流和沟通较少。因此，医务社工需引导小宇与病友进行积极的互动与交流，协助小宇建立或完善除家庭之外的社会支持网络，使小宇在这个过程中认识自己的价值，并感受来自社会的鼓励与支持。

（三）场域理论和互动模式

场域理论强调外在环境对个人行为的影响，认为个人所在的生活空间本身具有动力作用。[②] 在小组工作过程中，特定的生活空间可以帮助医务社工理解小组成员之间的互动，发现内在的影响因素或者内生动力。在同一个场域里，小组成员之间相互影响，在互动过程中形成了成员行为。在小组互动模式中，小组成员之间以及小组成员与小组的社会环境之间的互动会促进小组成员的成长，提升小组成员的个人能力并促进其自我发展。

除提供专业的康复治疗外，医院还承接了上海市"脊髓损伤者希望之家训练班"公益项目，为脊髓损伤人员提供康复训练，最大限度地帮助脊髓损伤伤友

---

① 曾心雨，黄丹.老年囤积障碍的风险及社会工作介入：以社会支持理论为支撑.才智，2022（27）：137-140.
② 程雪艳，吴悦，张亮.基于场域理论的家庭健康服务需求概念模型构建研究.中国卫生经济，2019（12）：69-73.

提高生活自理能力和社会适应能力。医务社工希望充分发挥希望之家训练班这一环境因素的作用，让小宇通过在训练班的康复训练、团体治疗以及集体生活，与伤友们产生良性互动，逐渐开始新的社会交往活动，激发小宇改变的内生动力。

（四）增强权能理论和优势视角

在增强权能理论中，每一个社会个体都具有相应的权利和能力。[1] 医务社工给予服务对象的帮助应该是通过鼓励他们发挥自身的潜能实现的，而不是直接给他们相应的帮助。医务社工与服务对象之间是一种合作型的伙伴关系，因此医务社工应当将焦点放在消除外在环境对服务对象的压制上，使服务对象能够与社会环境产生积极有效的互动，从而达到自我实现。

在优势视角看来，医务社工应聚焦于服务对象的优势和能力。[2] 在服务中，医务社工要帮助服务对象从问题的情境中抽离出来，与服务对象一起探索解决问题的方法和将问题转换为资源的可能性。在服务过程中，医务社工要不断发掘服务对象自身以及身边的资源，并发挥这些资源的优势。

在介入的后期阶段，医务社工注重小宇个人能力与优势的发挥。医务社工在与小宇建立了协同式伙伴关系的基础上，协助小宇发挥自身的专业优势，为医院就业年龄段的康复患者提供工伤法律咨询。通过这种互动，小宇的能力得到了发挥，自我价值也得以彰显。同时，她在困境中找到了自我发展的方向——继续发挥自己的能力和专长，帮助身边更多有需要的人，并使自己不断成长。

四、服务计划

（一）服务目标

1. 总目标

小宇提高自身的生活能力，改善生活状态，增强社会融入，从而实现生活

① 张青，任小平. 论社会工作理论在医务社会工作实务中的应用. 医学与哲学（人文社会医学版），2014（2）：43-46.
② 刘海丽. 优势视角：社会工作理论和实践的发展性模式. 学理论，2017（9）：106-108.

重建，重返社会。

2. 具体目标

（1）小宇提升基本生活能力和问题应对能力，实现生活能力重建。

（2）小宇调整心理状态，重建生活意志，增加人际交往，适应伤残现状。

（3）小宇提升自信心，回归家庭和社会角色，提高社会融入度，实现人生价值。

（二）服务策略

1. 通过建立小组发挥朋辈支持作用，帮助小宇提升基本生活能力和问题应对能力，实现生活能力重建

小宇损伤截段是腰椎，有条件也有能力实现生活自理。在前期康复治疗期间，医院为小宇制订了康复训练计划，提升她的生活自理能力。作为小宇康复治疗团队中的一员，医务社工发挥专业能力，通过朋辈群体中榜样的力量，让小宇看到脊髓损伤后能够实现生活自理。

2. 通过情绪疏导和资源链接，帮助小宇调整心理状态，重建生活意志，增加人际交往，适应伤残现状

医务社工在个案访谈中倾听小宇的情绪感受，按照尊重、同理等原则，对小宇的倾诉予以及时有效的回应，并教授小宇认识情绪、处理负面情绪的技巧。同时，医务社工邀请小宇参加由脊髓损伤患者组成的支持性小组，鼓励小宇在小组中分享自己的受伤及康复经历，也倾听其他组员的故事。因为小宇受伤后失去了原先的社交网络，所以医务社工计划链接资源，介绍她参加希望之家训练班，帮助她加入同质性群体。

3. 帮助小宇提升自信心，回归家庭和社会角色，提高社会融入度，实现人生价值

医务社工运用优势视角，发掘小宇自身潜能，鼓励小宇给病区伤友进行普法宣传。同时，医务社工发挥在康复治疗团队中的协调作用，与团队一同为小宇制定家居生活环境无障碍改造的方案，减少环境障碍，提升其独自面对生活的自信心，使其能够更好地承担起家庭角色赋予的责任与义务。另外，医务社工运用标准化评估量表分析了小宇的职业优势和劣势，为她提供

有针对性的职业咨询与指导。

五、服务过程

回顾介入小宇服务的全过程，医务社工运用个案工作和小组工作的工作方法，通过专业评估、资源链接等具体服务帮助小宇实现了生活重建。由于小宇有良好的家庭支持系统，因此在整个服务过程中，医务社工协助家庭成员充分地发挥了他们的支持作用。同时，希望之家训练班能够满足小宇的现实需求，医务社工充分利用这一项目资源，为小宇提供连续性的康复服务。

（一）运用人本主义理论和理性情绪行为疗法，通过个案访谈和小组工作，积极倾听，缓解小宇负面情绪，提升小宇心理认知

1.通过六次个案访谈，帮助小宇学会情绪处理

医务社工认真倾听小宇的情绪感受，站在小宇的立场理解她、回应她。例如当小宇说"我想到受伤这件事情就很难过，没人的时候我经常自己哭"时，医务社工会及时问小宇："当你感到难过的时候，你具体在想些什么呢？"以此来引导小宇更具体、更深入地表达内心的真实想法。医务社工也会在适当的时候询问小宇："每次难过的时候，你是怎么度过的呢？是自己扛过去吗？还是找人说说话？"

在访谈过程中，医务社工向小宇解释，情绪是内心的感受经由身体表现出来的状态，它是生命中不可分割的一部分，是绝对诚实可靠和正确的。情绪没有好坏之分，当某些情况发生时，我们会有相应的情绪出现，这是正常的。用准确的词语描述自己的情绪，能够帮助我们正确地认识自己的情绪；及时准确地察觉到自己的情绪变化，能够帮助我们了解自身所处的状态和面临的现实困难或问题。为帮助小宇察觉自己的情绪并用准确的词语描述它，医务社工向小宇提供了一些情绪词做参考，例如无助、紧张、内疚、放松、寂寞、伤心、愤怒、孤独、担心、兴奋、苦闷、忧伤、激动、伤感、低落、消极等。医务社工建议小宇在情绪不好的时候及时记录下自己的感受，先用一个词描述自己的情绪，然后给自己的情绪打分，最后写下引发负面情绪的事件和自己当时的感受。过几天，当事情过去了，情绪平稳了，再看看自己当时的记录，并写下自己这

时的感受。小宇按照医务社工的建议记录自己的情绪，并在每次访谈时和医务社工分享。渐渐地，小宇学会了通过书写认识和缓解自己的负面情绪。图 3-6 为医务社工与小宇进行访谈时的现场照片。

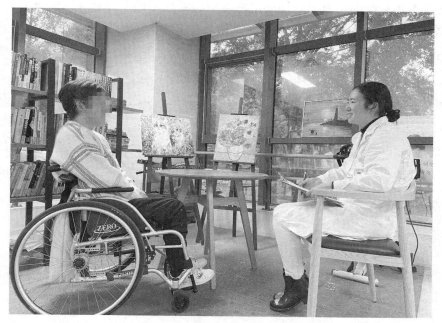

图 3-6 医务社工与小宇进行访谈

2. 通过四次支持性小组活动，帮助小宇提升心理认知

医务社工邀请小宇参加脊髓损伤患者支持性小组活动。在每次小组活动中，组员们都会分享自己受伤和康复的经历。小宇在了解到其他人的遭遇后，产生了相似感，感到自己并不孤单；同时认识到自己的经历和心理状态都是正常的，其他人也是如此。

在前期小组活动中，医务社工先是引导组员思考"受伤后自己失去了什么"。组员们的回答有健康、工作、家庭、行走的能力、快乐、朋友等，小宇说她失去了对生活的热情。随后，医务社工继续引导组员思考"受伤后自己得到了什么"。组员们的回答有亲情、空闲的时间、朋友、良好的心态等，小宇说不出她得到了什么。最后，医务社工问组员"有什么是没有改变的"。这是组员们思考最认真的问题，也是带给组员们最大触动的问题。组员们的回答有家庭、亲情、思考的能力、感受这个世界的能力、价值观等，小宇说父母对她的关心、丈夫对她的爱没有改变。

在后期小组活动中，组员们找到了归属感，了解到自己的经历和心理状态也是他人体验过的。通过前期小组活动中医务社工的引导和其他组员的分享，小宇对"受伤后自己失去了什么""受伤后自己得到了什么""有什么是没有改变的"有了更清晰的认识，从而调整心态、接受和适应伤残。其他组员的鼓励和支持让小宇感受到被关怀，从而增强了面对困难的信心。小宇积极参加后续的康复训练，训练结束后坚持在病房内继续训练，生活自理能力有了很大提高。参加支持性小组活动后，小宇不再自怨自怜、躲在自己的世界里，而是开始和伤友交流，并逐渐接受伤残现状。图 3-7 为医务社工与小宇参加支持性小组活动时的现场照片。

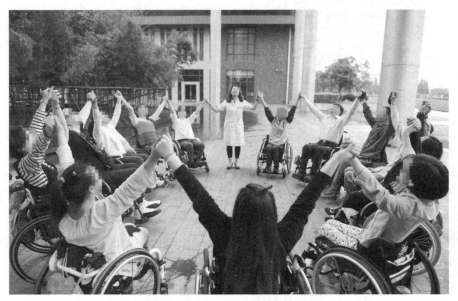

图 3-7　医务社工与小宇参加支持性小组活动

（二）运用社会支持理论，通过家人、同伴的支持，增强小宇生活自理训练的动力和信心

在医院接受康复治疗期间，小宇的父母全程在院陪护她，小宇的丈夫也给

予小宇全力的爱与支持，关注小宇康复进程中的所有细节。医务社工充分发挥小宇家庭支持系统的作用，与小宇的父母交流，引导他们在小宇康复训练时多陪伴在她身边，让小宇感受到家人的支持，勇敢地去尝试改变，同时时刻关注小宇的进步，并及时给予鼓励，让小宇看见自己的进步。医务社工提醒小宇的丈夫关注小宇的情绪变化，特别是随着康复进程的深入而产生的情绪波动，并及时对小宇的情绪变化给予回应，让小宇感受到自己被理解，感受到自己身后的力量。

小静是小宇的同病房伤友，是胸椎脊髓损伤，受伤时间比小宇早，现在的状态很好。小宇注意到了小静，对她感到好奇，但是因为自己的拘谨和腼腆，没有主动和小静说话。医务社工在介入服务后，发现了小宇和小静之间的微妙关系，认为小宇通过观察学习小静的行为表现可能会获得改变的动力，于是在征得小静的同意后，请小静来给小宇做朋辈支持。之后，小静每天会主动和小宇聊天，分享生活经验。渐渐地，小宇和小静建立了信任关系。

小静损伤截断比小宇高，伤情比小宇重，但是当小宇还需要父母抬着上床的时候，小静已经可以灵活地自己转移了。看着小静能自己上下床和自由活动，小宇的内心起了波澜，她希望自己也能做到。医务社工得知小宇的想法后，引导小静多鼓励小宇，每当小宇有一点进步时，小静都会为她的努力"点赞"。小静告诉小宇，有很多脊髓损伤的伤友在受伤之后还能拥有健康的生活，有的回归工作岗位，有的去创业，有的结婚生子，有的考取C5驾照去自驾旅行。小宇把小静和她口中的这些伤友当作榜样，看到了新生活的希望，愿意更加积极地提高生活自理能力。

（三）运用场域理论和互动模式，介绍小宇参加希望之家训练班，找到生活的希望、融入集体

在经过前期的康复治疗后，小宇的生活自理能力有了很大的提高。通过与医务社工的个案访谈、参加支持性小组活动，小宇的消极情绪得到缓解，学会了正确地认识与处理自己的情绪，并尝试积极地进行改变。

小宇受伤后没有自己的社交网络，需要一个能够接纳自己、认同残障身份、获得归属感、发展自我的外部环境。希望之家训练班是一个以集体生活、团体性治疗为主的康复项目，目的是充分发挥群体间以老带新、相互学习、相互影

响的作用，重新燃起伤友对生活的希望。这与医务社工帮助小宇实现心理调整、适应伤残现状、积极参与社会交往的目标相一致，于是医务社工介绍小宇参加了希望之家训练班。

在长期参与训练班的集体活动的过程中，小宇逐渐找到了归属感，开始接纳自己，最终认同了自己的残障身份。生活技能课上，小宇积极参与康复训练，学会了生活自理技能和轮椅使用技巧；团体心理课上，小宇学会了整理和表达自己对受伤这件事情的看法以及对家人的感情；外出实践课上，受伤后的小宇第一次尝试了乘地铁、去电影院、逛超市、游公园，开始适应坐着轮椅出行，不再害怕；艺术治疗课上，小宇体验了绘画、书法、乐器演奏、手工制作，这帮助小宇发掘了生活的乐趣，感受到了发自内心的愉快。图 3-8 为小宇与其他伤友参与外出实践活动时的合影，从照片中可以看出，大家高举右臂，情绪积极。

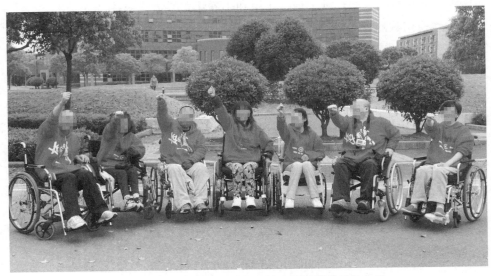

图 3-8　小宇与其他伤友参与外出实践活动时的合影

在希望之家训练班中，每一名伤友都是独立的个体，但彼此之间又有着相似的病情与经历。这使得小宇与他们之间有着充分的尊重与理解，能够进行面对面的互动与交流，相互扮演着指导者与协调者的角色，共同探讨、解决面临的问题。这样的集体生活不仅让小宇逐渐打开了自己的内心，不再封闭，也让小宇看到了未来的希望，开始重新思考和规划自己的生活。

同时，医务社工还邀请小宇的家人参加训练班的家属小组，共同探讨照顾伤友的方法和技巧。家属们相互倾诉、互相支持，压力得到了释放，焦虑情绪也有所缓解。

（四）运用增强权能理论和优势视角，引导小宇发掘自身潜能，重建家庭和社会角色，实现自我发展

在听取了专业人士对于家居无障碍环境改造的建议后，医务社工鼓励小宇积极尝试独立生活和照顾家庭。起初，小宇有些担心无法独自完成家务，医务社工则帮助她一起梳理需要承担的工作，明确工作环节和需要的帮助。经过探讨，小宇做好了充分的准备。训练班结束后，小宇已经能够独自完成家务，承担起作为妻子的家庭责任，让父母安心回到老家。一个月后，医务社工电话回访，小宇表示自己已经得心应手了。

当小宇可以承担家庭责任后，她萌生了生育孩子的想法。医务社工查询了相关资料并向专业医生咨询后，建议小宇和丈夫充分沟通，共同决定。针对小宇担心能否生一个健康的宝宝以及如何解决自己在怀孕期间的特殊问题的情况，医务社工联系了有生育经验的脊髓损伤伤友，请她们给小宇一些建议和经验分享。

在小宇实现了生活自理并建立了新的社交网络后，医务社工将介入的重点放在引导小宇发掘自身潜能、实现自我发展上。为此，医务社工通过"霍兰德职业兴趣测评量表"的评估与分析，为小宇提供职业咨询与指导，引导小宇进行职业规划。

服务过程中，医务社工鼓励小宇为医院康复患者普及法律知识。根据大家的需求，小宇准备了"工伤与交通事故"和"婚姻与继承"两堂法律课，并提供法律咨询服务。当患者们因为小宇的指导而找到了解决问题的途径、争取到了自己的合法权益时，小宇感到很开心。在此过程中，小宇获得了成就感，并开始思考应如何发挥自己的优势进行职业选择。

考虑到身体功能的限制，以及在医务社工服务过程中感受到的医务社工所给予的专业帮助，小宇认为社会工作服务是一份很有意义的工作。所以，她希望自己能够投入社会工作专业的学习，给予其他伤友更多的帮助和支持。医务

社工在了解到小宇的想法后，给予了其积极的认可和鼓励，并建议小宇把考取社会工作者证、成为一名社会工作者作为自己的职业目标。

六、结案与评估

（一）结案

服务对象小宇结束康复训练、顺利出院后，能够生活自理，心态积极，找到了自己的目标和希望，不再需要医务社工帮助，因此结案。

（二）跟进随访，了解出院后情况

医务社工在结案的一个月后、半年后、一年后分别对小宇进行了电话随访，在撰写本服务前也向小宇了解了她的近况。

目前，小宇成了一位母亲，并考取了中级社会工作师资格证书，成了一名职业社工师。小宇还积极参与社会活动，承担起了社会责任，了解伤友群体需求，倡导关注残疾人权益，利用自己的专业优势帮助伤友解决法律问题，积极组织伤友开展各类融合活动。同时，小宇以自己的亲身经历为例，向各类社会群体讲述自己的生命故事，传递正能量。

（三）评估

服务目标顺利达成，医务社工帮助小宇实现了生活重建、重返社会。小宇接纳了自我，重拾信心，不仅承担起了家庭责任，并且成为社会财富的创造者。从受助者成为助人者，小宇实现了自我发展。

七、专业反思

（一）理论运用的反思

医务社工在初次接触与评估的过程中，发现小宇的主要问题在于意外事故后的负面情绪、对于伤情的片面认识、伤残接受度低等。医务社工对小宇的介入服务主要是通过个案辅导与小组治疗开展的，在理论运用方面，医务社工选择的主要理论是人本主义理论和理性情绪行为疗法、场域理论和互动模式，同时在实际介入过程中，以认知理论、存在主义理论以及小组动力学的理论为支撑。社会工作作为一门交叉性学科，本身汇集融合了各个学科的理论知识，社会工作者在实务中不能被单一的理论局限，而是要根据服务对象的具体情况做具体分析，综合运用多种理论、选择合适的方法开展服务，以实现服务目标。同时，医务社工在反思本服务时发现自身的理论基础还比较薄弱，需要在实务中进一步加强对理论知识的掌握与应用，以期更好地服务患者。

（二）实务过程的反思

在个案服务过程中，医务社工要尊重服务对象，把服务对象当作独立的个体；要在与服务对象建立充分信任关系的基础上，鼓励服务对象充分表达内心的感受，给予其同理、支持与理解；要与服务对象一起梳理行动中可能遇到的困难，共同提出解决方案；要为服务对象搭建社会支持网络，让服务对象感受到来自家庭和社会系统的支持与力量，增加其行动的动力和信心。增强权能理论和优势视角的运用，可以激发服务对象的潜能，有利于服务对象发挥自己的优势去完成新的挑战。结案后的持续跟进，可以了解服务对象回归家庭和社会后的情况以及面临的新问题和挑战，及时有效地给予后续支持。

在小组服务过程中，在实务方面，医务社工形成了以朋辈支持为主的专业性小组方案，探索脊髓损伤者这一特定残障群体的朋辈支持服务模式。同质性支持小组能够帮助每名组员了解他人的遭遇，以及他人是如何应对困难和问题的。尤其对于残障群体来说，朋辈之间的相互影响会给个体带来更大的力量，有利于服务对象重新认识自己、提高伤残接受度，拓展自己的外部空间，更好地重返社会。在科研方面，医务社工发现朋辈支持能够给予服务对象很大的帮助和影响，因此开始研究朋辈支持的相关理论和案例，并与高校合作开展脊髓损伤者朋辈支持的相关研究。

（三）实现自我发展对于服务对象的重要性

在实际服务过程中，医务社工要意识到每一名服务对象都是独立的个体，要充分尊重服务对象的自决权和自我实现。医务社工应在与服务对象充分协商一致的基础上共同制订服务计划，在其中扮演组织者和协调者的角色，为服务对象争取尽可能多的资源，从而实现服务目标。

在个体的成长过程中，即使是创伤性事件也会为个体带来机遇和挑战，个体所处的环境中蕴藏着丰富的资源。医务社工在介入过程中要不断提示自己去寻找服务对象的优势和潜能，与服务对象充分合作，从而更好地助人。

对于医务社工来说，除解决个体层面的问题外，发现群体层面的同质性问题也尤为重要。医务社工要善于通过群体内不同成员间的相互影响和支持，激发这一群体内部成员的内在动力，并在协助他们克服各类困难的同时，挖掘其优势与天赋，促进他们的自我发展。这不仅仅能有效减轻服务对象的个人及家庭负担，也能促进残障群体健康发展，更能在促进社会文明进步上发挥一定的作用。

参考文献：

［1］陈越.青少年网络依赖的个案工作研究：基于理性情绪疗法理论.心理月刊，2021（4）：209-211.

［2］曾心雨，黄丹.老年囤积障碍的风险及社会工作介入：以社会支持理论为支撑.才智，2022（27）：137-140.

［3］程雪艳，吴悦，张亮.基于场域理论的家庭健康服务需求概念模型构建研究.中国卫生经济，2019（12）：69-73.

［4］张青，任小平.论社会工作理论在医务社会工作实务中的应用.医学与哲学（人文社会医学版），2014（2）：43-46.

［5］刘海丽.优势视角：社会工作理论和实践的发展性模式.学理论，2017（9）：106-108.

第四章 | 安宁疗护服务研究

第一节　癌症晚期患者院外个案工作研究

导言

　　处于癌症晚期的服务对象面临的问题通常是多样而复杂的，比如痛苦的生理感受、艰难的诊断与治疗决策、沉重的医疗费用负担、繁忙的家庭照顾与护理以及随之而来的家庭内部面对治疗与死亡的沟通……由此产生了陪伴治疗、疼痛管理、护理照顾、饮食建议和照顾关系协调、死亡遗愿完成等需求。每一项需求的满足都需要社会工作者提前学习相关的疾病知识、治疗手段以及临终服务的方法，并具备相关的实务经验。

　　在本服务中，年纪稍长且有宗教信仰的社会工作者为服务对象提供了人生经验的借鉴；医院医生为社会工作者提供了疾病知识方面的支持，比如相关疾病的发展过程以及服务对象在不同阶段的需求变化等；社区照护中心的资深医护人员提供了护理指导、健康饮食指导、食疗建议等方面的支持。社会工作者不断提高自身的经验和知识储备，给予了服务对象较多有益的建议，提高了服务对象临终前的生存质量。

一、服务背景

　　厦门市湖里区"社区居家养老全程化综合社工服务"项目由厦门市湖里区

政府购买，厦门市湖里区霞辉老年社会服务中心承办，于 2020 年 6 月在厦门市湖里区江头街道吕岭社区落地执行。2020 年 7 月，厦门市湖里区霞辉老年社会服务中心的社会工作者（以下简称霞辉社工）在依托该项目对吕岭社区内的住院老人进行电话访谈时，了解到本服务的服务对象曹阿姨的情况：曹阿姨曾因为被诊断为肝癌晚期而住院两周，于 2020 年 7 月 29 日出院并在家休养。由于身体状况欠佳且独自居住，曹阿姨希望医务社工能够帮忙寻找一名会烹饪素食的保姆来照顾自己的生活起居。医务社工为此进行了入户探访，进一步了解曹阿姨的具体情况与需求，在与曹阿姨建立信任关系的基础上链接资源并开展相关服务。

　　肝癌分为原发性肝癌和继发性肝癌两种，发展速度一般较快，治疗方法有手术、放化疗、生物治疗以及中药治疗。肝癌晚期患者的生存期一般是半年到一年左右。如果患者在肝癌晚期出现多发转移情况，比如广泛性地转移至腹腔、颅内、肺部、骨等多个部位，其生存时间会更短，可能仅有三个月。肝癌晚期患者如果出现不同部位的转移，会表现出相应的症状：向脑转移会造成颅内压增高，表现出头晕、头痛、恶心、呕吐等；向骨转移会出现骨痛或病理性骨折；向肺转移可能会咯血；向腹腔转移会导致腹胀腹痛、消化不良、完全不能进食，这种情况只能采用静脉注射的方式来保证患者营养的基本水平，才有可能延长其生存期。正常人的肝转氨酶指标在 20~40，而曹阿姨的检查结果显示其肝转氨酶指标超过 1 000，处于原发性肝癌晚期，这是肝癌发展过程中很危险的阶段。

二、接案与预估

（一）基本情况

1. 疾病情况

　　服务对象曹阿姨，61 岁，2019 年 10 月因为身体不适前往厦门大学附属第一医院（以下简称第一医院）就医，检查结果显示身体肝转氨酶指标高于正常值。医生建议曹阿姨进行肝穿手术，术后再服用中药和西药调理，但治疗效果不理想。2020 年 6 月底，曹阿姨病情加重，手部、脸部水肿，并开始腹痛，食欲不佳，无法入睡。7 月 15 日，曹阿姨在女儿的陪同下再次前往第一医院，结果检查出肝癌晚期以及肝腹水、低蛋白和贫血等问题。曹阿姨与女儿拒绝接受手术及放疗的治疗方式，因此曹阿姨在医院保守治疗大约两周后，于 7 月 27 日出院，回到家中休养。

曹阿姨体重 40 多千克，长期吃素，整体呈消瘦状态，脸色发黄；目前以卧床静养为主，无法久坐久站；其吃饭、洗澡等基本生活尚能自理，但无法做饭和外出，且仍有营养不良、腹痛和睡眠质量差的情况。

霞辉社工通过咨询共建单位莲花医院的林医生了解到，腹痛是肝癌晚期患者的表现，脸黄可能是因为胆囊堵塞。此外，肝癌晚期患者还会出现昏迷、食道静脉曲张大出血、癌细胞转移等并发症。林医生建议可以在结合患者具体情况的基础上，通过吃药、贴药、打针等手段来缓解患者的疼痛感。由于自行在医院外进行白蛋白点滴注射有潜在的风险，因此患者在有需要时须到医院内进行注射。

2. 家庭情况

曹阿姨的丈夫在 20 年前因为患食道癌去世，丈夫去世后曹阿姨未再婚。曹阿姨的独生女小梁目前 40 岁，已婚，在厦门本地生活，育有一女，孩子目前上小学。小梁住处离曹阿姨较近，且对曹阿姨很关心，有空闲时间就来照顾曹阿姨。

由于曹阿姨的丈夫当时在医院经历了系统治疗，但最终仍然死亡，因此曹阿姨认为丈夫的治疗过程"花钱又受罪"，而且女儿对父亲放化疗的过程也有较为痛苦的记忆。母女二人在治疗方案上达成一致：不接受放化疗，只采用保守治疗的方法。

曹阿姨出院后的生活起居由女儿照顾（女婿偶尔也会帮忙），但是女儿无法同时兼顾工作和两个家庭，于是想找一个会做素食的保姆来负责母亲的生活起居。曹阿姨因信仰佛教而坚持吃素，但身体已经出现营养不良的状况（低蛋白、贫血），因此女儿反对母亲继续吃素，建议母亲通过吃肉来增加营养。母女二人在饮食问题上有较大分歧。

3. 灵性情况

曹阿姨信仰佛教多年，性格随和，心态豁达；同时因受丈夫治疗过程的影响，曹阿姨对自己患癌的接受度较高，并且决定不接受西医治疗，而是让病情顺其自然地发展。曹阿姨对死亡的态度很坦然，认为生死是上天注定的，她宁可少活些日子，也不愿意杀生吃肉，违背自己吃素的信仰，所以在女儿要求自己吃肉时会感到压力，同时也很愧疚。曹阿姨无其他的兴趣爱好。

4. 经济情况

曹阿姨有固定住房，且为工厂退休工人，每月有 3 000 多元的退休金；曹阿姨的女儿在厦门公交系统 BRT 售票处上班，有固定收入。曹阿姨治疗癌症的医药费大部分能通过医保程序报销，综合来看其经济压力不大。

5. 社会交往情况

曹阿姨是吕岭社区的退管小组长，与小区的居民都很熟悉，邻里关系和睦。曹阿姨根据社区的安排，每季度都入户走访退休老人，反馈组员的困难和需求，并负责社区各项通知的上传和下达，协助搭建退休人员和社区的沟通桥梁。除此之外，曹阿姨还是厦门慈济慈善事业基金会（以下简称慈济基金会）的义工，十年来一直跟随慈济基金会参与各类志愿服务。在曹阿姨生病后，慈济基金会的其他义工每周都会来看望她并给予关爱。

6. 其他可利用的资源

霞辉老年社会服务中心在吕岭社区开展日间照料服务，能够提供中心照顾、居家照顾以及送餐等服务；与霞辉老年社会服务中心有共建合作关系的莲花医院，是附近的一家三甲医院，可以提供医疗咨询以及安宁疗护等服务。

（二）需求分析

根据服务对象的疾病进程、身体状况及其主要照顾者的诉求，结合原发性肝癌病程发展情况和相关专家的建议，霞辉社工认为服务对象处于生命历程的最后阶段。受家庭成员患病治疗过程的影响，服务对象和女儿对疾病治疗的态度比较统一，决定采用在家中静养的方式进行治疗，并辅助补充服务对象的营养。综合评估服务对象的需求如下：

1. 照顾需求：增强家庭照护

因为女儿女婿都要工作，所以服务对象无人照顾。女儿希望在自己忙时母亲也能够得到周全的照护。服务对象的体检结果显示，其体内白蛋白含量低，营养不良，抵抗力较弱，需要从饮食中补充营养。因此服务对象需要霞辉社工链接资源，帮助其找到一个会做素食的保姆住家照顾，并联系相关专家进行素食营养指导，以改善其营养不良的状况。

2. 生理需求：减轻疼痛

服务对象经常口干舌燥，腹胀腹痛，有时腹痛甚至会导致其整夜无法安睡。疼痛不仅影响到服务对象的精神状况与睡眠情况，而且有引发并发症的风险。疼痛管理，即通过适当使用药物或其他方式来缓解和减轻疼痛，是癌症治疗的重要组成部分。霞辉社工的目标是帮助服务对象找到缓解疼痛的办法，提高服务对象的生活质量。

3. 家庭关系改善需求：母女关系

服务对象信仰佛教，自述生病前主要与慈济基金会的其他义工沟通交流，与女儿并未坦诚交流过信仰问题。生病后，服务对象在身体严重营养不良的状况下仍坚持素食，女儿希望母亲吃肉补充营养、提高抵抗力，而服务对象不愿打破自己的信仰，两人的关系因此变得紧张。服务对象自诉女儿无法理解她的做法并对她的信仰有了负面的看法，因而减少了与她的对话交流。服务对象在面对女儿时，既感到压力很大，同时也很愧疚。据霞辉社工观察，服务对象与女儿都非常在乎彼此，但保守传统的沟通方式难以消弭此时两人之间出现的隔阂，因此服务对象有增进母女沟通、改善家庭关系的需求。

4. 灵性需求：辅助心愿达成

服务对象性格和善，再加上信佛多年，有着较为平和的心态，面对突如其来的疾病没有意志消沉；难受时会诵经给予自己力量。基于对佛教虔诚的信仰，服务对象表示自己宁愿少活一些时日也不愿改变吃素的习惯，希望自己此生能坚持信仰、善始善终。她向霞辉社工表达了在自己去世之后按照佛教的传统进行超度仪式的想法（由于当下与女儿关系较为紧张，服务对象是直接向霞辉社工表达的该诉求），期望来生有好运。

三、理论与实务模式应用

（一）社区照顾理论

英国学者沃克（Walker）指出，社区照顾的主要实施策略有三种：在社区内照顾（care in the community）、由社区照顾（care by the community）、与社区一起照顾（care with the community）。社区照顾是上述三种含义的综合，指的是一种支持社区并通过社区充分地挖掘社区内的各种资源对服务对象进行照顾的综合性实施策略。① 其中，"与社区一起照顾"的重点是社区与政府、医护人员等专业服务提供方一起，为社区提供照顾服务。

在社区内照顾是指将服务对象留在社区内开展的服务，即有需要或依赖外部照顾的弱势人士，在社区的小型服务机构或住所（由政府部门或非营利组织在社区里建立的小型的、专业的服务机构）中获得专业人员的照顾。在社区内照顾的核心是强调服务的"非机构化"，发展以社区为基础的治疗与服务设施、技术和计划，将服务对象送回社区内进行照顾，让他们在熟悉的社区环境中生活，协助他们融入社区生活。

由社区照顾是指由服务对象的家属、亲戚、朋友、邻居及社区内的志愿者等提供的照顾和服务。由社区照顾的核心是强调动员社区内的资源，发动社区内服务对象的亲戚朋友和居民协助提供照顾，它是实行社区照顾的一个核心策略。社区照顾实践已充分证明，建立强有力的地区支持网络是实行社区照顾不可忽略的策略。由社区照顾的重点是积极协助弱势群体和有需要的人在社区中重新建立支持网络，从而帮助他们在社区或原本的生活环境中维持独立而有尊严的生活。

（二）安宁疗护理论

WHO 对安宁疗护的定义是：为患危及生命的疾病的患者和家庭提供的一种系统的方法，旨在提高其生活质量和应对危机的能力。安宁疗护是由医疗健康照顾人员和志愿者为生命终末期患者提供的全方位照护，包括生理、心理、精神和社会支持，目标是帮助患者舒适、平静、有尊严地离世，同时为其家庭提供支持服务。

安宁疗护相关理论之一为美国护理学博士华生（Watson）于 1979 年提出的华生关怀理论，该理论提出十大关怀要素：（1）建立人性的利他价值哲学观；

---

① 吴丽月.生态系统理论在老年人社区照顾服务中的应用.湖南科技学院学报，2016，37（11）：85-87.

（2）具有信心与希望；（3）培养对自己及他人的敏感性；（4）建立助人与信任的关系；（5）增进并接受正/负向感受的表达；（6）系统地使用创造性问题解决方法来做决定；（7）增进人际互动；（8）提供支持性、保护性及纠正性的关怀环境（包括心理、生理、社会文化及灵性环境）；（9）协助满足人类的需要；（10）发挥灵性的力量。在华生关怀理论的指导下，制定规范化的专业护理流程，首先应该关注的是护理评估，识别服务对象的人文健康需求，在人性关怀的过程中实现人性关怀的转换。研究表明，华生关怀理论已在癌症患者、艾滋病患者等群体中得到应用和验证，对构建个性化安宁疗护模式有一定的指导作用。[①]

本服务的服务对象处于肝癌晚期并选择居家静养，霞辉社工经过咨询专家、查询资料了解到，肝癌晚期患者的居家照顾要注意以下五个方面：调整个人生活习惯；保持良好的心态；科学的居家照顾；清淡、有营养的饮食；保护肝脏避免出血。前期霞辉社工了解到服务对象无抽烟喝酒等不良生活习惯，对死亡的态度比较坦然。根据社区照顾理论与华生关怀理论，霞辉社工应该关注服务对象的家庭、社区、社会等不同支持系统，力所能及地给予服务对象心理抚慰，缓解其生理疼痛；同时尊重服务对象的信仰，发挥灵性的力量，关注其生命尊严，进行人性关怀；改善服务对象的家庭及周边环境，改善其治疗或休养关系，提高其生命最后一程的生活质量。

（三）家庭沟通理论

家庭沟通理论又被称为萨提亚沟通模式，由美国家庭治疗专家萨提亚（Satir）建立。萨提亚认为任何一种沟通都必然涉及自我、他人和情境三个层面，而沟通过程则是这三个层面相互作用的过程。同时，萨提亚提出五种沟通模式，即讨好型、指责型、超理智型、打岔型和一致型。其中，指责型的沟通方式是不正确的，长期以这种方式沟通会降低人的自尊和自我价值，只有一致型的沟通方式才能够打破双方的沟通障碍，建立人与人之间的沟通桥梁。家庭沟通理论认为，沟通有利于家庭成员化解家庭冲突和紧张，促进家庭成员角色

---

① 范思雨，冯芳茗，王修玉，等.安宁疗护相关理论与实践探析.上海护理，2022，22（4）：22-25.

的实现和家庭功能的正常运转。[①]

服务对象与女儿之间的相处压力，更多源于二人沟通表达方式的缺陷：服务对象与女儿缺乏较为正式的交流；服务对象未向女儿就自己的信仰与对素食习惯的坚持坦诚表达诉求，而是采取了回避的方式；女儿对母亲口头表达的关爱不足，采取了直接要求母亲吃肉这一简单表达。这样的沟通方式导致二人的关系出现了疏离。

四、服务计划

（一）服务目标

协助服务对象一起解决目前居家疗养生活中的各种困难，满足服务对象需求，提高服务对象的生活质量，让服务对象能按照自己的心愿、没有遗憾地走完生命最后一程。具体服务目标为：

（1）链接资源，帮助寻找会做素食的住家保姆；

（2）进行营养指导，改善服务对象的营养不良状况；

（3）进行疼痛管理，提高服务对象的生活质量；

（4）增进母女沟通，改善服务对象与女儿的沟通方式；

（5）协助服务对象完成坚持信仰、善始善终、去世之后按照佛教传统进行超度仪式的心愿。

（二）服务策略

（1）链接资源，协助服务对象和家属找到合适的保姆，减轻女儿照顾压力，改善家庭照顾情况；

（2）链接资源，为服务对象提供健康营养指导，改善其营养状况；

（3）链接资源，为服务对象提供疼痛管理指导，提高其生活质量；

（4）关注服务对象心理健康，协助改善母女之间的沟通方式，减轻服务对象的内心压力和愧疚感；

---

① 姚丽. 家庭治疗的本土化. 社会福利，2010（4）：33-34.

（5）协助服务对象完成心愿。

五、服务过程

本服务的服务时间为 2020 年 8 月 14 日至 2021 年 4 月 9 日，共对服务对象进行了 9 次入户探访服务。霞辉社工在近 8 个月的时间里通过 9 次入户探访服务，陪伴服务对象与家属度过了较为艰难但很重要的一段居家照顾时光。

（一）链接保姆资源，满足照护需求

2020 年 7 月—8 月，霞辉社工通过两次入户探访，评估了服务对象在此阶段的身体疾病状况与照顾需求，与服务对象就对保姆人选的特别要求达成共识。由于霞辉老年社会服务中心没有合适的会做素食的保姆人选，考虑到服务对象吃素食的特殊性，霞辉社工建议从慈济基金会成员中寻找保姆资源。霞辉社工在第二次入户探访时了解到，服务对象找到了合适的保姆。

（二）居家饮食指导，改善营养状况

2020 年 8 月—9 月，霞辉社工就服务对象的情况咨询了莲花医院的林医生，并邀请林医生上门进行饮食指导（见图 4-1）；林医生在评估了服务对象的饮食与营养状况后，给出了如下建议：以石橄榄、山药、神曲等进行食疗，促进肠胃蠕动，提高新陈代谢；用二冬煮水喝，润喉润肠，缓解口干舌燥；食用营养蛋白粉，补充营养。针对服务对象提出的能否在家中以静脉点滴的方式补充白蛋白的问题，林医生也做出了回应，建议服务对象去医院进行白蛋白点滴注射，避免医疗风险。

服务对象根据医生的建议食用安素营养粉，一个月后的复检结果显示白蛋白含量有所增高。按医生的建议调整饮食后，服务对象自诉感觉良好，比之前更有力气。

（三）架起家庭沟通桥梁，改善母女相处模式

霞辉社工在了解到服务对象与女儿之间的矛盾，以及服务对象对女儿的期

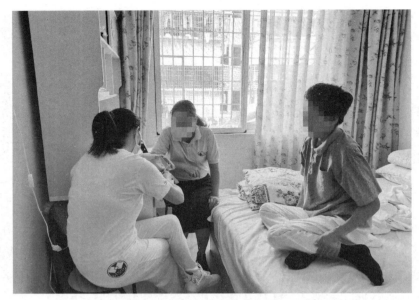

图 4-1　霞辉社工、医生共同入户探访，对服务对象进行饮食指导

待之后，鼓励服务对象主动和女儿沟通交流，坦诚表达自己对信仰与死亡的态度，以此来得到女儿的理解。2020 年 8 月，霞辉社工在服务过程中向服务对象坦露了自己的基督教徒身份，通过在信仰上共情服务对象让服务对象感受到被理解，这也为服务对象提供了一个反思的机会，有利于其之后与女儿沟通。服务对象看到霞辉社工能够理解甚至认同自己的信仰，表示很感动且欣慰，因此愿意接受霞辉社工的建议，坦诚地跟女儿分享自己的想法。

2020 年 9 月，霞辉社工在再次入户探访时得知，服务对象与女儿已经进行了正式的沟通。服务对象感受到了女儿对自己的担心和在乎，诚恳地向女儿表达了自己的想法并得到了理解；女儿在母亲的饮食选择上做出了让步，从之前希望母亲吃肉的强硬态度转变为愿意用其他方式改善母亲的营养状况。据了解，服务对象开始食用慈济组织中"生命驾校"学院生产的健康、有机食品来增加营养。

（四）疼痛管理，提高生活质量

霞辉社工向医生咨询肝癌晚期的并发症和应对措施，以及疼痛管理的方法，并在入户探访服务时将咨询到的知识转告给了服务对象的女儿。针对肝癌晚期患者的疼痛以及可能会出现昏迷、食道静脉曲张大出血等并发症的问题，霞辉社工与服务对象的女儿、女婿共同探讨了应对方法，决定采用让服务对象服用片仔癀（闽南地区特有的一种特效药物，能够消炎、镇痛）的方式进行疼痛管理。如果服务对象有需要的话，可以再去医院疼痛科开药、贴药或打针。

2020年8月—9月，服务对象主要以服用片仔癀来缓解疼痛。片仔癀每颗600元，但不属于医保药品，无法进行医保报销。一颗片仔癀可分四次服用，服务对象在无法忍受疼痛时服用可以缓解疼痛。服务对象自述，刚开始每两到三天就要服用一次，但自从9月下旬开始食用"生命驾校"的健康食品后，服用片仔癀的频率有所降低，每月服用一颗药。

（五）活动邀请，增强社会支持

2020年10月，服务对象身体状况良好，腹痛频率减少，精神状态变好，并且能自己下楼买菜、做饭，不再需要保姆住家照顾，霞辉社工便邀请其参加各种活动，以增强其社会支持。在霞辉社工的邀请下，服务对象于中秋节当天自行下楼参加了社区举办的博饼活动（闽南地区的中秋节习俗，很多人围着桌子掷骰子赢奖品），并博到了很多礼物。重阳节时，霞辉社工又邀请服务对象参加了社区举办的"同吃长寿面 共话邻里情"重阳节爱心敬老活动，并为服务对象拍照留念（见图4-2）。服务对象心情愉悦，表达了对霞辉社工邀请其参与社区活动的感谢。参与活动的社区居民及社区居委会的工作人员对服务对象此时的状态感到惊讶，对她的恢复状况表示欣慰。

（六）跟进支持，协助达成心愿

2020年11月霞辉社工入户探访时，服务对象表示想感谢那些曾经帮助过自己的人，比如慈济基金会的姐妹、医生、护士、社区、社工等，但不知道该怎么做。霞辉社工提议可以用视频的形式表达感谢，服务对象表示赞同。霞辉社工在接下来的入户探访服务中指导服务对象使用手机拍摄和剪辑视频，如图4-3所示。服务对象在次年2月制作完成了一段时长为4分钟、主题为"感恩有你"的短视频并发布在自己的微信朋友圈中。视频中，服务对象讲述了自己生病的过程，在这个过程中自己如何与疾病做斗争以及目前的痊愈情况（服务对象认为自己目前的状态是痊愈了），想要激励患有同样疾病的人振作起来。

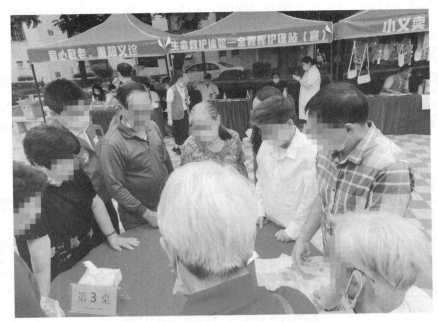

图 4-2　服务对象身体状况良好参与社区活动

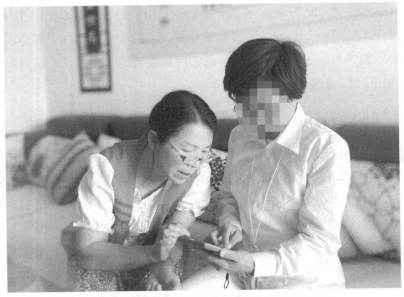

图 4-3　霞辉社工指导服务对象使用手机剪辑视频

除此之外，霞辉社工还和服务对象的女儿单独面谈，了解服务对象的遗愿。服务对象的女儿提出母亲的愿望是在昏迷以后，让慈济的师姐举行念经仪式。但是服务对象的女儿表示自己无法判断母亲的昏迷程度。霞辉社工建议当服务对象女儿发现母亲陷入昏迷时，可以及时联系霞辉社工和照护中心的护士上门评估，有必要时再送往医院。

六、结案与评估

（一）结案

2021 年 1 月，服务对象逐渐恢复了生活自理能力，开始继续参与到社区小组长的工作中。4 月，随着各项服务目标陆续达成，霞辉社工在告知服务对象并进行入户评估后，对本服务进行结案处理。

（二）结案后跟进

2022 年 5 月 16 日，服务对象在微信朋友圈发布了一条感恩日记。28 日，服务对象和女儿小梁通过微信向吕岭社区日间照料中心的工作人员询问上门护理的服务类别与收费情况，护理人员在没有了解服务对象更多信息的情况下简单回复了可以提供的服务的时间范围和服务安排，小梁便回复第二天上门细谈。次日，服务对象去世。

出于对当地习俗的考虑，霞辉社工并未马上联系服务对象的家属，而是在一周后打电话与小梁联系，得知服务对象的后事已经处理妥当。小梁告诉霞辉社工，当时服务对象"走"得很急，但不愿透露过多，霞辉社工尊重其意愿，适时挂断了电话。

（三）成效评估

1. 照顾需求的满足情况

在霞辉社工的建议下，服务对象通过慈济基金会找到了会做素食的保姆，保姆 24 小时照顾服务对象的生活起居，使女儿能够安心上班；女儿和保姆根据医生的建议调整服务对象的饮食结构，增强营养，服务对象的身体功能得到了明显恢复。由于服务对象恢复了生活自理能力，结案时保姆已经离开。

2020 年 12 月以后，服务对象的病情稳定，身体状态良好，能够照顾自己。2021 年 1 月，服务对象参加了社区举行的退管小组长会议，其间能够顺利与其他人互动交流，几乎恢复了以往正常的生活状态。

对于曹阿姨的身体恢复情况，小梁表示："真没想到我妈妈身体恢复得比之前还好，现在都不需要保姆了，我也不用每天都过来照顾她了，这是我没想到的。"社区计生口的工作人员在曹阿姨参加重阳节活动时感慨道："阿姨患了这样的疾病，还能出来参加重阳节活动，我们都觉得很感动。"

2. 疾病疼痛的减轻情况

针对服务对象营养不良导致的疲惫无力和腹痛难忍的问题，霞辉社工链接莲花医院的医务资源，联系医生为服务对象进行饮食指导和疼痛管理指导。在医生的指导下，服务对象通过食用安素营养粉和有机食物来补充营养，通过服用片仔癀来减轻疼痛，取得了不错的效果。其中，对片仔癀的服用从最开始的两到三天服用一次，到每个月大约服用两颗，到后期每个月服用一颗。

对于自身的疼痛情况，服务对象表示："腹痛不像以前那样疼痛难忍了，实在很痛时就服用一次，失眠情况也减少了很多。"

3. 家庭关系的改善情况

霞辉社工在服务过程中了解到，服务对象与女儿因为坚持吃素导致营养不良而产生矛盾。针对此，霞辉社工在向医生咨询的基础上，先向女儿了解了服务对象的病情程度和当前疼痛的控制手段，与之共同探讨了应对肝癌晚期并发症的方法。在获得女儿的信任后，霞辉社工与女儿进行了会谈，表示希望她尊重母亲的意愿并关注母亲的心理需求，这为母女二人的沟通搭建了桥梁。之后，母女进行了面谈，坦诚地交流了彼此的信仰。最后，小梁表示尊重母亲的信仰，不再要求母亲吃肉，双方关系得到改善。

对于家庭关系的改善情况，服务对象表示："跟女儿坦诚沟通后我轻松多了，不再有压力和愧疚感了。"

4. 灵性需求的满足情况

随着服务的推进和服务对象状况的好转，霞辉社工协助服务对象录制了视频，满足了服务对象向各方表达感谢的需求；在母女沟通方式得到改善后，女儿不再强求母亲吃肉，服务对象得以实现遵从信仰、善始善终的愿望；服务对象去世后，女儿小梁邀请慈济基金会的义工为母亲举行了超度仪式，完成了服务对象生前的最后一个心愿。

七、专业反思

（一）促进癌症晚期患者家庭成员对生命的思考、对死亡的讨论

癌症病患家庭一般会积极治疗，尽可能延长患者的生命。但在本服务中，家属过往的患癌经历影响了母女二人的治疗策略，故采取不使用西医治疗、顺其自然的治疗策略。母女二人尽管在治疗策略上达成了共识，但对信仰与死亡问题的态度认知和行动取舍仍有分歧。霞辉社工鼓励母亲跟女儿"打开天窗说亮话"，向女儿表达自己看重信仰、坦然面对死亡的态度，以及希望自己这辈子多做善事，下一世轮回能有好报。在母女二人进行沟通后，女儿才开始比较完整地了解母亲的想法与心愿、理解母亲的信仰，二人对生命与信仰的看法才更加一致。基于此，在后续该类型的服务中，社会工作者也可以尽可能地促进服务对象与家属开展关于生命的意义、信仰的重要性的讨论，共同探寻生命的价值。

（二）多专业综合力量为社会工作服务提供有力支撑

社会工作者在开展癌症晚期类个案服务时难免会紧张忐忑，担心因触碰到敏感话题而出现难以处理的局面，如服务对象情绪失控、家属因心理压力过大而崩溃等。因此社会工作者应优化服务顺序，先向医生和资深护理人员寻求帮助，从"硬学科"——医学的专业角度进行服务对象的需求评估，直接回应服务对象的生理需求，如缓解疼痛、增强营养等首要需求，使服务对象感受到明显的正向改变；接着再从"软学科"——社会工作的专业维度，从生理、心理、社会与灵性等层面进行综合评估，确定目标，制订计划和实施服务。这种多专业合作的服务方式能够较快打开服务局面，与服务对象建立良好的信任关系。

但如果社会工作者自我定位不清晰或者专业技巧不足，就容易出现医疗护理服务成为服务主角这一现象，给不了解社会工作专业的服务对象造成"社会工作服务等同于医疗护理服务"的错误认知。因此，团队甫建时要形成专业定位和分工明确的团队协作模式，同时社会工作者要扮演好个案管理的"管家角色"，在不同的阶段识别服务对象所需资源的侧重点并做好对接工作，凸显社会工作者的专业性。

参考文献：

［1］吴丽月.生态系统理论在老年人社区照顾服务中的应用.湖南科技学院学报，2016，37（11）：85-87.

［2］范思雨，冯芳茗，王修玉，等.安宁疗护相关理论与实践探析.上海护理，2022，22（4）：22-25.

［3］姚丽.家庭治疗的本土化.社会福利，2010（4）：33-34.

第二节　家庭系统取向的安宁疗护个案工作研究

导言

对在家庭中长期扮演照顾者角色的母亲来说，照料和给予是其他家庭成员对她的角色期待，其自身的福祉和服务需求却容易遭到忽视。当母亲进入生命末期，其他家庭成员会意识到"人生中有很多事情是不请自来的，你没法提前想好怎么应对，只有当它发生了，你才明白，在未来的日子里，你的人生将不再按照你的预期前行"①。

本服务聚焦微观、中观层面的安宁疗护社会工作实践。基于"人在情境中"的理念，安宁疗护社工将综合考虑服务对象所处社会环境中的各个主体，以系统整合的视角，倡导服务对象、家庭及多学科团队共同合作，在"全人、全家、

---

① 陆晓娅.给妈妈当妈妈.桂林：广西师范大学出版社，2021：序言1.

全程、全队"的整合照护服务中充分发挥安宁疗护社会工作的专业优势，体现不可替代性。

一、服务背景

服务对象 J 女士，老年女性，癌末慢性病程。2021 年 10 月新冠疫情期间，服务对象因疼痛、憋喘等不适症状，在无家属陪伴的状态下，在北京 D 医院住院三个月。2022 年 1 月 4 日，为进一步减轻痛苦症状，改善生活质量，服务对象以"恶性肿瘤终末期维持治疗"为由入住北京清华长庚医院安宁疗护病房。

入院初期，服务对象身体出现呼吸喘憋伴感染、癌症末期患者全身多部位脏器转移、爆发痛、营养不良等症状；意识清晰但语言功能丧失，卧床，情绪呈现重度焦虑恐惧状态；家庭核心成员对于服务对象的疾病现状认知不同步、治疗预期不一致，部分家庭成员焦虑悲伤情绪明显、对于疾病的治愈有较高期待。服务对象及家庭成员在服务对象生命的最后两个月时间里接受安宁疗护多学科团队（简称安宁团队）提供的"身心社灵"整合照护，以实现生安逝宁。

二、接案与预估

（一）基本情况

1. 疾病及就诊情况

（1）主诉：服务对象确诊右肺腺癌一年多，出现间断喘憋两个月。

（2）现病史：目前的疼痛症状较之前有所缓解，但仍有间断喘憋症状。为进一步改善症状，提高生活质量，医院回应服务对象及其家属"恶性肿瘤终末期维持治疗"的诉求将服务对象收入安宁疗护病房。服务对象神志清、精神差，鼻饲饮食，服用思诺思等镇静药物助眠，睡眠质量一般，需留置导尿，近一年体重减轻约 10 千克。

（3）既往史：患高血压 30 余年，通过规律服用贝尼地平等药物，血压得到控制；患糖尿病 30 余年，通过规律服用阿卡波糖等药物，血糖得到控制；七年前进行了右侧乳腺癌手术。

（4）入院诊断：高血压、糖尿病、陈旧性脑梗死、陈旧性股骨颈骨折、乳腺恶性肿瘤术后、肺恶性肿瘤终末期维持治疗、骨继发恶性肿瘤、喘憋、心包积液、下肢静脉肌间血栓。

2.家系图及社会生态系统情况

原生家庭：服务对象幼时丧父丧母，兄弟姐妹均在 S 市生活。

新生家庭：服务对象与丈夫结婚 40 年，共同育有一子一女，子女均已各自组建家庭。

服务对象的家系图及社会生态系统情况如图 4-4 所示。

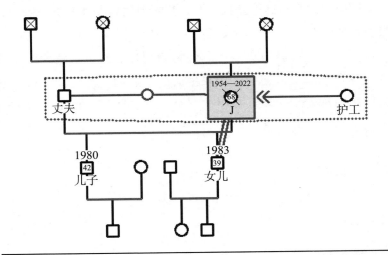

图 4-4　服务对象家系图及社会生态系统

（二）需求评估

1.经济状况评估

服务对象有医疗保险及退休金；丈夫早年经商，经济状况中上，不存在经济贫穷的情况。

2. 心理社会支持情况评估

服务对象与丈夫近十年来在 B 市生活。儿子、女儿均在 B 市工作生活,并各自组建家庭孕育子女。女儿对于服务对象情感上的支持度较高,服务对象幼年丧父丧母,原生家庭亲友及社会关系网络主要在 S 市,B 市的社会支持较弱。

3. 医疗决策情况评估

入院初期,女儿为主要医疗决策者,是家庭与安宁团队的联络人;家庭主要成员对医疗决策的认知不同步。

4. 安宁疗护理念认知评估

服务对象:对癌症多发转移、疾病不可逆的情况认知不完全,入住安宁疗护病房有两方面的诉求。在生理层面,主要为控制呼吸和营养以及缓解疼痛;在社会心理层面,服务对象对于死亡并未做好心理准备,因前期长时间与家人分离且疾病不断发展,其焦虑恐惧情绪较重。

丈夫:对于服务对象疾病的治愈仍抱有较高的期待,愿意付出最大努力救治,并认为"生病住院就是治好病";对于安宁疗护理念认知较少。

女儿:对于安宁疗护理念认知程度较高,对于服务对象所处的癌症末期阶段认知清晰,对于服务对象即将往生有心理准备,诉求为最大限度地给予母亲舒适的照护;医疗决策者的身份给她带来较大压力,焦虑、悲伤情绪明显。

儿子:对于案主所处的癌症末期阶段认知清晰,但表现出回避行为,在母亲入院初期与安宁团队的直接联系较少。

5. 个案社会心理评估摘要

个案社会心理评估摘要见表 4-1。

表 4-1 个案社会心理评估摘要

服务对象功能	疾病认知	☑与团队认知存在些微差距,需进一步解释 ☑认知易受情绪影响
	情绪调节能力	☑容易紧张焦虑 ☑过度紧张焦虑 ☑容易沮丧 ☑情绪调节十分不良
	自我照顾能力	☑不佳
	疾病适应能力	☑不佳
	总评	☑不佳

续表

家庭功能	家庭周期	☑退休家庭
	家庭关系	☑家庭界限（☐弹性 ☐模糊 ☑僵化）
	家属疾病认知	☑过度期待 ☑与团队认知存在些微差距，需进一步解释 ☑与团队认知差异大，需多沟通 说明：三名核心家庭成员初期对于服务对象医疗讯息的认知不同步
	家庭照顾者	☑子女 ☑其他照顾者：保姆
	照顾者功能	☑尚可
	总评	☑家庭阶段危险调试问题 ☑家庭规则僵化 ☑家庭沟通模式不良
社会支持资源	组织支持	☑少往来/不良
	亲友支持	☑少往来/不良
	邻里支持	☑少往来/不良
	宗教支持	☑可提供协助/尚可良好
	其他支持资源	☑可提供协助/尚可良好 说明：安宁疗护多学科团队可提供照护支持，综合缓解服务对象的身体症状
	总评	☑医疗决策亲属功能不佳 ☑与外部资源联结不佳

三、理论与实务模式应用

（一）家庭系统取向的安宁疗护社会工作介入

1. 家庭系统取向介入分析成员行为

医务社工通过观察服务对象一家的家庭沟通形态、家庭结构、家庭和外在系统互动的情况，了解到丈夫、儿子、女儿三名家庭成员对服务对象医疗讯息的认知不同步，女儿能够与安宁团队开诚布公地进行沟通，丈夫对于预后有过高期待，儿子对于预后有一定认知但认为当前情境存在沟通困难的问题。

服务对象的家庭属于较为传统的父权家庭，丈夫在过往40年的家庭生活中掌握主要的决定权，近十年来的家庭内部决策由丈夫、儿子共同决定；服务对象生病前在家庭中充当家庭关系的调节者角色，并承担丈夫、子女、孙子孙女的照顾者角色；女儿从小较少在家庭中明确表达自己的意见和看法，但是在当前阶段，对于家庭成员个体、整体在应对母亲生命末期采取的相关医疗照护决策中有较强的表达意愿。基于此，医务社工采用能够帮助一家人应对当下危机的方法——协调组织召开家庭会议，协助家庭做出有关临终照顾的各项决定；协助家庭着手为死亡做准备，引导家属撰写"陪伴日记"，提供个别咨询、资源转介、家属喘息照护服务等，以使家庭完成临终阶段的道爱、道别、道谢。

医务社工以家庭系统取向视角介入个案，重点促进家庭成员角色转变。服务对象罹患末期疾病后，其家庭需要应对的第一个问题就是家庭成员角色的转变。在本服务中，服务对象作为妻子与母亲在家庭互动中一直扮演着照顾者的角色，照料丈夫、子女、孙子孙女。随着服务对象生病，她在家庭中的角色发生转变，由"照顾者"转变为"被照顾者"，其他家庭成员承担起原本服务对象的"妻子""母亲"这两个角色的照顾责任，家庭成员经历艰难的角色转变。当家庭成员扮演起新角色时，家庭便可能存在着潜在的冲突和危机。需补充的是，与家庭成员角色固化、难以灵活调节的家庭相比，相对健康的家庭，即家庭成员的角色可以灵活转变的家庭能够更好地应对末期疾病所带来的家庭问题。前一类家庭的应对方式可能是患者及其家人都会否认疾病及预后，忽略患者生理上的需求，让患者继续承担照顾者的角色。特别是当末期患者是女性，且曾经由于父母的忽视或过往的困难生活经历而被迫承担照顾者的角色时，其更倾向于采取这种应对方式。这种困境需要运用家庭系统理论解决。基于此，医务社工在服务过程中明确以下介入方向：

（1）了解家庭历史，列出过往的照顾者角色；

（2）通过家庭系统理论对家庭目前的功能进行评估；

（3）根据家庭功能的情况，与安宁疗护多学科团队成员进行沟通；

（4）提供持续的家庭咨询服务，以促进共同决策，使得家庭成员在面对危机时能够坦诚交流；

（5）评估家庭及环境因素、压力来源及核心家庭成员对压力的评价，协助获取资源，提升照顾成效。

2. 家庭为本的哀伤抚慰：核心家庭成员对于死亡事件的理解、哀伤历程

针对服务对象及其核心家庭成员，关注预期性哀伤情绪处理，即以"家

庭"为单位，关注家庭系统中的每个个体对生命与死亡的认知差异，以及由此产生的家庭成员之间的互动情况和家庭成员应对失落的反应对家庭整体动力的影响。濒死癌症患者家庭的照顾者的焦虑及抑郁分数比普通人群高。克鲁基（Clukey）把预期性哀伤定义为一个不断变化的过程，患者家庭成员从情感及认知上做出转变，以应对预期的失落。预期性哀伤过程分为五个步骤：认识现实，关怀照顾，存在，寻找意义，转变。在预期性哀伤中，患者家庭成员的经历包括哀伤、感觉被压垮、疲累、陷入困境、内疚、沮丧、逃避、责任感等。

在服务初期，与母亲和女儿明显的焦虑、恐惧、悲伤状态形成鲜明对比的是，父亲、儿子对于母亲实际的医疗讯息认知和母亲及女儿不同步，对于治愈性治疗抱有较高期待，认为"还没到那个时候"。医务社工在实务工作过程中，通过组织召开家庭会议、个案辅导等方式，一方面创造机会，引导未意识到实际情况或回避面对死亡的家庭成员参与到实际照顾中来，并以记录"陪伴日记"的方式"拉齐进度"，协助其认清现实；另一方面，在安宁疗护阶段，家庭成员之间逐渐增强的关怀照顾、相互支持，使得母亲及女儿的悲伤情绪得以宣泄和表达，她们获得了来自家庭内部的动力与支持，能够以相对平稳的情绪状态度过哀伤历程。

（二）优势视角理论

优势视角理论的实践原则是从服务对象或服务对象系统的优势出发，致力于以一种合作的专业关系进入社会工作干预实践，在合作中寻求可能性。着眼于个人及家庭的优势，以人的潜能为出发点，协助家庭从挫折和不幸的逆境中挣脱出来，本服务中应用的优势视角理论的基本信念包含：

（1）成员资格。优势视角理论相信每个人应该享有伴随成员身份而来的自尊、尊严和权利。成员的声音需要被听到，需求应得到满足。

（2）对话与合作。在个案工作过程中，医务社工应重点关注家庭成员之间的裂缝弥合。个人、家庭遭遇的危机也可能是挑战和机遇，医务社工应与服务对象合作，更好地服务于服务对象；与家庭合作，注重关怀、照顾和脉络；与团队合作，协助家庭妥善摆脱困境。

四、服务计划

（一）服务目标

1. 总目标

逝者善终，服务对象能够在生命末期身心安适；家属善生，减少遗憾。

2. 具体目标

（1）统一家庭的决策方向，缩小服务对象与家庭成员之间的医疗讯息认知差距，协助服务对象讨论照顾计划；

（2）协助服务对象做好疾病适应，缓解焦虑、恐惧、预期性哀伤等情绪；

（3）为家庭成员提供支持，缓解照顾压力，强化主要照顾者的陪伴能力，增强家庭成员的自我效能；

（4）协助家庭成员做好预期性哀伤处遇，帮助他们面对且接受亲人患病的事实，协助他们完成临终规划准备；

（5）哀伤抚慰，引导家庭成员合理宣泄哀伤情绪，给予他们抚慰支持。

（二）服务策略

基于对服务对象及家属需求的评估，服务计划包含以下几个核心议题处遇。

1. 临终准备议题处遇

针对家庭成员医疗及预后信息不对称的问题，医务社工组织召开家庭会议并邀请安宁团队参与，以家庭会议这一形式实现家庭核心成员与安宁团队的医生、护士、药师、医务社工等不同专业角色成员在医疗讯息、社会心理情境状态等信息上的同步（临终准备），为安宁疗护服务工作的顺利开展提供保障。

2. 生命末期家属陪伴技能支持议题处遇

在服务对象无法进行言语表达或出现意识障碍时，家庭成员借助"陪伴日记"实现道歉、道谢、道爱、道别"四道人生"的完成。

3. 哀伤抚慰议题处遇

在服务对象生前通过意义构建等方法应对服务对象与家属的预期性哀伤；在服务对象往生后，给予家属哀伤抚慰，如为家属特制"视死如生""给哀伤一个去处"等哀悼方式。

4. 个案介入摘要

个案介入摘要如表 4-2 所示。

表 4-2　个案介入摘要

主要问题需求与困境		介入目标	介入措施
服务对象疾病适应问题	☑对医疗有不当期待 ☑缺乏安全感，不信任他人 ☑心理调适问题	□强化情绪支持 ☑强化医疗了解 ☑协助疾病适应	☑病房关怀 ☑个别会谈 ☑协调医护团队解释疾病 ☑提供疾病相关资料参考 ☑情绪处理 ☑悲伤辅导
家庭成员疾病适应问题	☑对医疗有不当期待 □无法接受疾病预后（预后不佳/身心障碍/死亡） □心理调适问题 ☑因对疾病了解不足（疾病认知与专业人员有差距、对治疗及照顾计划不清楚、对病情和预后不清楚）产生的适应问题	☑强化医疗了解 ☑协助家庭成员面对且接受亲人患病事实 ☑强化情绪支持	☑病房关怀 ☑个别会谈 ☑家庭会谈 ☑协调医护团队解释疾病 ☑提供疾病相关资料参考 ☑情绪处理 ☑悲伤辅导 ☑社会资源咨询与转介
家庭问题	☑家庭成员角色转换 ☑家庭成员各自独立门户，意见不统一 ☑家庭成员遭遇重大变故，子女幼小缺乏人照顾	☑情绪辅导与短期咨询 ☑家庭关系咨询/协调 ☑协助家庭成员讨论照顾计划 ☑增强主要照顾者的自我效能	☑情绪支持、心理辅导 ☑家庭会谈
照顾问题	☑家庭成员照顾人力不足 ☑家庭成员照顾能力不足	☑强化主要照顾者的陪伴能力 ☑强化家庭成员照顾意愿	☑照顾者的喘息服务

五、服务过程

（一）个案介入时间轴

医务社工对本服务的介入时间轴如图 4-5 所示。

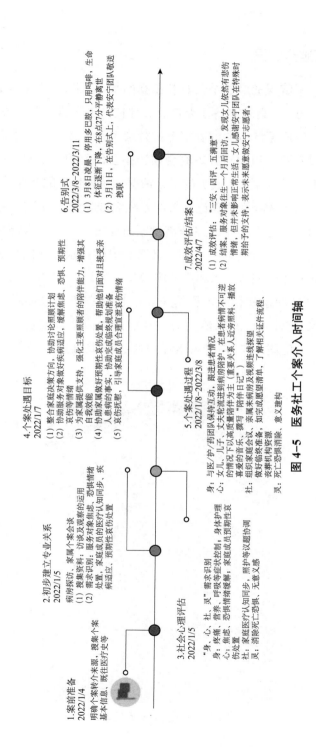

4. 个案处遇目标
2022/1/7
(1) 整合家庭决策方向，协助讨论照顾计划
(2) 协助服务对象做好疾病适应、恐惧、预期性哀伤等情绪
(3) 为家属提供支持，强化主要照顾者的陪伴能力，增温其自我效能
(4) 协助家属做好预期性哀伤处置，协助完成终期规划准备
(5) 哀伤抚慰，引导家庭成员合理宣泄哀伤情绪

6. 告别式
2022/3/8~2022/3/11
(1) 3月8日凌晨，停用多巴胺，只用吗啡，生命体征逐渐下降，在8点27分平静离世
(2) 3月11日式上，在告别式上，代表安宁团队敬送挽联

2. 初步建立专业关系
2022/1/5
病房探访、家属个案会谈
(1) 搜集资料：访谈及观察的运用
(2) 需求识别：服务成员的医疗认知同步、恐惧情绪处置，家庭成员预期性哀伤处置，预期适应、预期性哀伤处置

5. 个案处遇过程
2022/1/8~2022/3/8
身：与医/护/药团队保持互动，跟进患者情况
心：女儿、儿子、夫妻轮流到到病房陪护，在患者病情不可逆的情况下以高质量陪伴为主（重要关系人近旁陪伴），播放喜爱的音乐，撰写"陪伴日记"
社：组织家庭会议，亲属来病房及视频连线探望，做好临终准备，如死成愿望清单，了解相关证件流程。
灵：死亡恐惧消除、意义建构

7. 成效评估/结案
2022/4/7
(1) 成效评估："三安、四评、五满意"
(2) 结案：服务对象在一个月后回访，发现女儿依然有悲伤情绪，但并未影响正常生活，女儿感谢安宁团队在告别式时期给予的支持，表示未来愿意做安宁志愿者。

3. 社会心理评估
2022/1/5
"身、心、社、灵"需求识别
身：疼痛、营养、呼吸等症状控制，身体护理
心：焦虑、恐惧情绪缓解、家庭成员预期哀伤处置
社：家庭医疗认知同步，照护义等义务
灵：消除死亡恐惧感

1. 案前准备
2022/1/4
明确个案转介来源，搜集个案基本信息，既往医疗史等

图 4-5　医务社工个案介入时间轴

（二）个案服务过程

第一阶段：了解服务对象个人及其家庭的基本状况。了解其生活、疾病历程、重要生活经历、人际支持等主要信息，评估需求，建立专业关系。

第二阶段：家庭系统取向的安宁疗护社会工作介入。深入了解服务对象及家庭成员的背景资料，组织召开家庭会议，在会议前期、中期、后期等不同阶段，重点关注服务对象和家庭成员的互动情况，建立良好的专业关系。

第三阶段：基于优势视角理论，帮助家庭成员应对压力以实现生活的转型。在相对短暂的时间内优先考虑并迅速满足紧急需求，并从全人照顾的概念来考虑服务对象的需求，包括身体、心理、社会和灵性需求，在向家庭提供帮助的同时也针对服务对象的期待提供相应的服务。

第四阶段：借助家庭相册（见图4-6），陪伴服务对象回顾生命中有意义的瞬间，以消除其对死亡的恐惧，增强其生命价值感；鼓励家庭核心成员撰写"陪伴日记"（见图4-7），记录陪伴过程，以促进家庭成员自我效能感的提升。

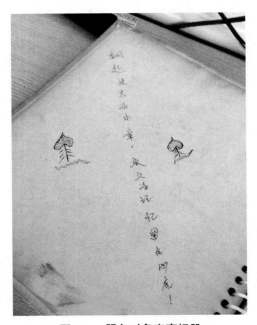

图4-6　服务对象家庭相册

第五阶段：与服务对象及家庭成员共同应对预期性哀伤。倾听服务对象讲述生命故事，回顾完整人生，进一步发掘生命意义，引导家庭成员通过表达自己对于服务对象的爱来赋予服务对象的生命以意义。

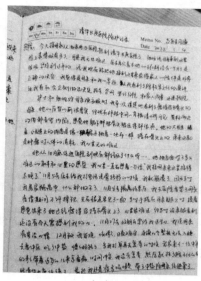

（1）

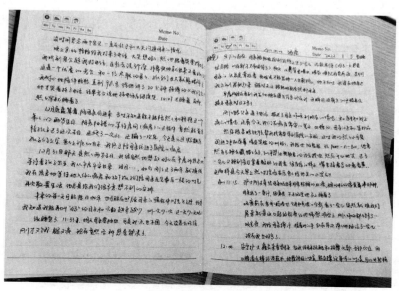

（2）

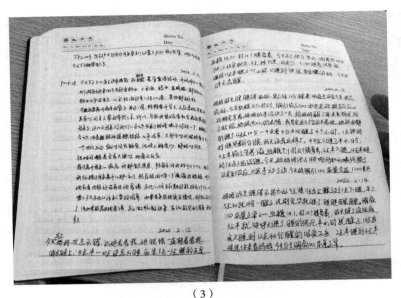

（3）

图 4-7　服务对象的儿子、女儿撰写的"陪伴日记"

第六阶段：总结、巩固已有的改变，帮助服务对象及家庭成员回顾整个个案服务过程，回忆自接受安宁疗护服务以来服务对象的变化；引导服务对象家庭成员与其告别，关注服务对象家庭成员的哀伤情绪宣泄，通过为不同家庭成员特制个性化的生活细节中的哀悼方式，如"视死如生""给哀伤一个去处"，引导家庭成员合理宣泄哀伤情绪（见图 4-8）。最后，安宁疗护团队送上挽联，家属也表示了感谢（见图 4-9）。

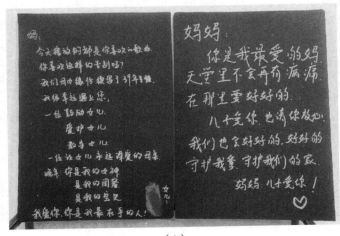

（1）

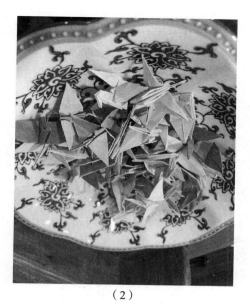

（2）

图 4-8　服务对象去世后家庭成员道爱、道别

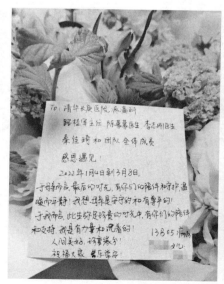
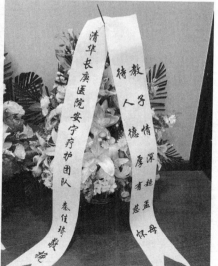

图 4-9　服务对象家属向安宁疗护团队道谢、安宁疗护团队敬献挽联

（三）个案服务过程记录

具体的个案服务过程见表 4-3。

表 4-3　个案服务过程记录表

干预日期	时长	地点	方式	目的	过程记录
2022/1/4	—	—	工作群组	接案	接到疼痛科医生转介，预估服务对象生存期（按月计），转介社服跟进评估服务对象的基本情况
2022/1/4	—	—	工作群组	初步搜集资料/开案	案前准备，了解服务对象的基本信息及初步医疗方案
2022/1/5	30min	13B05	初次个案会谈	1. 个案处遇：初步建立专业关系 2. 医护团队协作	病房探访（观察的运用）服务对象仅能够给予眼神、表情等非语言性反馈，与社工未能语言互动，其整体表现反映出身体、心理上的痛苦程度较高。本次探访主要与服务对象家庭的照顾者——女儿，护工进行了沟通，了解到当前阶段服务对象家庭身心、社、灵方面的诉求。 【服务对象看法及过往经历】服务对象生病前热爱生活，曾经是舞蹈团、乐团核心成员。服务对象对看法及知病末，但对于治愈性治疗仍有一定期待，进入安宁疗护病房的最大诉求为症状控制，减轻身体痛苦。【家庭期待】缓解焦虑恐惧情绪以及得到阶段及安宁疗护阶段家庭社会支持，身体症状控制以及整合介入。【身体层面】心理议题处遇 （1）恶性肿瘤终末期维持治疗：喘憋、疼痛控制、营养议题 （2）长期卧床身体护理等 【社会心理层面】家庭核心成员对于当前医疗讯息认知不同步，家庭处于危机调试阶段，家庭沟通模式不良；医务社工后续需在家庭成员认知同步、家庭沟通、家庭成员哀伤处遇等议题介入服务 【医护团队沟通】与安宁团队主管医师同步评估信息、接案处理，反馈初步跟进计划及需要医护团队协作的内容

续表

干预日期	时长	地点	方式	目的	过程记录
2022/1/7	60min	13B05	病房个案会谈	1. 个案处遇：服务对象社会心理诊断，确定主要问题，制订计划 2. 医护团队协作	综合评估服务对象病情，积极控制服务对象病情，在缓解症状的基础上，以身、心、社、灵等方面为服务对象及家属提供全方位的照护服务。具体如下： 【身体症状控制层面】 （1）间断有黄色黏痰，不易咳出，偶有发热，间断喘憋，考虑到有肺部感染的可能，给予雾化、祛痰、抗感染等对症支持治疗，症状较前缓解 （2）通过鼻胃管管进食，每次经鼻胃管补充端能肠内营养乳剂 200ml，每天三次，共计 600ml （3）家属诉服务对象翻身时有痛苦表情，考虑有骨转移导致的疼痛症状，予以氢吗啡酮注射液 PCA 镇痛 （4）双下肢静脉血栓，给予低分子肝素 4000IU Q12h 抗凝 （5）患有高血压、糖尿病及陈旧脑梗，血压、血糖控制平稳 【身体护理层面】 （1）身体护理 （2）压疮预防 （3）身体管路护理 【社会心理层面】 （1）女儿偏向于医疗解释的确定性，建议团队在可能的范围内尽量给予她确定性的回应 （2）女儿焦虑情绪明显，在母亲进入安宁病房前有接受心理咨询疏导的经历 【家庭及社会支持】 （1）临终照顾决策议题处遇需求 · 正式照护者——住院初期女儿与护工进病房护理 · 非正式照护者——丈夫每日视频联络，儿子长期在外地工作，会打电话询问母亲病情

续表

干预日期	时长	地点	方式	目的	过程记录
2022/1/7	60min	13B05	病房个案会谈	1. 个案处遇：服务对象社会心理诊断，确定主要问题，制订处遇计划 2. 医护团队协作	· 目前暂无朋友或他人访视需求 · 家庭成员沟通：丈夫、儿子不善表达情感；女儿有较为丰富的情感表达需求，焦虑悲伤情绪明显 【灵性层面】 信仰佛教，目前宗教需求不明显；对于死亡的恐惧感较重 【辅助医护团队工作】 做了腹水超声定位，预计行腹腔穿刺引流。医务社工协助医护团队反馈情况，征询医疗决策者对于实施腹腔穿刺的意见
2022/1/10	60min	诊间	家庭会议	1. 个案处遇：组织召开家庭会议，明确安宁疗护阶段的医疗照护方式、家庭信息、医疗决策等议题 2. 医护团队协作	一、家庭会议时间 14: 00—15: 00 二、参会人 路佳军、陈蒙蒙、张鑫淼、秦佳琦；服务对象丈夫、儿子、女儿（注：本次家庭会议服务对象本人未参加） 三、介入计划 1. 心理层面干预——当前家庭预后做出医疗抉择，医疗决策者以家庭会议方式在家成员同时在场的情况下讲解安宁疗护阶段照护重点，澄清非理性家庭预后期待，给子家属社会心理支持，纾解焦虑情绪 2. 家庭及社会层面——当前家庭核心成员对于当前疾病及 （1）对服务对象身体疾病核心成员有认知的理解，确保所有家庭核心成员对于当前疾病及医疗进程有认知保持同步 （2）协助家庭核心成员确定医疗决策方式，医疗决策者 （3）协助家庭核心成员讨论和确定关于轮流进入病房陪护的安排 四、家庭会议摘要 1. 会议议题及流程初步计划 （1）安宁团队及理念介绍 （2）关于服务对象身体疾病预后的医疗解释

续表

干预日期	时长	地点	方式	目的	过程记录
2022/1/10	60min	诊间	家庭会议	1. 个案处遇:组织召开家庭会议,明确安宁疗护阶段的医疗照护信息,家庭方式,家庭决策医疗等议题 2. 医护团队协作	(3) 家庭核心成员关于医疗决策方式的确定 (4) 家庭核心成员关于轮流进到病房陪护的安排 2. 协商照护目标六方面准备 (1) 为家庭会议准备合适的环境 (2) 询问服务对象和家庭成员对服务对象的健康状态的理解 (3) 弄清服务对象和家庭成员对未来的期望 (4) 讨论整体的目标和可行的选择 (5) 回应情绪 (6) 明确个性化的干预和支持方案 五、家庭会议介绍 议题一:安宁团队及理念介绍 议题二:关于身体疾病预后的医疗解释 【结果】丈夫、儿子对于安宁疗护理念达成共识 【结果】家庭核心成员对当前治疗策略无争议,对于疾病预后认知清晰 议题三:丈夫、儿子确定了后续轮流进到病房陪护,儿子已经顺利进到病房陪护
2022/1/11—2/28	8次,每次30min左右	13B05	病房个案会谈	1. 个案处遇:过程评估,协助资源获取,服务对象及家庭成员情绪疏解 2. 医护团队协作	基于病房探访及会谈结果,医务社工再次评估服务对象需求,发现其在家庭支持系统、死亡焦虑、预期性衰伤等方面存在服务需求 1. 家庭支持系统 【干预重点】 (1) 与家属,医护团队会面讨论医疗相关利弊,告知家属预后情况,参与关于疾病进程的讨论;与家属实时互动,告知其医院内协调进度,使其知晓安宁团队所做的努力,让她感受到一个专业团队在关注他们正在经历的危机事件,缓解丈夫、儿子、女儿的焦虑和预期性衰伤的情绪

续表

干预日期	时长	地点	方式	目的	过程记录
2022/1/11—2/28	8次，每次30min左右	13B05	病房个案会谈	1. 个案处遇：过程评估，协助资源获取，服务对象及家庭达成员情绪疏解 2. 医护团队协作	（2）引导服务对象家庭成员接受安宁疗护理念，如充分了解并接受病情的不可逆性，由最初对不接受服务对象进入生命末期到能够主动与临床医生沟通与临终安宁疗护方案的执行；引导家属高质量近身陪伴，如丈夫、儿子、女儿近身照顾，播放服务对象喜爱的音乐等 （3）链接支持系统，示范如何支持；基于服务对象家庭情况与新冠疫情期间防控政策要求，灵活运用线上方式进行沟通，促进对需求的讨论，达成共识 2. 死亡焦虑 【干预重点】 （1）评估焦虑 （2）与团队讨论如何缓解或消除服务对象的死亡焦虑与死亡恐惧 （3）在女儿的知情同意下，对其进行 HAD 评估 3. 预期性哀伤 【干预重点】 （1）识别预期哀伤 （2）与女儿讨论哀伤，协助其直面死亡，协助其安排母亲身后事 （3）"陪伴日记"，协助服务对象及核心家庭成员完成"四道人生"。医务社工鼓励丈夫、儿子、女儿将陪伴服务对象的过程，感受以"陪伴日记"的形式写出来，向亲朋好友及其他社会关系表达爱与感谢，以及道别。 【多学科团队沟通】医务社工与科室医护团队线上、线下同步评估，跟进的过程信息，及时反馈初步跟进计划及需要多学科团队协作的内容，如医务社工在病房探访的过程中通过观察及气味等评估服务对象在身体护理层面情况比较好，无压疮等，并将医疗处置结果及时反馈给家属

续表

干预日期	时长	地点	方式	目的	过程记录
2022/3/4	60min	13B会谈室	病房个案会谈	1.个案处遇：协助资源获取，家庭成员情绪疏解 2.医护团队协作	【临终医疗决策及家庭成员会谈】 参加人：主管医生陈蒙蒙；医务社工秦佳茜；丈夫、儿子、女儿 ・预立遗嘱并确认重要证件，遗嘱无争议后，准备的证件等信息。 ・监护人签署不采取有创伤抢救措施等文件，做出呼吸支持是否外部维持等医疗决策 ・病危时需要紧急通知的重要亲友是否有预先知会 ・濒死过程中是否需要举行宗教仪式，如祷告或是助念（无助念需求；只进行亲人擦身、穿衣等） ・已经预约使用医院住生室，告别式一并安排妥当
2022/3/8—2022/3/11	—	13B05/殡仪馆	往生/告别式/致敬	1.个案处遇：协助资源获取，家庭成员情绪疏解 2.告别式：团队致敬往生者	1.3月8日凌晨停用多巴胺，只用吗啡，生命体征逐渐下降，在8点27分平静离世 2.3月11日，举行告别式。医务社工组织安宁团队成员敬送挽联，致敬服务对象个体的生命意义。团队成员敬送的挽联如下： 【医师】 抗癌情深往生天成，母慈子孝风范长存。——陈蒙蒙敬挽 大音希声难声音传情，大爱无言唯念行止达意。——李志刚敬挽 【护理】慈颜难留笛音典范，美德勤劳传后世。——张鑫叕敬挽 【药师】儿女膝下乐享天伦，柔输非晚震尚满天。——李芳药师敬挽 【医务社工】教子情深情孟母，待人德厚有慈怀。——秦佳茜敬挽

续表

干预日期	时长	地点	方式	目的	过程记录
2022/4/8	—	—	成效评估/结案	1. 安宁团队成效评估 2. 家属回访	【安宁团队成效评估】医务社工在服务对象往生一个月后回访家属，评估安宁疗护服务成效，结果如下： 三安：患者安详、亲属安详、环境安顺 四评：评殡、评葬、评衰伤、评成长 五满意： 逝者生前是否满意 血亲家属是否满意 团队合作是否满意 政策互融是否满意 医务社工对自己是否满意 【结案】医务社工在回访时发现，女儿依然有悲伤情绪，但并未影响正常生活。女儿表示未来愿意做安宁疗护服务志愿者。基于个案家庭需要医务社工直接介入的服务的目标已达成，本服务宣告结束，做结案处理

六、结案与评估

（一）结案

以服务对象往生为标志时点，医务社工在一个月后进行了回访。基于个案家庭需要医务社工直接介入的服务的目标已达成，本次医院环境下的安宁疗护社会工作服务宣告结束，医务社工对其做结案处理。

（二）服务成效评估

本服务所使用的评估工具与评估结果如表 4-4 所示。

表 4-4　服务成效评估表

项次	具体评估内容	达成情况	评估摘要
"三安"	患者安详	基本达成	在疾病不可逆的情况下，疾病末期不适感及问题的产生是一个持续的过程，当前的医疗技术能够给予患者最大限度的舒适照护，本服务中的处遇基本达成了患者安详
	亲属安详	达成	在服务过程中，医务社工围绕服务对象及家庭成员，协同多学科团队开展"身心社灵"层面的整合照护，给予服务对象家庭充分支持，使得家庭相对平稳地度过了艰难时刻
	环境安顺	达成	医务社工引导家属将病房尽量布置成服务对象熟悉的生活环境，安宁疗护病房医疗设施完备
"四评"	评殡	达成	敬送挽联，充分尊重家属在出殡方面的需求，并给予他们全面支持
	评葬	达成	通过后期回访，医务社工了解到家属对于安葬事宜已安排妥帖
	评哀伤	基本达成	医务社工在服务过程中对家属的预期性哀伤处遇，一定程度上减少了服务对象往生后家庭核心成员复杂性哀伤的产生。女儿虽然依然有悲伤情绪，但并未影响其正常生活。哀伤的疗愈是个相对较长且较为个别化的情绪体验过程，基于个案跟进时效内综合评估，对家属的哀伤干预基本完成

续表

项次	具体评估内容	达成情况	评估摘要
"四评"	评成长	达成	1. 服务对象及其家庭成员由服务初期对病情不可逆情况认知不同步，甚至预期与现实相差甚远，到逐渐充分了解，由最初不接受服务对象进入生命末期到能够主动与临床医生沟通后续安宁疗护医疗方案的执行，有很大成长 2. 家庭成员之间角色的变化逐渐平稳完成，成员之间的互动更为紧密 3. 家庭成员明确表示未来有成为安宁疗护服务志愿者、帮助更多家庭获益的意愿
"五满意"	逝者生前是否满意	基本达成	服务对象最大的诉求为身体症状控制及家庭成员陪伴，这些诉求在安宁疗护阶段均得到了不同方式的回应。根据家庭成员的反馈，服务对象对于安宁疗护满意
	血亲家属是否满意	达成	根据医务社工和安宁团队观察及家属的反馈，家属对于安宁疗护满意
	团队合作是否满意	达成	在与服务对象家庭合作层面，促进服务对象及家庭成员更了解治疗过程，鼓励亲朋好友多陪在服务对象身边参与部分心理护理，给予服务对象及家庭成员协助 在与安宁团队合作层面，医务社工参与医护团队的常规查房和病例讨论。不同专业背景的成员基于各自领域内的专业视角产生交流，医学、护理、药学等专业技术人士从"生理"角度重点关注服务对象末期症状的缓解
	政策互融是否满意	达成	在新冠疫情环境下，尽量实现了全家全程的安宁疗护服务，服务过程符合国家法规政策、医院管理、疫情防控政策要求
	医务社工对自己是否满意	基本达成	基于个案所处的情境，医务社工尽量多维度回应服务对象和家庭成员社会心理层面的需求，在相关议题处遇及需求回应方面基本达成了服务目标

七、专业反思

（一）限定时间内快速介入

在安宁疗护服务中留给医务社工介入的时间通常不多，医务社工在临床实务中应该优先考虑并迅速满足服务对象及其家庭最为紧急的需求，这些复杂且紧急的需求涵盖生理、心理、社会和灵性等多个维度。根据马斯洛需求层次理论，排在首位的是服务对象及其家庭的生理需求和安全需求，如症状控制、照护能力提升、资源协调等；只有当基础层次需求被满足时，服务对象及其家庭才可以专注于对归属感、爱和尊重等需求以及最终的自我超越需求的处遇。

（二）安宁疗护社会工作临床实务中伦理议题的处遇

以医务社工协助服务对象及其家庭完成临终规划与预备议题处遇为例，在安宁疗护阶段，临终照顾决策议题处遇和安宁疗护"全队""全家"的实务过程，会给服务对象及家庭核心成员带来很多心理、社会方面的影响。医务社工在与服务对象和家庭核心成员讨论临终照顾决策时，会遭遇诸如以下伦理困境：成员意见不一致、预先医疗指示执行困难等。这些困境往往与服务对象、家庭成员和医护团队之间的沟通有关。在临床实务中，医务社工在基于服务对象自决的原则和现有医疗技术服务可及性的前提下，采取的干预措施包括组织召开家庭会议、为服务对象及家庭成员提供支持性咨询、与安宁疗护多学科团队合作、鼓励服务对象全家参与和探索临终照顾的选择，这些措施能够使服务对象家庭较平稳顺利地采取更合宜的临终医疗决策、照顾决策等，对于回应服务对象及其家庭安宁疗护阶段的现实需求是有较大帮助的。

鉴于临床安宁疗护实务中经常需要快速做出决定，且时常出现多样化的个案伦理议题，因此本服务中的安宁疗护多学科团队通常定期召开查房会议，利用团队查房会议的机会，展开关于临床中遇到的相关伦理困境的讨论。需要补充的是，在这种工作机制之外，仍需要设立一个处遇伦理议题的伦理委员会，建立规范的伦理议题监督讨论机制，以实现对临床实务中遇到困难的案例的探讨。医务社工及安宁疗护多学科团队成员可以就如何处理可能的伦理问题进行讨论并提出建议，从而做出更为合宜的处遇。

综上所述，死亡是一个不得不面对的医疗极限，在疾病无法治愈的情况下，通过安宁疗护医务社工的介入，尽可能地减轻服务对象痛苦，及时讨论临终规划与预备，尽量做好心理准备，及时完成未竟的心愿、表达心中的爱，让逝者安然、生者安顺，这是安宁疗护社会工作最大的价值和意义。

参考文献:

［1］陆晓娅.给妈妈当妈妈.桂林:广西师范大学出版社,2021.

［2］Kramer B J,Kavanaugh M,Trentham-Dietz A,et al. Predictors of Family Conflict at the End of Life:The Experiences of Spouses and Adult Children of Persons with Lung Cancer. The Gerontologist,2010,50(2):215-225.

［3］Barker K K. Electronic Support Groups,Patient-Consumers,and Medicalization:The Case of Contested Illness. Journal of Health and Social Behavior,2008,49(1):20-36.

［4］Fineberg I C,Bauer A.Families and Family Conferencing//Terry A,Otis-Green S.Oxford Textbook of Palliative Social Work. New York:Oxford University Press,2011:235-249.

［5］Gough K,Hudson P. Psychometric Properties of the Hospital Anxiety and Depression Scale in Family Caregivers of Palliative Care Patients. Journal of Pain and Symptom Management,2009,37(5):797-806.

［6］Clukey L. Anticipatory Mourning:Transitional Processes of Expected Loss.Dissertation Abstracts International:Section B:The Sciences and Engineering,2003,63(7-B):3467.

［7］何雪松.社会工作理论.上海:上海人民出版社,2007.

第三节 以人为本的肿瘤患者个案服务研究

导语

近年来,肿瘤疾病发病率在我国呈逐年上升趋势。随着社会老龄化程度日益加重,老年患者在肿瘤患病人群中所占的比例也不断增加。当老年患者被确诊为肿瘤时,随之而来的往往是患者的生活质量及整个家庭正常的生活秩序受到极大影响。

对于很多人来说,拿到肿瘤、癌症的诊断书就像提前拿到了死亡告知书,为了将生命结束的时间再推迟一点,大部分家属,尤其是子女往往选择与之战斗、战斗、再战斗。因此,他们很容易忽略患者本人的声音,比如采用什么医疗手段、如何看待自己的生命质量等。

　　安宁缓和医疗社会工作者（简称安宁社工）主要为重病/痛苦/末期患者及其家庭提供心理、社会和灵性等方面的支持照护和个别化干预，帮助患者解决问题，增进生命质量。本服务中，安宁社工在生理-心理-社会医学模式理论的指导下，运用求助者中心疗法和怀旧疗法，改善了服务对象在被迫选择化疗以及进入重症监护室后预后差的现状和情绪低落、焦虑不安等心理问题。

一、服务背景

　　服务对象兆某，男，70岁，河南信阳人，已退休。兆某于2021年11月因脑梗住院，20余天后出院，后因肾功能不全、呼吸衰竭等躯体症状反复入院进行治疗。2022年年初，兆某被查出患有惰性B细胞淋巴瘤，不除外大B转化。3月初，兆某在夜间持续发热，家属考虑为其进行化疗，将兆某送入北京协和医院。而对于化疗，兆某本人是明确拒绝的，只希望自己在发热症状缓解后就出院回家，最后因拗不过儿子、儿媳的央求而同意进行化疗。3月11日，兆某在开始G-COD化疗后出现化疗副作用，病情告急，随后被紧急送往重症监护室进行为期14天的治疗。重症监护室是抢救、治疗、护理各类危急重症患者的场所，由于这里的患者病情复杂、医护人员抢救任务重、环境卫生要求高等，因此形成了一个相对封闭的疗护环境。对于身处重症监护室的危重症患者而言，面对生理疼痛、病情变化可能会带来的死亡结局和昼夜不明的客观环境，常常会产生强烈的焦虑和恐惧心理。

　　本服务在服务对象兆某出重症监护室后开始。兆某的主管医生为安宁缓和医疗组成员，在几次到重症监护室探望兆某的过程中发现了兆某的情绪问题。当兆某由重症监护室转回普通病房后，主管医生随即将兆某转介给安宁社工，期望安宁社工针对兆某情绪低落的状态提供支持。因新冠疫情防控需要，医院只允许一人陪床，加之兆某体弱，护理难度较大，所以家属决定请专业护工进行照护，他们会偶尔在病房外送一些必需品。因安宁社工非病房常驻人员，所以一直没有机会接触到兆某的家属。本服务的实际服务时间是2022年3月30日—4月30日。

二、接案与预估

（一）基本情况

1. 疾病情况

服务对象兆某一直身体硬朗，自 2021 年 11 月脑梗后，身体逐渐衰弱，往后半年左右的时间都在与医院打交道。2022 年年初，兆某被确诊惰性 B 细胞淋巴瘤，随之出现消化道出血、感染、呼吸衰竭、肾功能不全等各种状况。入院七天后，兆某在家属的极力坚持及主管医生的评估下进行化疗，随后出现剧烈不良反应，被送入重症监护室抢救。14 天后，兆某虽然转出重症监护室，但预后情况仍不乐观。

2. 家庭情况

兆某出生于河南省信阳市，目前一家六口在北京市生活，家中还有妻子、儿子、儿媳、孙子、孙女。六口人一直生活在一起，孙子、孙女由兆某和妻子带大，与他们感情深厚。兆某 17 岁时在新疆参军，后与妻子经人介绍相识结婚。兆某妻子的原生家庭环境较好，父母均为离休干部。兆某对于妻子能嫁给他这个农村出来的小伙子很感恩，从部队转业到洛阳后，夫妻二人得以团聚。兆某有兄弟姐妹四人，与小妹关系最亲密。服务对象兆某的家庭结构如图 4-10 所示。

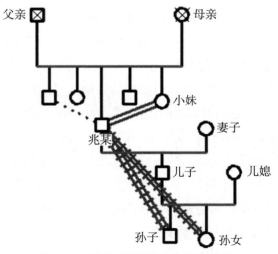

图 4-10　服务对象兆某的家庭结构图

3. 经济情况

兆某在原单位是干部身份，65 岁退休，有退休金和医疗保险，平时自己也会理财，家庭经济情况良好，可以负担基本医疗支出。

4. 情绪状况

兆某从自知患有肿瘤开始，对于治愈性治疗一直持保守态度。出于个人经验，他始终认为顺其自然就好，但是作为家属的儿子、儿媳坚持让兆某进行化疗，他们认为只要有机会就应该搏一搏，不能放弃。化疗的不良反应造成兆某刚完成第一次化疗就被送进重症监护室治疗长达半个月。在重症监护室，兆某除了会面对封闭性环境外，还会因安全性考虑被束缚双手双脚，同时会接受大量入侵性治疗。兆某在意识清醒时能感受到自己虚弱的状态，很多时候认为自己已经无法离开重症监护室，可能在生命结束时都无法见到日夜想念的家人。因此，他的情绪变得低落，感到担忧而无力，在内心深处对家人的选择产生了一定的埋怨，并且后悔自己没有坚持主见，与此同时对家人还有着深深的不舍。

5. 社会支持情况

兆某在老家有一小妹与之感情深厚，小妹虽然知道哥哥患病，但一直不清楚哥哥疾病的真实情况，家属也未进行告知。兆某与妻子感情深厚，住院期间，妻子经常打电话给兆某加油打气。儿子、儿媳孝顺，曾多次向医生表示治疗父亲疾病花多少钱都愿意。兆某为人亲和，入院后与医护及护工关系融洽，大家对他都很关照。

（二）需求评估

1. 问题分析

安宁社工根据查房的结果，结合与兆某沟通交流的内容，总结出兆某主要面临以下问题。

（1）生理方面：兆某从重症监护室出来后身体虚弱，全身无力，有发热症状，生活无法自理，意识状态差，有谵妄表现。

（2）心理方面：由于兆某在封闭的重症监护室停留时间久，产生了孤独、悲伤、担忧和情绪低落的问题，偶有唉声叹气的情况。

（3）社会方面：兆某虽然已经退休，但日程安排丰富，平常会接送孙子、孙女上下学。兆某自入院后不仅无法接送孩子，连走路都成问题。兆某对朋友的关心问候偶有回避。

（4）灵性方面：兆某对死亡比较平静，唯独割舍不下家人。他首先是对自己无法见到孙子、孙女长大成人感到遗憾；其次是因老家小妹身体不好，放心不下她，怕自己走后没人能照顾她。

2. 需求分析

（1）生理方面：根据兆某本人意愿，安宁社工与主管医生沟通，协助其就目前身体状态、疾病进展程度等问题向兆某进行详细而全面的解释，以帮助兆某对自身疾病情况有正确的认知。

（2）心理方面：安宁社工与兆某建立良好的信任关系，利用自身专业知识，为兆某提供心理和情感方面的支持，缓解其情绪问题。

（3）社会方面：消除躯体症状给兆某带来的负面影响，鼓励其在身体状态良好的情况下回应朋友的关心，并主动与老家小妹进行联系。

（4）灵性方面：帮助兆某重新梳理生命过程。

三、理论与实务模式应用

（一）生理－心理－社会医学模式理论

美国精神病学和内科教授恩格尔（Engel）在 1977 年发表了题为《需要新的医学模式：对生物医学的挑战》的文章，提出了一种新的医学模式，即生理－心理－社会医学模式。[①]该医学模式理论从生物和社会的角度理解人的生命，理解人的健康和疾病；认为医学模式不仅要关注患者的躯体，而且要关注患者的心理需求；不仅要关心患者个体，而且要关心患者的家属及社会。

在本服务中，安宁社工根据这一理论，不仅关注兆某的疾病本身，还以对生命的尊重为首要条件，关注兆某所处年龄段的身心发展特点及需求，有针对

---

① Engel G L. The Need for a New Medical Model：A Challenge for Biomedicine. Science，1977，196（4286）：129-136.

性地帮助兆某打开身心，从而与家属及社工沟通互动，帮助缓解不良情绪，充分满足其生理、心理及社会需求。同时，在促进兆某适应疾病的基础上，致力于帮助其消除或减弱在院期间产生的"社会断层"现象，通过医院－家庭－社工三方共同搭建起的社会支持网络，帮助其减轻在院治疗过程中产生的社会脱离感及孤独感，促使其增强自我效能感。

（二）求助者中心疗法

求助者中心疗法建立在人本主义的哲学基础上。人本主义疗法的目的不仅仅包括解决服务对象的问题，更注重为服务对象的成长提供支持，其本质在于使服务对象认识到自身价值，运用自己的能力解决当前甚至是未来可能发生的问题。[①]求助者中心疗法的基本假设是人性本善，人是完全可以信赖的，且具有自我实现和成长的能力；人有很大的潜能去理解自己并解决自己的问题。因此，这一理论更强调社会工作者的态度、个性以及与服务对象的关系，而不是技术。服务对象在专业关系中感受到了社会工作者的真诚、其对自己感受的尊重与共情，因此开放自己的体验，并将新的体验迁移到其他关系中，聚焦当前时刻，体验和表达情感。

在本服务中，兆某最初面对肿瘤治疗时主张保守治疗，因为他曾遇到过三位患癌同事在采用化疗、靶向治疗等各种治疗手段后病情均未好转，而且当事人遭受了很大的痛苦，所以他不希望自己也这样。但子女认为那都是别人的经历，自己的父亲不会那样，不尝试就会错失机会，因此坚持让兆某进行化疗。作为父亲的兆某理解孩子们的孝心善意，但他本人又有自己的看法，当两种意见不一致时，他就产生了心理冲突。为了避免心理冲突带来的痛苦，也让家人放心，兆某改变了自我观念，"他们都是为我好"的观念占了上风，从而压抑了真实的自我。因此，安宁社工要协助兆某在无条件积极关注、真诚、信任的关系下"变回自己"。

（三）怀旧疗法

怀旧疗法是一种常用的心理治疗方法，其概念最初源于老年精神学。怀旧

---

① 郭念锋.心理咨询师（二级）.修订版.北京：民族出版社，2012：96.

疗法是指通过调动当事人对自身以往经历、情感等多方面的回忆，将其带入曾经的美好情境之中，以此帮助当事人平静心情、舒缓情绪，更好地认识自己。

作为一种特定的心理资源，怀旧在心理学界的运用具有广泛的积极意义。因此，针对兆某的情绪低落问题，安宁社工借助怀旧疗法开展服务，在安全、舒服的沟通环境中，用兆某熟悉的老照片、美食的制作来引发他对过去的回忆，使其可以自然而然地分享自己的生活经历，引出愉快的经历体验，从而减少心中的烦闷，增加自我认同感。

四、服务计划

（一）服务目标

1.总目标

协助服务对象在住院期间及时得到医疗干预，帮助其减轻生理病痛，缓解负面情绪和压力，增强其对症状控制的信心，同时降低其面对死亡结果时的预期性哀伤。

2.具体目标

（1）协助服务对象与医生沟通，了解其治疗的真实情况，掌握治疗进度。

（2）帮助服务对象适应在院期间的环境，为身体康复做好准备。

（3）协助服务对象缓解其在重症监护室治疗期间产生的心理和情绪问题，并给予其情感支持。

（4）引导服务对象学会与家人进行道谢、道歉、道爱、道别，梳理未完成事件。

（二）服务策略

（1）了解服务对象的服务意愿，与之建立良好的专业关系。同时向服务对象的主管医生与其所在病房的护士长了解服务对象的病情，收集服务对象的个人基本资料并给予其情感支持与情绪疏导，传递安宁社工"始终都在"的理念，降低服务对象的孤独感。

（2）通过倾听、同理、无条件积极关注等人本主义技巧正面关心服务对象。

不管服务对象袒露出什么样的情感，安宁社工都要给予其充分的理解和信任，鼓励服务对象释放压抑在内心的情绪。

（3）在建立双方信任关系的基础上，与服务对象展开有关死亡话题的讨论，如对目前身体状态的理解、对未来的担忧以及本人希望和优先处理的事情等。

（4）运用怀旧疗法和生命回顾法，引导服务对象发现或重新诠释生命的意义、化解心理冲突并尝试放下心中的不满，协助服务对象降低预期性哀伤。

五、服务过程

（一）建立良好的专业关系，收集服务对象的个人基本信息

由于服务对象兆某是由其主管医生转介给安宁社工的（兆某的主管医生观察到兆某情绪失落，希望安宁社工给予陪伴与支持），兆某本人的求助意愿并不清晰，因此，安宁社工首先参与查房（见图4-11）并向主管医生详细询问兆某的病情，然后在主管医生的引荐下开始与兆某接触。兆某对安宁社工的态度很礼貌，虽然并未拒绝与安宁社工进行沟通，但表现出明显的距离感，求助意愿并不强烈。

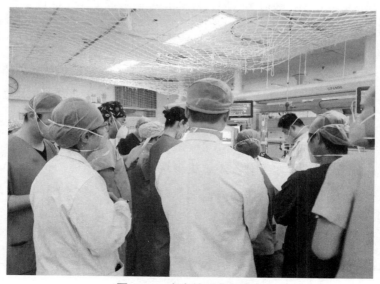

图 4-11　安宁社工参与查房

转机出现在兆某妻子打来电话之后，当时兆某刚从重症监护室出来不久，身体依旧较为虚弱，四肢无力，无法自行接听电话，只能由护工帮忙举着手机。安宁社工当时也在场，但与兆某之间存在一定距离，因此无法听清电话里的声音。兆某回应的第一句话是"别担心我"，后面的回应有"大夫说，过几天我就能回家了""嗯，我要陪你久一点，尽量多陪一天"，简单却充满爱意。交流间，安宁社工观察到兆某眼眶已经湿润，极力压抑着情绪的释放，安宁社工见状主动握住了兆某的手，兆某的眼泪迅速从眼角滑落。随后，兆某因为血氧值低无力说太多话，所以很快就挂断了电话。安宁社工继续握着兆某的手待了一会儿，然后拿起纸巾为兆某擦掉了眼泪，并轻轻抚触其后背，帮助其缓解情绪。二人随后进行了以下对话。

兆某："姑娘，让你见笑了啊。你快坐，咱们聊聊。"（同时示意护工去病房外等候。）

安宁社工："叔叔，刚才打电话的是？"

兆某："我妻子。我这刚从监护室出来，她不放心问问我情况。"

安宁社工："叔叔您受苦了。在您刚入院不久我跟着医生查房时见过您的，说实话今天再见我都没认出来您，您瘦了很多。"

兆某："是吗，我们见过啊？确实在里面太遭罪了，D医生去看过我几次就想接我出来。"

安宁社工："我听D医生说了，您真的很不容易。"

兆某："唉，你也见过我刚来的时候的样子吧？看看现在，全身管子，自己也没力气动，变化太大了。当时我就说不要化疗，可孩子不听呀。"

安宁社工："听起来您对这次化疗是有些后悔的。"

兆某："我知道孩子是出于孝心，我也不怨他们。"

安宁社工："那您为什么不希望化疗呢？"

兆某："我身边有三个癌症同事都做化疗了，没一个好的。我现在也很虚弱。"

安宁社工："目前身体上您感觉到哪里最不舒服？"

兆某："口干，发热，浑身无力。"

…………

由于兆某身体虚弱，为了让其有充足的休息，安宁社工没有过长时间打扰他。在这次交流中，安宁社工运用倾听、共情、鼓励等技巧主动关心兆某，收集到了兆某的生理症状、疾病治疗过程、个人基本信息、家庭环境、情绪状态等相关资料。在安宁社工离开前，兆某主动提到"姑娘，下次再来"。轻松而自然的交流让安宁社工与兆某建立起良好的专业关系。

（二）开启死亡话题讨论，给予服务对象情绪支持与疏导

从循证医学的视角来看，兆某所患惰性 B 细胞淋巴瘤是可以通过化疗手段达到治疗目的的。因此，在家属与主管医生共同讨论过后，家属决定让兆某尝试 G-COD 化疗治疗。但兆某在第一次化疗后就出现了极大的副作用反应，导致其病危被送入重症监护室抢救了半个月。这是任何人都不愿意看到的结果，特别是对于原本就不赞成进行化疗的兆某本人来说，无论是在疾病进展还是在情绪上，都可以用重创来形容。与此同时，兆某在转入普通病房后感染一直未得到有效控制，除持续发烧外还伴有出血情况，并且可能会面临死亡。

死亡在中国人的观念中是一个很难开口谈论的话题，但逃避谈论这一话题很容易错失掉交代重要事情的机会，造成生者无法善生、死者无法善终、生死无法善别的遗憾局面。因此，对于安宁社工而言，与服务对象讨论死亡话题是必修课。

安宁社工在与兆某建立了良好的信任关系、兆某的病情进展尚不明朗的前提下，主动向兆某提起疾病预后的话题。

安宁社工："您对您的病情怎么看？"

兆某："我能感觉到自己挺虚弱的。即使很快走，我也能接受。我这辈子满足了，真的。"

安宁社工："那有什么是您比较担心的吗？"

兆某："其实也没什么……但是我要走在了妹妹前面，就没办法照顾她了。"

安宁社工："为什么？"

兆某："我妹妹一家在河南老家，我那个妹夫可差劲了，根本靠不住。

她身体也不好，我妹夫都不掏钱给她治，一家子都靠我帮衬着，她两个儿子的房子也都是我出钱买的……"

安宁社工："您这么放心不下她，跟她说过您的情况吗？"

兆某："她知道我生病，但是不知道具体情况。我怕吓着她。"

安宁社工："假设有一天您离开了，她会知道吗？按照您对她的了解，您觉得她知道后会怎么样？"

兆某："她一定会非常伤心，一定会来北京。"

安宁社工："您想见她吗？"

兆某点头。

安宁社工："如果一定会见面，为什么不提前安排她来看看您？"

兆某："你说得对啊。"

安宁社工握住兆某的手（见图4-12），回应道："你们还可以好好说说话呢。您放心自己的妻子吗？"

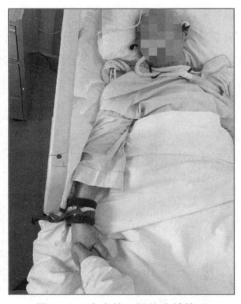

图4-12　安宁社工握住兆某的手

兆某："我妻子她是挺乐观的人，对她我更多的是愧疚。我过去的生活只有工作，家里都是她操心，没有清闲的时候，特别辛苦……"

安宁社工："我能听出来您对阿姨非常的不舍。您有跟她表达过这些吗？"

兆某摇摇头。

安宁社工："叔叔，我很感谢您对我的信任并告诉我这些，其实我想阿姨她也非常希望听到您的这番话。比如谢谢她几十年的付出，道歉没有好好陪过她，以及向她表达您对她的爱意，她听到会很开心。"

兆某："我可能说不出口。"

安宁社工："试试看。您和阿姨谈论过以后吗？"

兆某："这半年来我频繁住院，身体糟透了，我俩讨论过我死后的安排。"

安宁社工："您具体说说都说过什么？"

兆某："我不会在家死，会选择在医院，不想给他们添负担。死后一切从简，也不用买墓地。距离我家步行10分钟有条河，骨灰直接撒里面就行了。"

安宁社工："没想到您已经跟家里人谈过这么多。"

兆某："是的。你知道吗，今天D医生跟我说，如果我感染控制住了，就可以回一趟家。"

安宁社工："叔叔，刚才您说这句话的时候我觉得您眼睛都亮了。"

兆某："嗯，我听到这个消息很高兴。我很惦记孙子孙女，他们还很小，我没有机会看到他们长大成人了。也许我这也是最后一次回家，我想再看看他们。"

安宁社工："他们知道您的病情吗？"

兆某摇摇头。

安宁社工："我知道两个孩子是您亲手带大的，与您感情深厚。如果同样瞒着他们，您觉得对他们的成长会不会有影响？其实孩子是我们成人特别容易忽略的，但是事实真相对他们来说特别重要。"

兆某："小孙，你说到的这一点太重要了，我确实没有想到。"

安宁社工："等您状态好一些了，回到家里亲自跟孩子们谈，我觉得会起到很好的效果。同时别忘了您的儿子儿媳。我觉得您这段时间的遭遇对他们来说也是一种创伤，您能亲口跟他们谈谈您的心里话也非常有必要。您好的坏的想法都能说，这个过程也是对您自己情绪的一种处理。"

（三）回忆往事，与过去的美好感受相连，重释生命意义

生命回顾是一个重温过去的过程，能够让人们看到自己一生的重要性，使得自己的人生更有意义。服务对象兆某近 70 年来的身体素质很好，一直很硬朗，即便确诊肿瘤后，各方面指标也比较平稳，且疾病未妨碍到他的社会功能，但如今只能卧床的他会觉得自己是个累赘，不用说下地走路了，连翻身都需要别人的帮助才可以完成，这让他感觉到非常无助。

兆某跟安宁社工提道：自己做了一辈子的主，现在连吃什么都决定不了，只能听大夫的评估；就算回家也只能躺着，什么都干不了……话语间，兆某的悲伤、落寞及无力感展露无遗。安宁社工主要运用支持性技巧陪伴兆某（见图4-13），倾听、回应他并给予他情绪上的支持，安慰他对于家人来说"在，最重要"。同时引导兆某思考回家后是否还有什么重要的话说给重要的人听。

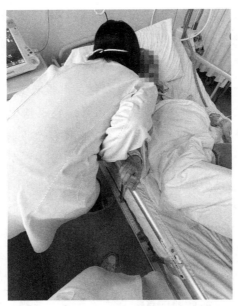

图 4-13　安宁社工在病房陪伴服务对象兆某

兆某："对，我得跟老伴儿说她太辛苦了，照顾孩子、接送上下学、做家务，我觉得亏欠她一辈子，以后我也无法为她分担了。"

安宁社工："只要您在，对他们来说就是很大的安慰。"

安宁社工询问了之前沟通中提到的拿家里的相册来看这件事情是否安排了。兆某让护工从柜子里拿出来两本相册。相册很厚，里面有兆某和其妻子、儿子儿媳和孙子孙女的各种照片。在兆某体力允许的情况下，安宁社工翻阅这些照片的同时，兆某讲述了照片背后的故事。回忆间，兆某不时地笑着，自豪地说起自己擅长做各种面食，都是在新疆参军时跟一个大师傅学的，特别地道，转业后还给著名主持人、演员和领导做过面吃，对方也赞不绝口。

兆某讲述的关于自己过去经历的故事中，大部分是欢乐的、自豪的。比如提到股票，兆某拿出手机，很大方地向安宁社工展示自己购买的股票走势图，说自己研究股票 20 余年，虽然股票波动大、有赔有赚，但是总体上是赚钱的。同时，买股票不只会涉及经济问题，还会涉及国际关系、政策扶持等，所以一定要关注新闻，便于分析形势。"这些年股票赚的算起来能买城中一个小平方米的房子了。"说到此处时，兆某展现出一种成就感。

当然，回忆中也有痛苦的故事，也有家人之间的矛盾。但无论事情本身是积极的还是消极的，兆某在倾诉的过程中都感受到了自己的情绪，并在安宁社工的帮助下排解了不良情绪，同时从中获得了人生的满足感，提升了自我认同感并维护了尊严。临别时，兆某说："如果我死了就不行了，要是我状态好了，邀请你来我家给你讲讲我的故事，都能写一本书了。"

虽然这些过去的存在已然成为经验，但足以让服务对象感知到自己与社会的联结，可以帮助服务对象勇敢地继续向前走，对其产生了重要的积极影响。

（四）前行路上，你我同行，重启生命之门

经过持续的对症治疗，兆某的身体指标逐渐稳定，说话吐字也越来越清晰。某日早上，兆某见到安宁社工到来，远远地挥手示意。被问起高兴的原因，兆某说早上查房医生评估他已经符合出院标准了，也可以进食了，再调整一下用药就可以出院了。听到兆某开心的表达，安宁社工也为其高兴，并肯定他如今的结果和其坚强的意志力分不开。兆某点头认同，再次说出自己对在重症监护室住了 14 天的感慨。兆某描述躺在里面很痛苦，自己被绑着，灯光也很亮，几乎从不熄灭；要不是自己意志力较强，原本身体底子又比较好，那段时间真的很难熬过去，自己再也不想经历一次了；如果自己要"走"，千万不要再折腾，让自己顺其自然地"走"。同时，他表示自己是怀着要见到家人的信念才撑过了最痛苦的阶段。经历的种种让兆某非常感恩病房团队的医护人员们，比如 D 医生、R 医生以及安宁社工。他们不仅持续关心和照顾他，并且会将所有的病情信息都进行充分告知和讲解，同时征求他的意见，发现问题也非常及时，这是兆某在其他医院没有体验过的经历。

安宁社工也向兆某对团队的信任表达了感谢，并帮兆某回顾了整个服务过程以及他在这个过程中的改变，同时告知兆某这一切与他自己的努力分不开。如果没有坚强的意志力和放松的心态，很难出现今天这样一切向好发展的局面。不管未来遇到何种困难，希望兆某始终相信自己，医护人员和安宁社工也始终都在。此外，安宁社工还向兆某及其家属交代了回家后的一些注意事项，比如饮食、排便等问题要持续关注，以及其他重要事情的安排。兆某开玩笑地说："我就回家住两天，很快就回来。时间久了我也怕给家里添麻烦，照顾我不容易的……"

（五）结案

兆某回家后在家人的陪伴下病情逐渐稳定。随后，安宁社工从兆某的主管医生那里了解到兆某已经开始继续化疗，各项身体指标良好。安宁社工告诉主管医生，如果有需要，当兆某再来住院时可以联系安宁社工。对于本阶段助人关系，安宁社工决定结案。

六、结案与评估

对于本服务的服务效果，主要通过观察法和过程记录进行评估。通过询问服务对象的主管医生和服务对象出院当天与其妻子的碰面了解到了服务对象的前后变化，会发现服务对象的心态以及对家人的态度得到了较大改观，对未来的治疗和生活充满希望。通过此次服务，安宁社工也收获了很多。总体来说，本服务的服务目标基本实现。

（1）服务对象对于每个阶段的治疗进度都有全面的了解。

（2）服务对象积极克服身体变化所带来的适应问题，配合康复治疗，病情有所好转，在医生的批准下出院回家。

（3）服务对象在住院期间的恐惧、无助、担忧和哀伤等情绪得到一定的缓解。

（4）服务对象妻子告知安宁社工，服务对象在入院前不愿意跟别人交流，打电话都会话没说完就挂掉，但现在服务对象在情感上更细腻了，不仅会嘘寒问暖，而且善于表达感谢。

七、专业反思

面对威胁生命的疾病时，医生希望用自己的专业知识帮助患者摆脱疾病，获得生的机会。子女则将希望寄托在医生身上，认为只要可以治就一定坚持治，不管花费多少，虽然心里明白"钱"不能"买命"，但总是向医生强调"不管花多少钱，我们都要治！"而很多老年患者更倾向于顺其自然，有尊严地、安静地离开。但对亲人的牵挂改变了他们原本的想法，他们不再看重生命的质量而选择"活着就最好"。他们愿意配合医生的治疗，尽管治疗过程是痛苦难熬的，但是执念战胜了疼痛，赢得了在人间多待一天的"胜利"……

安宁缓和医疗是基于人性的需要而兴起的，通过医生、护士、社工、药师、理疗师、心理师、志愿者等人员组成的多学科跨专业协作团队服务，为患有危及生命的疾病或处于疾病终末期的患者及其家属提供帮助，减少患者身体疼痛的同时更关注患者的内心真实感受，帮助患者有尊严、有质量地走完人生最后一段旅程。

安宁缓和医疗强调团队协作。在本服务中，安宁社工对服务对象兆某的个案介入是经由其主管医生转介而来的。虽然兆某并不在安宁病房，但原团队医护人员是安宁缓和医疗的践行者，在照护过程中秉承着以患者为中心的理念，同时了解安宁社工的作用，于是将兆某转介给安宁社工，如此便可以恰如其分地发挥医护社联动作用，团队众人各自担当好自己的角色，相互沟通促进，共同提升服务对象的就医体验。

安宁缓和医疗社会工作作为一门助人的专业和职业，最珍贵之处在于能在服务对象生命脆弱之时给予支持和关爱，无论服务对象是何种状态，都以包容接纳的态度陪伴在他身边，让服务对象感受到被看见、被关注，进而充满希望与力量。在本服务初期，安宁社工与服务对象兆某谈论其身体情况认知时，兆某多次提及家里人坚持让他化疗，造成他吃不能吃、喝不能喝、动不能动、全靠别人帮忙。但他不怪家人，并表示能够理解他们的选择。这其实与安宁社工观察到的兆某的非语言信息并不一致，兆某在表述过程中会出现皱眉、声音低沉和叹气的表现，这时需要安宁社工通过技巧让他充分感受到尊重、安全和完全的接纳，从而促使其自由地表达个人的情感，接受自己当前真实的感受。随着沟通的深入，后来兆某不再否认、抵制自己的负面感受，可以切实生动地体验自己真实的情感，并愿意在一种无比放松的情况下说出来，例如"姑娘，你可不知道重症监护室里可太苦了，黑白不分的，我这辈子也不想再去。这期间我知道 D 医生去看过我好几次，总想带我出去，我特别感激。要说没有一点怨是不可能的，我本来不用这么遭罪呀……"

　　同时，死亡教育也是安宁社工工作中必不可少的一环。很多晚期患者或是会无奈地选择认命，或是用尽各种办法表示不认命，甚至拒绝谈论死亡话题。不能接受死亡就无法好好告别。心脏跳动不能代表"活着"，"死亡"也并不代表彻底离开。安宁社工需要帮助和引导患者及其家属更好地认识死亡，学会正确地看待生命的意义。在本服务中，服务对象兆某因为经历过身边同事的离世，自己可以平静地接受死亡的结局，但对于家里人的安排自己还没有准备好。兆某最看重的是孙子孙女，但他重病的消息一直没有对两个孩子说过。在安宁社工的引导下，兆某意识到了这件事的重要性并感谢安宁社工的提醒。其实死亡教育早在 20 世纪 20 年代就在美国兴起，此后，很多国家依据不同的年龄阶段在各级各类学校中设置了死亡教育科目。但在中国，死亡教育仍旧是稀缺的教育产品。死亡教育应是人一生中不可缺少的一部分，我们唯有不惮于谈论死亡，将死亡看成一件稀松平常的事情，才能教育孩子正视生死，更好地珍惜生命。这样当孩子真正面对死亡的时候，才能和即将逝去的生命好好道爱、好好告别，即便生命逝去也能悲而不伤。

　　目前国内安宁疗护服务、缓和医疗服务在政府的推动下正处于积极发展阶段，但很多人对这些服务的认识比较有限，甚至还有很多误区，认为选择这些服务就是"等死""放弃""不积极治疗"等，或者认为安宁疗护与缓和医疗没有什么区别，但其实 WHO 对缓和医疗有明确定义：缓和医疗是一种临床医疗与社会关怀的照护方法，为遭受威及生命的疾病痛苦的患者及其家属提供整体的关怀，通过对疼痛和其他症状（包括生理、心理、社会和灵性上的）的早期识别、正确评估和治疗，来预防和缓解患者的身心痛苦，以提高患者及其家属的生命质量。从这个定义中可以看出，缓和医疗在介入时间上明显早于我们所认知的临终关怀，其介入时间是不可治愈疾病的早期，是伴随疾病始终的。

本服务中，安宁社工对服务对象兆某的介入就是安宁缓和医疗服务的真实体现。简单来说，虽然安宁社工向兆某提供了服务介入，但这并不意味着进入安宁缓和医疗的患者就被"宣判"了死亡，他们在症状控制良好的前提下依然有权转入其他专科进行原发病的治疗，就像兆某一样。当患者身体不再适合治愈性治疗且进入生命末期时，安宁缓和医疗服务可以给予患者生理、心理、社会和灵性上的照护，使患者尽可能无遗憾、安详地离世。

在死亡面前，有人坦然面对，有人极力挽留。虽然我们总是有不同的选择，但是我们最终都应该学会告别。平静地告别，让活着的人继续生活，让即将离开的人坦然地离开。本服务中的服务对象兆某一开始拒绝接受化疗，但为了子女而选择接受。治疗过程中，兆某身处重症监护室压抑的环境，虽然内心充斥着孤独感，但每每想到亲人便咬牙坚持，其间的痛苦、压力以及对亲人的思念，兆某始终没有表达出来。兆某和子女以一种含蓄又隐秘的方式相互支持。直到安宁社工介入后，兆某才逐渐解开心结，敞开心扉，回顾自己的生命历程，向安宁社工和医生表达感谢、向家人表达爱。生命回顾的过程也是向过去告别的过程，不管是辉煌的还是失意的、快乐的还是悲伤的过去，都代表了兆某的存在，都是生命意义的表现。

生命终有归期，生时可如夏花般绚烂，逝时可如秋叶般静美。希望每名患有不可治愈疾病的患者，经过安宁缓和医疗服务后，都能实现生命的"优生"与"优逝"。

参考文献：

［1］Engel G L. The Need for a New Medical Model：A Challenge for Biomedicine. Science，1977，196（4286）：129-136.

［2］郭念锋.心理咨询师（二级）.修订版.北京：民族出版社，2012.

第五章 | 精神障碍人士的康复服务研究

第一节 精神分裂症患者的家庭干预服务研究

导言

　　精神障碍人士家属较常见的问题是：将精神疾病与精神障碍人士混为一谈，用"疾病"取代"人"，忽略患者的正常需要和所遭遇的困难。他们往往将包括家庭、学校、工作单位、人际关系在内的诸多问题，如家庭代际传播问题，统统推给"精神疾病"。这样家属就会出现一种问题解决导向：只要治好精神疾病，精神障碍人士的社会性和心理性障碍自然也就解决了。

　　在本服务中，案主于 2017 年出现入睡障碍、情绪低落和亢奋交叉出现的症状，难以维持正常的生活和学习，在 2018 年—2021 年 11 月被诊断为双相情感障碍。2021 年 12 月，案主出现一系列错觉，如怀疑前同事惦记他的钱并配钥匙进入他的房间翻东西等，导致其惶恐不安、疑心重重，后被确诊为精神分裂症。案主父亲经他人介绍，前来广州利康社会工作服务中心（以下简称利康服务中心）求助。在此之前，案主已经换了好几家医院和多名心理咨询师。

　　这种由家属求助来解决精神障碍人士问题的情况在社会工作服务中是比较常见的。对于精神障碍人士的困难，家属往往有自己的理解。例如，在本服务中，案主父亲认为案主的疾病并没有那么严重，主要是其品德问题。于是，案主父亲希望利康服务中心的医务社工能协助案主培养良好的品德并向案主推荐适合的工作。尽管案主家属关于如何解决问题有自己的见解，并希望医务社工能按照他们的思路来执行，但是他们的想法常被证实是行不通的，因为他们通常将精神障碍人士的困境简单地归因于精神障碍人士自身的一些缺陷。

一、服务背景

在本服务中，案主及其家属的基本情况如下所示。

（一）案主（27岁）

时间	重要家庭、学业、工作、朋辈、社区／社会事件	当事人遇到的困难、问题，相应的情绪、心理状态，看待困难、问题的态度	当事人面对重要事件的适应结果及优缺点	有关分析和发现
0～18岁	1. 案主家庭经济情况良好，自小由母亲、外公、外婆照顾。 2. 案主母亲对案主的生活和学习干预较多，要求案主多把心思放在学习上，案主因而较少与同龄人在一起玩，没有朋友，独立与生活自理能力较差。 3. 然而，案主的学习成绩一般，没有考上国内理想的大学。	案主无法独立解决生活中和学业上的问题；情感上较为依赖母亲；看待问题缺乏独立视角，认为母亲和家人会替自己处理。	案主回避管教和束缚带来的压力，享受与之共存的照顾与便利，让自己变成了一个"没能力""不够聪明"的人。	案主认为自己家境优渥，凡事不用自己操心，有较强的优越感；但也因为缺乏社交经验，所以在人际关系中自卑而胆怯。

续表

时间	重要家庭、学业、工作、朋辈、社区/社会事件	当事人遇到的困难、问题，相应的情绪、心理状态，看待困难、问题的态度	当事人面对重要事件的适应结果及优缺点	有关分析和发现
19～20岁	1.案主独自一人前往国外读书。 2.在国外读书期间，案主认为自己可以出人头地，但在语言方面遇到了较大困难，表现为三年都没有通过语言考试。 3.案主想交同性和异性朋友，但交到的是一起玩游戏和吃喝玩乐的朋友，也没有女生喜欢他。	案主觉得只要有钱，别人就更容易接纳自己。案主不仅回避他在学习上遇到的困难，还将大把的时间和金钱花费在玩游戏和购买电子产品上。	案主回避学业和异国求学带来的压力，选择以自己轻松舒服的方式来获得自我满足。	案主渴望突破，让别人对自己刮目相看。但学习令他很挫败，他只能用钱来换取他人的赞美和亲近，这让他感到矛盾，内心充满不真实感。
21～22岁	1.案主母亲自杀。案主失眠、常梦到母亲，无法继续完成学业，发病，回国。 2.案主父亲因为妻子突然离开，出现应激障碍。	1.案主认为母亲不去看病是因为看病和治疗会耽误工作，母亲为他赚取生活费和学费。 2.案主认为父亲也因母亲离世"患有心理疾病"，只是和自己的表现形式不一样，但父亲挺过来了。	案主尝试求助佛教。案主出现了和母亲类似的症状，也"病"了。	案主对母亲自杀感到内疚，而且有很强的负罪感。但由于案主习惯了回避，不懂得求助他人，因此他自己难以直面也无力承受这种冲击。
23岁到现在	1.案主确诊，接受治疗。 2.案主先后换了几份工作，前面几份都是被辞退的，最后一份因服药后疲惫嗜睡无法坚持而主动辞职，赚的钱不够自己花。 3.案主计划参加成人高考，但未能坚持和继续。	1.案主需要适应无法依赖母亲的生活。 2.案主需要重建和父亲的关系。 3.案主需要面对疾病、工作和生活的压力。 4.案主需要面对父亲已有女友的事实，害怕父亲不管自己。	案主利用父亲对他的补偿心理以及对他生命健康的担忧获得经济支持，继续回避压力和责任。	案主的心智化程度较低，在以威胁的方式越来越难满足自己需求的情况下，案主有通过变好来获得支持的可能。

续表

时间	重要家庭、学业、工作、朋辈、社区/社会事件	当事人遇到的困难、问题，相应的情绪、心理状态，看待困难、问题的态度	当事人面对重要事件的适应结果及优缺点	有关分析和发现
23岁到现在	4. 案主几次瞒着家人网购和网贷，购买电子产品和游戏装备，却无力还贷。 5. 案主父亲对待案主的理念和相处模式与案主母亲的差别较大。 6. 案主父亲与父亲女友对待案主的态度不同。	5. 案主对所发生的一切感到很迷茫、无所适从，为了满足个人需求，案主会通过离家或伤害自己的方式来胁迫家人。		

（二）案主父亲（55岁＋）

时间	重要家庭、学业、工作、朋辈、社区/社会事件	当事人遇到的困难、问题，相应的情绪、心理状态，看待困难、问题的态度	当事人的适应能力和优缺点	有关分析和发现
25～28岁	1. 步入婚姻，孩子出生。 2. 亲人多在老家，案主父亲因工作关系与他们来往不多。案主父亲平常多在岳父母家生活，和他们的关系不错。	案主父亲对妻子、岳父母的评价较为正面，认为他们都挺好。	案主父亲有较强的适应能力，工作和家庭生活都进展顺利。	案主父亲对人较包容、正面。
29～50岁	1. 案主父亲晋升为中层管理人员，得到上级领导赏识。 2. 有妻子和岳父母照顾家庭，案主父亲可以全力工作，对案主的管教较少，对案主的了解也不多。 3. 案主父亲支持案主留学，为了节省转账利息，将几年的学费一次性转给了案主，但案主的学习情况令人失望。	妻子突然离世对案主父亲的打击较大，一直不愿意谈及，对外声称妻子是患病离开，也不愿意回顾妻子对儿子的养育过程及存在的问题。	案主父亲较坚韧，虽痛苦，但依然维持正常的生活和工作。	案主父亲因妻子的离开，对儿子有较复杂的情感，如害怕失去、希望补偿、想让儿子变好，但又不敢给儿子压力。

续表

时间	重要家庭、学业、工作、朋辈、社区/社会事件	当事人遇到的困难、问题,相应的情绪、心理状态,看待困难、问题的态度	当事人的适应能力和优缺点	有关分析和发现
29～50岁	4.案主母亲步入更年期,情绪和睡眠出现较大问题,但不愿意去看病,又不想其他人知道,尽量表现正常,最后以自杀的方式结束了自己的生命。			
51岁到现在	1.案主父亲独自一人面对案主的疾病和未知的未来。 2.案主父亲结交了女友,女友给予案主父亲较多的支持。	1.案主父亲在与案主相处的过程中屡屡受挫,深感疲惫和无可奈何。 2.案主父亲与女友在如何对待案主的问题上有较大分歧。案主父亲以回避和妥协的方式悄悄满足案主提出的要求。	案主父亲愿意为了儿子主动求助和链接资源,获得了同事、亲人、朋友的理解和支持。	案主父亲较难在亲密关系中表达自己的感受,在处理冲突时往往选择妥协或回避。

(三)案主母亲

案主母亲为本地人,性格要强,对自我要求高,在工作和生活中都力求做到最好。家中事务一般由案主母亲做主。案主父亲的女友评价案主母亲比较强势,而案主父亲则比较老实,在家里没有地位。但案主父亲认为自己与妻子的关系不错,对妻子没有什么不满。

案主母亲在案主留学期间进入更年期,情绪低落、郁郁寡欢,减少了生活中的社交,但在工作中还是表现积极,外人几乎看不出问题。案主父亲尽力陪伴案主母亲,并劝说妻子去做心理咨询。然而案主母亲却在答应案主父亲后,在案主父亲外出工作时自杀离世。

面对案主母亲的自杀，案主和案主父亲都出现了一系列应激障碍，而社会化程度相对较低、支持网络不足的案主所受到的影响明显比父亲要大，案主的生命像被按下了"暂停键"。屡次的失去和失败经历，就像无处不在的阴影，让案主痛苦而迷茫。

二、接案与预估

（一）基本情况

1. 疾病情况

接案初期，案主的疾病为双相情感障碍，案主每日服用三种药物，剂量总和 8 粒左右。由于药物的副作用，案主精神状况不佳，他自感吃药后变得容易疲惫、嗜睡、坐卧不宁、精力不济、注意力难以集中、记忆力较之前变差。同时，案主还有长期熬夜、不爱运动、喜欢喝饮料等不良习惯，患病后体重增加了近 30 斤，出现了不自觉的轻微手抖症状。

案主仍有基本理解能力，思维和认知无明显异常，能与医务社工进行正常的对答。但对于个人成长情况，案主不能进行连贯的回忆，且在表达时语言较贫乏。医务社工在交流中发现，案主会重复一些问题，害怕自己被他人厌恶和排斥。

2. 家庭情况

案主目前与父亲和外公居住在一起，房屋为自有住房；外公年迈，听力较差，身体状况尚可，较少外出，日常需要案主父亲的照顾；案主父亲尚未退休，偶尔会到女友处居住。

3. 经济情况

案主父亲为中层管理人员，案主外公有退休金，除却看病支出，案主的家庭经济状况处于中等水平。案主因此产生了优越感，在日常生活中，通过诸如使用价格更高的手机、强调自己是关系户、迟到早退、和同事/上司发生冲突、工作期间睡觉等一系列行为来表现高人一等的感觉。

4. 情绪状态

案主的情绪状态总体较为平淡，比如在谈及贷款、以死相逼等事件时，案主嘴上说着做错了，但仍然面带微笑。案主表现出与上述事件的性质完全相反的态度，非但没有情绪上的波动，甚至让人觉得他有些小得意。

当然，也有一些使案主出现明显情绪波动的情况，例如在案主以为医务社工或者医务社工的同事以及其他服务对象不喜欢他、对他有意见时，案主的情绪会出现明显波动。但医务社工随后发现，案主情绪上出现波动的原因并不是他觉得自己做得不好，相反，他认为是别人的行为导致了自己情绪上的波动。在案主看来，别人拒绝他或者表现出拒绝他的倾向是对他的一种冒犯，所以他也要拒绝别人，他的情绪因而会出现波动。当出现这种情况时，案主会发信息给相关人士，极力将自己认为的情况渲染成事实，然后拒绝配合医务社工相关服务或者训练。

5. 社会支持

案主不想让以前的同学知道他没有完成学业，因而不主动与他们联系。

案主在准备成人高考，主要是网络课程，与师生并无现实中的互动。

案主先后有过几份工作，但他总认为上级或同事故意排挤、孤立他，甚至觉得有同事对他图谋不轨。

案主的主要支持来源于父亲和外公，父亲提供经济、就医、就业资源等方面的支持；外公比较宠爱案主，但因高龄再加上听力问题，与案主的互动不多。在案主犯错的时候，案主父亲考虑到案主外公的身体状况，会减少对案主的惩罚。

（二）需求评估

在本服务中，案主父亲同样是医务社工的服务对象，对于案主的改变起着关键性作用。案主父亲的困境也体现出其发展性需求。

1. 案主的需求

（1）生理健康的需求。

案主有治疗精神疾病、改善精神状况，从而降低疾病对正常生活影响的需要。

（2）社会支持的需求。

案主有提升社交能力，改善与家人的关系，承担相应责任，发展稳定、持续、积极而有意义的社会关系的需要。

（3）发展性需求。

案主有建立良好日常生活习惯、提升自我照顾能力的需要，如控制体重、减少饮料摄入、养成规律运动的习惯、学习日常生活的照顾技能、培养寻求帮助和链接资源以解决个人所需的能力。

案主还有培养良好的金钱观、求职观，提升与就业相关的能力的需要。

2. 案主父亲的需求

案主父亲也有明显的情感支持和舒缓压力的需要。医务社工需要与案主父亲结为联盟，协助他改变与案主的沟通和互动模式，推动案主的发展和成长。

但案主父亲较为有防备心，在个案跟进的前期，案主父亲拒绝医务社工关注他个人的情绪状况，表现出一些防御抵抗行为，如当话题涉及案主父亲的感受或者促进案主父亲反思的时候，案主父亲会生气（这是很少见的），直言医务社工所说的内容他都明白，他也都做了，不需要将重点放在他身上，而应将重点放在案主身上，促进案主改变，别的都没有用。

三、理论与实务模式应用

通过案主的成长经历，我们可以看到案主自小被安排、被支配、被过度保护和照顾，他的情感与自我发展的需求则长期被忽略和压抑，这导致他对外界的反应既有期待也有回避，充满矛盾。[①]

虽然家庭变故发生在案主成年后，但由于案主的生活较为封闭和单一，适应和应变能力一直没有得到较好发展，加之案主一直经受着生活、学习和社交的打击，所以当案主失去能够发挥安全基地作用的依恋对象——母亲时，他体验到了巨大的无望和恐惧、痛苦和愤怒。

案主母亲去世后，案主与父亲非但没有建立起良好的关系，两人的关系反而在不断地破裂。这也使他很难建立起对于他人和社会情境的理解认知模型，

---

① 叶锦成，李丽妍. 全人关怀的社会工作实务：拥抱案主的生命、能耐与情感. 香港：万国宣道浸信会，2016.

难以实现自我的一致性和整合性。案主因而很难适应紧张与冲突，对自我没有完整的认知，容易贬低自我，自尊感较低。

家庭环境包含四大相互作用的重要维度：父母的关系史；父母的人格；父母（包括各自的异性伴侣）之间的关系质量；父母对子女的养育质量。这些维度构成了子女成长、自我人格形成的家庭环境。在本服务中，我们能看到案主与父亲、案主与母亲、案主父母（包括案主父亲与女友）之间的互动，以及这些互动对个人和其他系统所产生的影响。所以，如果医务社工想改善案主的情况，就需要将对案主产生影响的个人和关系作为整体来思考并对其进行干预。

在困难情境中，个体也会相应地发展出抗逆力。增强抗逆力有三种有效的机制与策略：（1）智力与自我反省能力，即理解社会关系并对自我进行调整从而改善自我的能力；（2）可供选择的心理支持，即拥有亲近的、信任的、和谐的、可获得情感支持的关系；（3）从不利的、有风险的环境中转移出去。

四、服务计划

（一）服务目标

1. 总目标

协助案主降低精神疾病和家庭对他的负面影响，促进案主的个人发展，最终过上正常化的生活。

2. 具体目标

（1）协助案主降低精神疾病对他的影响，促进病情更稳定，治疗效果更好。

（2）协助案主和家人建立更具支持性的家庭关系。

（3）协助案主发展个人的人际关系，形成自我定位的能力，促进案主有更多的机会持续就业。

（4）协助案主发展除家庭之外的关系网络，有规律地参与并维持自身关系网络。

（5）协助案主观察和反思自己，建立真实的、整合的自我认知。

案主的发展性需求如控制体重、合理的理财观念并未提及。

（二）服务策略

本服务计划分三阶段展开，每一阶段的具体任务如下。

1. 第一阶段：2021 年 11 月—2021 年 12 月

（1）了解疾病对案主产生的困扰，降低疾病对案主的影响；

（2）了解案主的生活规律，协助案主建立有规律的生活状态；

（3）了解案主的工作经历，分析案主无法维持就业的原因，协助案主制定职业规划；

（4）了解案主与他人的相处情况，分析案主社交不良的原因，协助案主体验良好的人际关系，提升发展人际关系的能力；

（5）了解案主父亲与案主的互动方式，促进案主父亲反思案主问题产生的原因，协助案主父亲制订改变与案主关系的计划。

2. 第二阶段：2022 年 1 月—2022 年 6 月

（1）协助案主回顾与家人相处的经历以及家庭带给他的影响，促进他反思、重新定义与理解自己的困难；

（2）协助案主父亲与案主建立有利于案主独立自主、承担家庭责任的关系；

（3）协助案主在职业培训的过程中发现就业中可能存在的困难并找到应对办法；

（4）协助案主解决在发现就业机会、真正就业过程中遇到的困难，巩固案主工作方面的能力；

（5）协助案主在有工作的情况下建立有规律的生活状态。

3. 第三阶段：2022 年 7 月—2022 年 8 月

（1）协助案主提高处理反复问题的能力，促进案主持续成长。

（2）协助案主应对不同情况导致的行为倒退问题，如因疫情难以出去工作而沉迷打游戏和喝饮料等。

（3）协助案主父亲发现父子关系的改变及其正面影响，提升案主父亲建立有利于案主持续成长的关系的能力。

五、服务过程

（一）鉴别问题，评估需求

（1）通过分析案主的精神疾病状况我们可以发现，案主的精神疾病一方面拉近了案主与母亲的距离，让案主以某种方式保持和母亲的亲近；另一方面也让案主避开了在国外很难完成学业的压力，而且会让父亲尽可能地满足他、不过度地要求他。所以精神疾病对于案主来说有一定的保护意义，案主会以疾病为理由来满足自己的需求。

（2）通过分析案主的社交网络，我们可以发现，案主并没有真正意义上的社交关系。父母和他的关系因缺乏必要的互动难以为其提供情感教育，这让他难以对他人产生共情；此外，案主用金钱发展来的人际关系，不仅让他养成了一些坏习惯，也让他形成了扭曲的价值观。

（3）通过分析案主的家庭发展历程和个人成长史，我们可以发现，案主一直在被动地适应家庭和个人的变化。例如，父母要求他好好学习，他被迫减少了社交活动，独立能力的发展远不及常人；他没有考上国内理想的大学，所以要独自到国外求学、生活；他需要完成学业，但没有人教他如何与他人建立关系，从而获得帮助；他不能做个废人，所以要去工作，即便他还未处理好疾病对他的影响、没有适应离开了几年的环境；等等。案主有很多失败的经历，也承受着很多批判和否定的声音，这些都强化了他的无力感，长期依赖他人也让他失去了独立能力和站起来的勇气。而那些或主动或被动的失去（如与同学分别、离开熟悉的环境、母亲去世、与父亲关系恶化、不诚信、没有担当等），都使他感到焦虑和不安。所以他很渴望得到认可，同时又觉得没人会接纳和信任他。

（二）分析并改善案主处境

在服务的第一阶段，案主虽然抱着敷衍父亲的态度，知道父亲不会不管他，但也知道自己确实做错了，需要顺从父亲参与康复服务。因而，在这一阶段参与服务时，案主的表现很积极，与他接触的医务社工和其他服务对象对他的评价都比较好，但案主父亲对此的反应较为平淡，因为他知道案主每次刚开始工作时的表现都比较良好。

渐渐地，案主对利康服务中心的工作人员和其他服务对象表现出了挑剔的态度，这导致他无法继续在利康服务中心参与服务。医务社工在了解到相关情况后与案主父亲进行了交流，先了解他对案主这种行为的看法与态度，进而了解他过往的做法，在交谈中促进他反思。然后，医务社工又与案主进行了交流，让他意识到自己的行为模式对他自身及他人造成的影响。

（三）陈述目标、计划和意图：该做什么

在接下来的服务中，医务社工将重点聚焦在案主的人际关系建立、自我照顾与就业能力发展、精神疾病管理、提升适应环境的能力、培养积极的自我认知等方面。

为实现这些目标，案主父亲需要给予案主空间、信任、做选择的权利，让其独自承担相应的责任。这就要求案主父亲重新认识案主并发展与案主的关系。医务社工和案主父亲制订了相对细致的计划，在这一过程中医务社工与其沟通的频率达到了最高，几乎维持在每周1~3次，沟通内容包括案主的表现、案主父亲对此的理解、案主与案主父亲的互动示例及产生的影响、存在的不足与可优化的内容。通过医务社工近两个月的跟进与服务，案主与父亲重建了互动模式及家庭分工，案主变得更主动、更积极。

（四）确定达成目标、解决问题或满足需求的方法：将怎样做

1. 案主层面

医务社工将选择和做决定的权利交给案主，让他自主选择或决定是否变得更健康、要不要改善精神状况、要不要参加服务、是就业还是学习，并协助他做相应的规划、实施步骤与风险识别。在医务社工的引导与帮助下，案主自拟了2022年的目标与行动规划（见图5-1），并自发参与了一些职业训练，如在琴房做清洁工（见图5-2）、在民宿做保洁（见图5-3）。

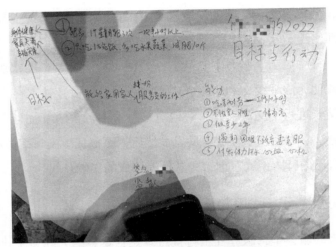

图 5-1　案主自拟 2022 年的目标与行动规划

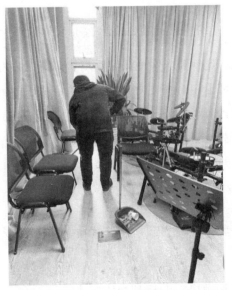

图 5-2　案主在琴房做清洁工职业训练

在案主抱怨和退缩的时候，医务帮助案主分析了困难形成的原因，让他认识到自己的能力和可用的资源；引导案主阶段性地回顾自己的变化，让案主发现每一阶段不一样的自己，体验成功、被认可、越来越被接纳的正面感受，从而激发持续变好的动力；允许案主出现停滞不前甚至再度变差的情况，陪伴他

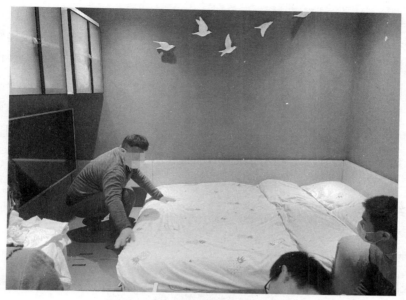

图 5-3 案主在民宿做保洁职业训练

为再次出发做好准备，给予案主持续的支持、信心和希望。

在家庭关系中，医务社工鼓励案主发挥自己在家庭中的作用，不再一味索求，而是力所能及地付出，促进他在家庭关系中得到尊重和平等的对待。

2. 案主父亲层面

通过交流，医务社工促使案主父亲发觉自己的无力感，并反思无力感产生的原因，找到可以改善的部分，同时接纳做不到的地方。

此外，医务社工还积极寻找可以影响案主父亲的人，让案主父亲能够放松下来，照顾他的情感和内在需求，从而促使案主父亲接纳医务社工成为他的助手。

（五）定期对问题、需求、目标和方法进行回顾和评估

在整个服务过程中，医务社工一直在动态评估案主、案主父亲、案主父亲的女友的问题与需求，以及利康服务中心、实训单位、就职单位及其中与案主互动的相关人士对案主的影响，这些影响大部分是正面的，也有些是负面的。案主一度想过放弃，但在医务社工和家人的支持下坚持了下来。

针对每一服务阶段的目标和方法，医务社工及时进行了小结和评价。在服务的第一阶段，医务社工一般是每周约见一次案主，每周一次与家属接触。在服务的第二阶段，医务社工前期还是基本维持每周一次与案主接触，后期则拉长到每两到三周一次；与家属的接触，一般是两到三周一次。到了服务的第三阶段，除了偶尔的线上接触外，医务社工与案主每四到六周接触一次，而与家属接触的时间间隔变得更长。随着接触频次的降低，医务社工逐渐减弱了其在案主生命中的影响力，让案主用获得的经验和能力去应对自己的生活。

六、结案与评估

（一）结案

本服务在 2022 年 8 月已经进入结案流程，整个服务过程持续了九个月。

（二）评估

1. 案主层面

（1）案主在上一个工作岗位上稳定就业近半年，哪怕后来因餐厅歇业失去了这份工作，也能借助已发展的人际关系寻找就业机会，私下与前同事也有社交往来。

（2）案主在家庭中承担起了部分照顾外公的事务，也会在休息时间做家务，还会在有稳定收入的情况下补贴家用。

（3）案主坚持跑步已经一个多月，遇到新冠疫情防控或天气不好，会更改跑步路线或运动方式；饮食上更加注重营养搭配，饮食结构有所调整，更有利于健康。

（4）案主从服用药物转为打长效针后，半年以来，治疗的副作用明显降低，精神状况更为稳定。案主定期复诊，并从畏惧到主动与社区卫生服务中心建立关系，自行到医院打针治疗。

（5）案主与父亲的关系得到改善，案主学会了关心父亲，给父亲空间。

（6）案主为未来的生活和职业发展制订了规划，并开始了行动。

2.案主父亲层面

（1）案主父亲在家庭事务、个人发展方面向案主提出了要求，并通过奖惩机制督促案主履行。

（2）案主父亲的自我反思能力提升，愿意改变自己，协助案主成长。

（3）案主父亲开始关注自己的内在需求、为自己减压，营造了更好的家庭环境。

（4）案主父亲调整了自己和儿子的沟通与互动模式，给予案主认可与正面评价，让案主更有信心恢复。

七、专业反思

（一）理论与模式反思

在人的一生中，往往会出现六种重要的关系，以及与每一种关系相关的不同的行为与情感。[①]

1.与父母和家庭的关系

个人与父母和家庭的关系以及与其互动的质量和特征，对个人的人格、社会交往水平与一生发展路径发挥着巨大的决定作用。

2.与同伴的关系

与同伴交往需要合作和协商，这种关系既可能带来互惠，也可能引起冲突，个人必须考虑同伴的情感、意图与观点。与同伴交往的经验正是个人建立良好的自我感与健全的社会理解所必需的。

3.与自我的关系

个人的自尊、自信水平与童年时期得到的评价与被爱方式密切相关。如果一个人无论想什么、有什么感受或者做什么，都无法掌控发生在他身上的事，不管是情感上的还是身体上的，他就会产生一种宿命感与无望感。

---

① Howe D. 依恋理论与社会工作实践. 章淼榕，译. 上海：华东理工大学出版社，2013.

4. 与社会的关系

从发展的视角看，从童年的不利处境到成年的不当行为，其路径并不是唯一的或者简单的。在社会化的过程中，个人如果没有发展出足够的社交技巧，并维持社会关系和拥有社会身份（如学龄段没有要好的同学、成年时没有稳定的工作等），则可能导致较低的自我价值感和对现实不切实际的判断（如表现为与周围环境格格不入）。

5. 与伴侣的关系

个人对亲密及依恋关系的需要会延伸至成年生活。若一个人在成年后既需要亲密又害怕依赖，那么他与伴侣的关系很容易产生混乱。一方面是对他人的需要，另一方面是根深蒂固的不安全感和缺乏信任感，这意味着他所拥有的全部关系都充满高度的矛盾性。

6. 与子女的关系

养育问题与童年的经验对个人的影响有连续性，甚至会出现代际传递。但是，影响代际传递的问题不是无法解决。人们具有的抗逆力和相关的优势资源可以被提升和调动，从而应对和解决问题。

在本服务中，虽然案主只发展了前四种关系，但是如果不从依恋的角度来分析亲子和家庭关系发展对案主和案主父亲的影响，就很容易陷入混乱，因为案主的问题是贯穿其个人成长过程和家庭生命周期的，是错综复杂、环环相扣的。但是，我们要相信，案主和案主父亲都具备应对困境和解决问题的能力及资源。

（二）实务反思

医务社工也有自己的关系史，会与案主形成第七种关系。这种专业关系会影响服务评估与实践，需要医务社工不断地进行自我省察和调整。

医务社工因而会发现，整个个案服务其实是在处理案主的某一种关系或者几种关系的结合体。即便是单一关系，也有可能是失常的、混乱的和无序的。很明显，案主曾经处于关系失常的状态，具体表现为案主长期患有精神疾病、收入低、缺乏社会支持、没有稳定亲密的情感，存在向无序状态发展的可能性和风险。当失常的关系影响到案主社会经验的内部与心理模型时，案主的心理结构会变得无序，有效应对社会情境的能力遭到严重损害，甚至连处理日常生活事务都变得特别艰难。

然而，在个案跟进过程中，医务社工会发现案主的相关能力、对自我的认知和亲密关系状态得到了提升与改善，其间案主虽然遇到了一系列困难与挑战，但经过自我觉察、调节和适当地使用资源，最终还是成功地一一克服了它们，因而有信心成为更好的自己，去应对更多不期的难题。

所以，在本服务中，医务社工从亲密关系的视角回顾案主的依恋关系发展过程，从中梳理问题产生的原因、现实中的困难，发掘案主的资源和优势；并在案主与医务社工的关系、案主与父亲的关系、案主与其他社会工作者的关系、案主与同事／上司的关系、案主与案主父亲女友的关系这几组关系里，激发案主建立对康复和未来生活的信心。为了达到这个目标，医务社工与案主父亲、案主父亲的女友结为了联盟。

医务社工花了不少的精力，旨在协助案主父亲与案主建立一种新的、有助于案主独立、成长、发展的关系。鉴于案主父亲在和案主的关系中容易失去边界感，医务社工求助了案主父亲的女友，她在其中扮演了类似于"观察员""参谋者""支持者"的角色。首先，医务社工通过了解她从案主和案主父亲身上观察到的信息，丰富了对个案情况的掌握；其次，医务社工聆听她的判断和建议，选择其中适合的部分来促进案主父亲反思和在生活中进行实践；最后，医务社工拉近她和案主父亲的关系，减少两人的隔阂和意见差异，让案主父亲获得正面的情感支持。通过这些工作的开展，医务社工明显感受到了案主父亲的心态逐渐开放，与医务社工的协作日渐顺畅，整体状态松弛不少，在与案主的相处过程中，也能灵活使用他的生活经验帮助案主应对困难，而不是将案主的问题当作自己的，直接替他解决。

在案主的个人发展层面，医务社工在评估了案主的问题与需求后，协调医疗资源为案主制定了新的治疗方案。通过将药物治疗调整为打长效针，案主的精神病性症状得到了很好的控制，副作用也明显减少，案主从而拥有更多的时间去提升自己的能力和社会参与。

在案主的个人系统层面，医务社工通过参与到与案主密切相关的场景里，如在实训企业、用人单位观察案主与他人相处的情况、案主应对工作的能力和压力状态，协助案主制定更适切的职业规划和生活规划。为了促使案主持续地维持状态，医务社工还教授案主管理个人情绪和减压的方法，让他能够对自己的人生负责和做主，从而拥有支配感和掌控感，以更积极的状态面对人生。

在本服务结案前夕，案主就业的餐厅因经营问题要歇业，案主在告知医务社工这件事之前，已经通过熟识的同事应聘了其他餐厅，并成功通过了面试。但受新冠疫情影响，餐厅还未正常营业，案主因而选择先到工厂工作，经过比对餐厅和工厂的工作，案主最终决定继续从事餐厅工作。

回顾整个服务过程，我们能够清晰地看到案主的改变，包括案主面对问题的态度、对困难的理解、解决问题的方法、与他人的关系、对资源的使用等。通过这些改变，案主的自尊感、自信水平、对他人的信任状况、社会交往水平都有了明显改善，生活和工作因而变得有序和规律，精神疾病对他的负面影响与此同时减弱了。

参考文献：

［1］Howe D. 依恋理论与社会工作实践. 章森榕，译. 上海：华东理工大学出版社，2013.

［2］叶锦成，李丽妍. 全人关怀的社会工作实务：拥抱案主的生命、能耐与情感. 香港：万国宣道浸信会，2016.

第二节　精神康复的个案管理研究

导言

国家卫生健康委公布的数据显示，截至 2021 年年底，全国登记在册的重性精神障碍患者有 660 万人。① 重性精神疾病是一种反复复发、需要长期维持治疗的慢性疾病，大部分重性精神障碍患者在社区维持治疗，也有不少患者在精

---

① 刘昶荣. 我国 660 万登记在册的重性精神障碍患者，90% 以上得到了照顾治疗.（2022-06-17）［2022-10-03］. http：//news.cyol.com/gb/articles/2022-06/17/content_JzNoLHZyw.html.

神病专科医院长期住院治疗。以广州某大型精神病专科医院为例，全院近两千床位有接近一半的床位为长期住院患者所使用，这些患者的住院时间从一年到数十年不等。面对这一现状，医院方面希望患者能够出院、增加床位的轮转以服务更多的患者；而就长期住院患者个人而言，他们的回家之路异常艰难，因而大部分患者仍然滞留医院。

长期住院患者难以回家的原因有很多。从个人和家庭层面来说，最常见的原因是患者反复进出医院治疗，家属对患者回归正常社区生活失去了信心，不再对患者的康复抱有希望；有的家属则因为缺少照顾能力而选择让患者长期住院治疗；有的患者因家属相继离世而缺少照顾者，只能长期住在医院；有的患者发病时会出现严重暴力伤人行为，家属为不担惊受怕宁可花钱也要让患者长期住院。从社区层面来说，患者难以回归社区最重要的原因是社区缺少照顾患者的康复机构，特别是服务无家可归患者的康复机构。此外，整个社会对精神疾病的歧视和恐惧也是精神康复者回归社会之路上很难迈过去的一道坎。人们常常忽视精神障碍患者这一群体，他们又缺少发声的渠道，他们回归社会的诉求也常常被忽视、被拒绝，因而长期被社会隔离，他们是生活在太阳照耀不到的阴影中的一群人。

广州医科大学附属脑科医院是我国第一家精神病专科医院，始建于1898年，也是华南地区医疗技术最先进、影响力最大的精神病专科医院。康复科是该院的重要部门，其使命是为住院的康复期患者和门诊康复者提供个体化、多元化的精神康复服务，帮助他们更好地回归社会、踏上积极健康的复元之路。康复科是由精神科医师、护士、医务社工、心理治疗师、康复治疗师、音乐治疗师等多学科专业人员组成的团队，各学科专业人员分工合作，共同服务于患者。

一、服务背景

服务对象阿杭，45岁，初中文化程度，家住广州市郊区，妻子在村里打零工，儿子刚小学毕业，即将上初中。阿杭21岁时被诊断为精神分裂症，先后在多家精神病专科医院治疗，2019年11月到广州医科大学附属脑科医院住院，此次住院时长接近三年。主管医生在对阿杭的病情进行评估后认为他病情稳定，可以进行康复治疗，于是他被送到医院康复科接受康复治疗。

阿杭在康复治疗期间经常主动找医务社工倾诉心事。他向医务社工诉说，认为自己的病情很稳定了，想出院回家，但是妻子一直不来接他出院，他担心自己永远回不了家了，心里很忧虑。

二、接案与预估

（一）基本情况

1. 疾病情况

阿杭原本是某工厂流水线上的一名工人，1998 年 2 月开始出现失眠、幻听、胡言乱语、到处闲逛等症状，家人察觉到他的异常后将其送到当地综合医院心理科治疗，被诊断为"精神分裂症"。经过四个月的住院治疗，阿杭情况好转出院，出院后坚持服药治疗，还找到了一份保安的工作，工作能力尚可。2001 年后，阿杭的病情总是反复复发，有时甚至会做出伤人行为。2019 年 4 月，阿杭自行减少用药量，不久后病情复发，出现了常常在微信上发送无关紧要和不恰当的话、晚上不睡觉、脾气大、说话凶、疑心重（比如觉得妻子对自己不好，父母的死是妻子造成的）、用手打妻子脸部等行为，于是被送去当地精神病专科医院住院治疗，9 月病情好转后出院。但阿杭在出院后仍不按医嘱服药，11 月病情再次复发，表现出脾气暴躁、买东西不给钱、偷邻居家的鸡、觉得妻子及娘家人要害他、拿锄头和砍刀追打妻子等行为。妻子遂选择报警，警察协助送阿杭到广州医科大学附属脑科医院住院治疗，这是他第 11 次入院治疗。

2. 家庭情况

阿杭有兄妹三人，父母分别于 2001 年和 2004 年去世，哥哥于 2012 年因抑郁症自杀身亡，妹妹远嫁。2009 年，阿杭在别人的介绍下与邻村的一个女孩认识，当年结婚，2010 年生下儿子。阿杭曾表示，父母和哥哥的离世让他备受打击，难以控制情绪，导致病情复发了几次。

阿杭与妻子虽然没有离婚，但是关系冷淡，沟通与交流较少，夫妻分房睡已有多年。阿杭在家时与儿子交流较少，儿子大部分时间都跟着妻子，没有来医院探望过阿杭。阿杭住院期间，妻子会不定期地给阿杭打电话，但几乎从来不接听阿杭从医院打去的电话，每次阿杭要求出院，妻子总是不给予正面回答，即使答应了阿杭的出院要求，也迟迟不来接他出院，可以看出阿杭较少从妻子那里获得支持。另外，阿杭有个堂哥，他比较关心阿杭的治疗情况，在阿杭能否出院这个问题上有一定的话语权。

3. 经济状况

阿杭家庭经济条件还不错，生活基本无忧。家里有自建房出租，每月收取的租金不仅能够支付其住院费和家庭的生活费，且还有盈余，住院期间，家里的钱财由其妻子掌管，妻子定期来医院支付住院费。据阿杭讲述，他在入院前的几年常瞒着妻子去赌博，前前后后一共输掉了一百多万元，也因别人追债而病情复发，目前妻子已帮他还清了债务。

4. 情绪状态

阿杭有较强的焦虑情绪，一方面担心自己不能出院，另一方面对不来接自己出院的妻子颇有怨言，也有较强的倾诉意愿。阿杭的病程记录显示，他曾在电话里威胁妻子来接他出院，在病房里有向病友发脾气的情况。但最近情况好转，阿杭情绪上平和了许多。

5. 社会支持

在阿杭入院前曾有过工作，但是2016年后就一直待在家里，未再出去工作，朋友较少，主要和村里的亲戚交往，但阿杭表示自从自己生病后和他们也极少来往了。作为监护人的妻子是阿杭最重要的社会支持来源，但阿杭与妻子关系较差，仅能从妻子处获得工具性社会支持，来自妻子的情感性社会支持较少。而阿杭的妹妹嫁得比较远，阿杭平时也很少和妹妹联系，妹妹对阿杭的状况不太了解。在医院，病房的医护人员也是阿杭的社会支持来源之一，但是医护人员因时间精力有限，较难回应到他的各方面需求。在与病友的交往方面，阿杭常常独来独往，也不愿意和其他病友沟通，较少获得病友的支持。总体来说，阿杭的社会支持是薄弱的。

（二）需求评估

（1）从规范性需求来看，阿杭目前病情稳定，现在的重要需求是提升康复水平，恢复和提升心理、社会层面的功能。

（2）阿杭的社会支持薄弱，有提升社会支持的需求。

（3）阿杭的病耻感影响了其与他人的交往，最近几年长期待在家里，因此阿杭有降低病耻感和学习应对社会歧视的方法的需求。

（4）虽然目前阿杭要求出院，但他并没有进行出院后的规划，因此他也有做好出院准备和制订社区适应计划的需求。

三、理论与实务模式应用

（一）复元理念

安东尼（Anthony）提出了复元（recovery）的概念：复元是一个与个体密切相关的、独特的过程，在这个过程中个体的态度、价值观、情绪、目标、能力和角色等会发生变化；复元是一种生活方式，个体虽受疾病限制但仍感到满足和充满希望，并能做出贡献。[①]复元理念包含超脱精神疾病的灾难性后果而不断成长并在生命中找寻新的意义和目标。复元理念强调以人为本，认为每一名精神障碍患者都是独特的，他的需要、优势、缺陷、经历、背景和期望也是独特的，精神康复服务应根据个体的实际需要制定；同时认为患者的疾病虽未得到完全医治或病症未能完全清除，但精神疾病只是患者生命中的一小部分，他们可以在社区生活中扮演不同的角色及肩负不同的责任，建立起精神障碍患者以外的身份和生活，发展自己的才能及兴趣，享受有意义的人生。复原理念特别强调精神障碍患者的自主自决权、个别化的服务、赋权、整体性、个体优势、同伴支持以及患者在起伏中成长等。

复元理念不仅是社区精神康复服务的服务理念，也慢慢渗透进了医疗机构的精神康复服务实践，它挑战了传统医疗机构只关注精神障碍患者的疾病层面而忽略个体的多层次需要的服务模式。新时代的医疗机构为患者提供的康复治

[①] Anthony W A. Recovery from Mental Illness：The Guiding Vision of the Mental Health Service System in the 1990s.Psychiatric Rehabilitation Journal，1993，16（4）：11-23.

疗不仅仅关注患者的精神疾病的症状，也关注患者的心理、社会层面的需要，努力为他们营造一种正常的康复环境，协助他们提升生活质量和过上有意义的生活。

在本服务中，阿杭反复入院治疗十余次，他的生活充满了混乱、挫折、失望。在邻居和妻子看来，阿杭是暴力的、危险的、失败的、不能被信任的、没有希望的，精神障碍患者这个身份深深地印刻在他的身上。以复元理念介入阿杭的康复之路，医务社工首先要为他创造尊重、接纳、友好的环境，除了关注他的疾病，要更多地关注他个人的优势，为他注入希望，协助他建立精神障碍患者以外的身份与生活，帮助他在起伏中成长、提升生活质量和过上有意义的生活。

（二）个案管理

个案管理（case management）是一种提供服务的方法，它是指由专业社会工作者评估服务对象及其家庭的需求，并安排、协调、监督、评估和倡导一套包含多种项目的服务，以满足特定服务对象的复杂需求。[①] 在本服务中，阿杭所遭遇的问题较复杂，需要多学科专业人员合作才能顺利解决。

以个案管理方法介入阿杭的个案服务要遵循以下六个原则：一是促进阿杭的参与，服务要取得阿杭的知情同意，多学科团队要与他共同制订服务计划，使他了解整个个案管理的过程；二是服务有评估，评估是个案管理的核心任务，包括初始评估、过程评估、结果评估；三是服务协调，医务社工除了直接提供服务，还要协调多学科团队有序开展服务；四是资源整合，医务社工不仅要为阿杭争取多学科的康复资源，还要协调资源的合理、高效使用；五是包裹式服务与专业合作，医务社工及其团队要为阿杭设计一套完整的康复服务，推动团队各专业人员的紧密合作；六是服务监督，主要内容是监督各学科服务的质量和进度。

---

① 全国社会工作者职业水平考试教材编写组 . 社会工作综合能力：中级 . 北京：中国社会出版社，2016：153.

四、服务计划

（一）服务目标

（1）通过多学科的分工与合作，增强阿杭的心理社会功能，提升康复水平。

（2）协助阿杭与其妻子沟通，提升他的社会支持。

（3）协助阿杭规划出院生活，做好出院准备。

（二）服务计划

第一阶段：接案。医务社工了解阿杭的个人基本信息并收集有关阿杭疾病治疗的资料，为其申请多学科讨论会议，协调各专业人员对阿杭进行多学科的评估，制订个案管理计划。

第二阶段：执行多学科服务计划，协调服务的开展。根据服务日程的安排，整个计划中有多学科的专业人员为阿杭提供专业服务，但由于各项服务的进度不一定与计划完全契合，因此需要医务社工及时协调不同专业人员之间的服务开展时间与进度。同时，医务社工也是直接服务的提供者，为阿杭提供共情训练、社交训练、出院计划制订等服务。

第三阶段：监督服务的进度。医务社工及时了解各项专业服务的进展情况，对遇到的困难及时处理，及时和专业人员沟通服务的进度；同时收集阿杭对服务的反馈意见，根据实际情况和各专业人员进行沟通，定期向多学科团队报告服务的进度。

第四阶段：评估服务的成效。完成服务计划后，医务社工协调和组织多学科团队对阿杭进行服务成效评估，如果服务达到预期的效果，服务将结束；如果服务没有达到预期的目标，医务社工将组织多学科团队讨论下一步的服务计划。

五、服务过程

（一）评估与确定问题

医务社工作为阿杭的个案管理的负责人，主持了关于阿杭的多学科讨论会议（见图 5-4），邀请精神科医师、康复治疗师、心理治疗师对阿杭开展了精神、心理、社会功能等方面的评估，评估工具如表 5-1 所示。

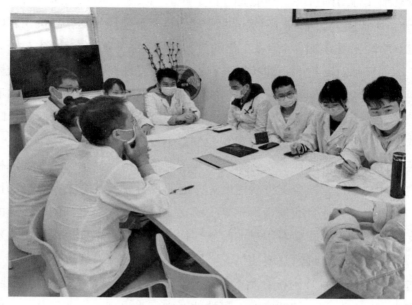

图 5-4 多学科讨论会议现场照片

表 5-1 多学科评估工具

评估工具	用途
简明精神病评定量表（BPRS）	评定精神病性症状严重程度
蒙特利尔认知评估量表（MoCA）	对认知功能异常进行快速筛查
Link 贬低－歧视感知量表（PDD）	测量人们对精神障碍患者的态度
住院精神病人康复疗效评定量表（IPROS）	评定住院精神病人的康复疗效
社会支持评估量表（SSRS）	评估人们的社会支持情况
职业能力评定量表	评定个人的职业能力

在多学科讨论会议上，精神科医师对阿杭的精神病性症状进行了评估，通过评估量表及日常观察，认为阿杭的身体总体上是健康的，但由于部分药物的副作用，阿杭会出现拿东西手抖的情况。总体来看，阿杭的幻觉、妄想等精神

性症状基本得到了控制，情绪也较为稳定，但是谈到出院问题时，阿杭表现出焦虑和生气。

康复治疗师对阿杭的认知能力进行了评估，其蒙特利尔认知评估量表得分为 26 分，认知能力正常；对阿杭的职业能力进行评估后发现，阿杭在躯体功能和智能方面均无明显缺陷，但在工作动力、人际关系方面存在缺陷。

心理治疗师对阿杭的心理状况进行了评估，发现阿杭对自己病情的认识不足，对自己的精神病性症状缺少深刻的认识，存在非理性的思维模式和不合理的信念，表现为以自我为中心、非黑即白、绝对化的思维方式。此外，阿杭的病耻感较重，阿杭的 Link 贬低 - 歧视感知量表得分为 45 分。

医务社工对阿杭的社会支持情况进行了评估，结果显示阿杭在客观社会支持、主观社会支持、社会支持利用度等方面的得分以及社会支持总分均比一般人低，主要表现为他目前较难得到妻子的支持，且入院前得到的非正式的和正式的支持均比较少，在面对困难的时候往往不懂得寻求帮助，以至于出现情绪波动大、行为失控、病情复发的情况。同时，医务社工对阿杭这段时间的康复效果进行了评估，发现阿杭在治疗主动性、合作性以及社交方面均需要提升。受到疾病发展和长期住院的影响，阿杭的意志行为出现了一些退化，主要表现为对出院后的生活缺少目标和规划。

（二）制订多学科服务计划

在听取多学科讨论会议中各专业人员的建议的基础上，医务社工为阿杭制订了多学科服务计划，如表 5-2 所示。

表 5-2　多学科服务计划

目标	介入策略与计划	负责人
1. 提升阿杭的社会支持 2. 提升阿杭的社会交往能力 3. 协助阿杭做好出院准备，制订回归社区的生活规划	1. 邀请阿杭参与医务社工开展的社交技能训练（每周 2 次，共 4 周） 2. 共情训练，协助阿杭与妻子沟通，获得妻子的支持（每周 1 次，共 5 周） 3. 与阿杭共同制订出院计划（每周 1 次，共 5 周）	医务社工

续表

目标	介入策略与计划	负责人
1. 缓解阿杭的焦虑情绪，调整其不合理信念，降低病耻感 2. 提升阿杭对疾病的认识，增强其疾病管理能力	1. 正念治疗，完成8周的正念训练（每周3次，共8周） 2. 个体心理治疗（每周2次，共4周）	心理治疗师
提升阿杭的作业水平，促进他的职业康复	1. 精神科作业治疗（每周3次，共8周） 2. 职业技能训练（每周3次，共8周）	康复治疗师
1. 减少手抖等药物副作用 2. 增进医院与阿杭家属的沟通	1. 调整药物（每周评估1次药物副作用） 2. 与阿杭的妻子沟通治疗进展（两周1次） 3. 协助阿杭与妻子进行视频通话和书信沟通（每周1次）	精神科医师

（三）服务执行

医院康复科正开展的治疗项目中符合阿杭需要的有精神科作业治疗、正念治疗、个体心理治疗、职业技能训练、社交技能训练等，医务社工为阿杭提供共情训练、制订出院计划等服务，各专业人员根据标准化的流程开展治疗服务。

1. 精神科作业治疗

作业治疗（OT）是指采用有目的、有选择性的作业活动（工作、劳动以及娱乐等各种活动），使患者在作业中获得功能锻炼，促进其身体、精神和社会功能的恢复，协助其回归社会。康复治疗师负责阿杭的精神科作业治疗服务。阿杭参与的治疗项目有折纸训练、书画训练、软陶制作训练等，并在每项训练前后都接受康复治疗师的评估。康复治疗师在治疗过程中对阿杭的作业表现进行评估，给予其指导，协助其适应日常生活。

阿杭对书画训练比较感兴趣，能够主动拿起毛笔和练习本进行书写，写好后还经常拿给工作人员看，康复治疗师肯定了他的进步。折纸训练和软陶制作训练是需要团队合作的活动，阿杭刚开始并不适应，较难跟病友合作，后来通过代币的激励，尝试着和病友合作，渐渐地能够和病友一起完成作品，在合作中与病友的沟通交流也增多了。图5-5为阿杭与病友一起完成的软陶制品。

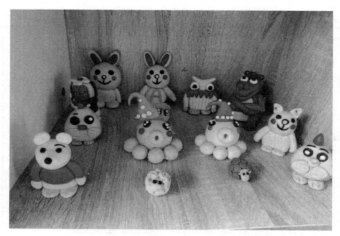

图 5-5 阿杭与病友一起完成的软陶制品

2. 正念治疗

正念是指人在当下有意地、非评判地、如实地留心事物而出现的觉知。正念意味着在任何特定的时刻如实留意事情现况，无论它们是怎样的，而非我们想要它们如何。正念练习并非仅仅注意到我们从前未曾注意到的事物，而是学习去察觉特定的思维模式，帮助我们转换思维模式，与自己的情绪更加和平地相处。[①] 心理治疗师按照正念八周的流程指导阿杭进行训练。第一周的主题是身体与呼吸练习，第二周的主题是身体扫描的练习，第三周的主题是正念运动的练习，第四周的主题是呼吸与身体的练习，第五周的主题是声音与想法的练习，第六周的主题是探索困难的练习，第七周的主题是友善的练习，第八周的主题是三分钟呼吸空间。

"养心"是阿杭常说的一个词语，他也意识到自己容易冲动、难以控制脾气，正念训练让他察觉到自己身体与周围环境的变化，以非评判的方式看待它们，接纳自己的情绪并与之和平相处。阿杭表示，以前他认为所有的事情都有绝对的正确与错误，别人必须按照正确的方式去做；而现在他认识到了自己的缺点，并开始尝试接纳它们。

---

① 威廉姆斯，蒂斯代尔，西格尔，等.穿越抑郁的正念之道.童慧琦，张娜，译.北京：机械工业出版社，2015：34-36.

3. 个体心理治疗

阿杭认为确诊精神疾病是一件非常耻辱的事情，不仅自己难以接受，亲戚朋友也看不起他和整个家庭，因此内心很是焦虑和痛苦。心理治疗师为阿杭提供个体心理治疗，每周 2 次，一共 4 周。治疗目标是帮助阿杭减少病耻感带来的负面体验，协助其能以一种更加平和的方式应对焦虑等情绪。心理治疗师采用认知行为治疗的方法，协助阿杭找到自己存在的不合理思维方式与想法并纠正它们，指导他进行放松训练，缓解其焦虑情绪。

在提升阿杭对疾病的认识方面，心理治疗师的目标是帮助他认识自己的症状，并协助其掌握防止病情复发的方法。从他反复复发的经历来看，他正是因为缺少对疾病的认识和防止病情复发的方法才反复复发的。心理治疗师详细分析了阿杭的精神病性症状，促使其接纳自己的症状，总结出复发的几个征兆，如失眠、不愿与人交流、控制不住自己的想法等，协助其找到应对的方法，如告诉家人、及时看门诊、寻求社会工作者帮助等。

4. 职业技能训练

职业技能训练是减轻精神残疾的一个重要内容，是以恢复或提高患者的职业技能、使其重返社会、恢复工作为目的的一种康复训练方法。[①] 训练内容大致有三种，分别是简单的作业训练、工艺制作训练、就业技能训练。针对阿杭的情况，康复治疗师为其设计了工艺类职业技能训练，训练其艺术性操作能力和手部技巧，提升其操作的准确性。但阿杭对提升职业技能的训练的兴趣不强，主要原因是他觉得自己目前的房租收入足以支撑家庭支出，找工作与赚钱并不急迫。康复治疗师首先评估了他的职业兴趣，协助其从简单的工艺制作开始，促使其在训练中获得信心，逐渐提升其就业的动力。另外，医务社工计划在阿杭出院后与其所在街道的社会工作者服务站取得联系，结合阿杭的工作能力和意愿，推荐其在庇护性或过渡性机构中进行职业技能训练。

5. 社交技能训练

诸多研究表明社交技能训练可以降低精神障碍患者的复发率。社交技能训练的理论基础是行为主义理论，其训练过程为：（1）呈示原理；（2）模仿；

---

① 刘麦仙.精神医学康复实用技术操作指南.郑州：郑州大学出版社，2020：23-24.

（3）角色扮演；（4）反馈；（5）家庭作业或迁移训练。训练内容包括七项技能，分别为基本社交技能（倾听、表达积极的感受、提要求、表达不愉快的感受）、会谈技能（发起并维持谈话）、有主见的技能（拒绝）、处理矛盾的技能（妥协和协商）、职业技能（面试）、维护健康技能（如何就诊）、交友约会技能（邀请等）。

阿杭第一次参加社交技能训练时觉得这些技能太简单，在训练过程中总是说一些与主题并不相关的话，常打断其他人的谈话。医务社工并没有批评他，而是让他思考"常打断别人说话，别人会怎么想呢？"这一问题。组员关系建立后，在尊重、非批判的原则下，医务社工邀请组员就"被别人打断说话"这一话题谈谈自己的感受，在这一过程中，阿杭渐渐明白了倾听的重要性。在对处理矛盾的技能的学习上，阿杭表现得积极认真，他认为这项技能有助于改善其和妻子的关系。为期4周、每周2次的社交技能训练帮助阿杭建立和维持了恰当的社会关系，提升了其社会适应能力。

6. 共情训练

共情是指设身处地去想另一个人的处境，体会别人的感觉、需要，表现为关切、关注、理解、尊重，是一种态度，也是一种能力，能充分理解别人的心事，并把这种理解以关切、温暖和尊重的方式表达出来。医务社工为阿杭设计的共情训练包括信任行走、摆脱以自我为中心的练习、倾听、观察非言语信息、增加对他人的理解、表达共情练习等内容。

不少精神障碍患者缺少共情能力，阿杭的共情能力缺陷主要表现为难以站在妻子的角度考虑问题、忽视妻子的需要、总是以自我为中心去解决问题。社交技能训练提升了阿杭的倾听能力，但阿杭在表达自己对妻子的尊重、理解方面仍有较大的不足。医务社工采用角色扮演的方式，与他在设定的场景中互换角色，协助他体验不同角色的感受，教会其理解他人的情绪和恰当地表达关心。

7. 制订出院计划

医务社工负责与阿杭共同制订出院计划。在梳理了阿杭的治疗经历和评估了他的社区适应能力后，医务社工与阿杭共同制定了出院前要完成的六大任务，分别是认识与疾病有关的症状、了解药物的正副作用、掌握应对病情复发的方法、复诊安排、合理安排出院后的日常生活、探讨职业方向。

（四）服务监督

医务社工作为个案负责人不仅直接提供服务，还跟进和监督多学科团队的工作开展情况。医务社工通过服务监督发现，各专业服务有序开展，虽然在初始阶段，各专业服务在治疗时间协调上曾出现一些冲突，如阿杭的社交技能训练和心理治疗时间都设置在星期四，刚好那天病房又安排他去做脑电图和心电图的检查，导致阿杭的治疗时间不足，但经过沟通后，这个问题得到了解决。总体来看，服务开展基本符合计划的进度。在服务开展的中期，医务社工邀请多学科团队召开了一次讨论会，总结前期完成的工作和取得的成果，并协调后期服务的开展。

在讨论会上，医务社工报告了阿杭的服务进展，阿杭已参加了共情训练，通过写信的方式向其妻子表达了关心，尤其表达了对妻子在料理家庭事务、照顾儿子方面付出的辛劳的感谢，表达了其在生病时追砍妻子的歉意；阿杭与妻子进行了电话沟通，在赌博问题上，阿杭表示自己的钱财将全部由妻子继续管理，并向其解释自己以前的赌博都是在极其兴奋的情况下为发泄情绪而产生的行为，是一种病理性行为，也表达了自己对通过坚持服药来稳定病情的积极态度。人际交往方面，阿杭参加了四次社交技能训练，有明显的进步。在出院后的计划方面，阿杭目前的想法还无太大的变化，认为自己出院后的任务主要是养心，写写字、做做家务即可，需要进一步的指导。

心理治疗师表示通过正念治疗和个体心理治疗，阿杭以自我为中心的思维方式有所改观，在控制自己的负面情绪和改变非理性思维方面也有了进步，较能客观认识自己的病耻感，还掌握了一些应对社会歧视的技巧，但是阿杭受病耻感环境的影响较大，目前在应对病耻感方面仍要努力。

康复治疗师就阿杭参与精神科作业治疗的表现做出总结，认为阿杭近期的作业表现是有进步的。阿杭在手工活动中能得到代币的奖励，也能积攒代币为自己换取想要的物品，住院的生活丰富起来了，生活质量也比以前有了改善。

精神科医师反馈阿杭的药物调整接近完成，现在他手抖的情况少了些，药物副作用对他的影响已经大大减少。他目前每周和妻子视频通话一次，两人关系有所好转，最近妻子已经同意接阿杭出院。

六、结案与评估

（一）目标达成评估

服务目标达成。通过多学科团队的分工与合作，阿杭的心理、社会功能得到了较为显著的康复；阿杭取得了妻子的支持，妻子愿意接其出院；阿杭已完成出院前的任务与计划，为回归社区做好了准备。

（二）过程评估

在本服务过程中，最大的突破在于阿杭与其妻子的关系，经过阿杭写信给妻子、与妻子进行电话沟通，其妻子同意于下个月接其出院，滞留医院近三年的阿杭终于有了出院机会。

在人际交往方面，阿杭完成了八次社交技能训练，学会了聆听、表达个人意见、与他人协商、沟通技巧等。对比阿杭训练前后的测评结果会发现，阿杭在人际交往方面有了明显的进步。

在出院后的生活安排方面，阿杭认识到职业对于个人、家庭的重要意义，在医务社工的协助下，制订了回归工作岗位的三步计划：第一步是回归家庭生活，先做好个人的生活自理，照顾家庭，与妻子和儿子建立良好的关系；第二步是重新适应社区生活，参与社区事务，积极参与社会工作者站开展的活动；第三步是在家附近找一份保安或者餐馆服务员的工作，开始正常的社会生活。第一步预计需要一个月左右的时间来完成，第二步需要三个月的时间，第三步找工作需要的时间可能长一些，他自己也做好了心理准备。

在心理方面，阿杭的焦虑情绪得到了缓解，对过去行为的自我中心性有了一定认识，现在能够修正自我评价、客观地看待自己，学会了平等地待人接物，愿意听取他人的一些想法。阿杭表示以后在日常生活中会继续正念训练，增加自己与现实生活的连接，舒缓自己的情绪。

在对抗病耻感方面，阿杭找到了有关个人疾病的不合理的信念，能够更客观、更理性地认识自己的疾病，学习了在遭遇歧视时如何调整个人情绪和回应别人。医务社工向阿杭介绍了目前广州市在社区中推广的同伴支持计划，鼓励其加入这一计划以获得同伴的支持。后经评估，阿杭的 Link 贬低－歧视感知量表得分为 36 分，病耻感显著下降。

在作业与职业表现方面，阿杭最近的手工制作技能有所进步，其专注力和与病友的团队合作能力也有所提升，经住院精神病人康复疗效评定量表评估，其在工疗活动、工疗主动性与合作性方面均有进步。

在药物副作用的处理方面，主管医生调整了药物后，阿杭手抖的情况缓解了很多，经过评估，偶尔轻微的手抖并不会影响其生活和工作。经过这次对药物副作用的处理，阿杭懂得了出现药物副作用时的一些处理方法，改变了以往对药物治疗的抗拒态度，认识到了药物带来的不舒服是有办法解决的，这增强了其对药物治疗的信心，有利于其出院后保持病情的稳定。

经过各专业的评估，康复服务团队认为阿杭的康复水平得到了较大的提升，各学科专业人员设定的服务目标基本完成，阿杭已为回归社区做好了准备。经多学科团队会议讨论并与阿杭协商，大家一致认为本服务可以结案，阿杭也即将出院回归家庭。

七、专业反思

在精神病专科医院使用复元理念开展的精神康复工作挑战了传统的以疾病治疗为取向的医疗模式。在本服务中，医务社工不以追求疾病症状痊愈为中心，而更多关注精神障碍患者作为人的需要，关注他的感受，满足其心理社会的需要，关注他的家庭与环境，满足其个性化的需求，协助其追求个人生活的意义和价值。医务社工犹如一缕阳光，照亮了长期住院的精神障碍患者所在的这个角落。

精神康复服务需要多学科团队的合作。在本服务中，医务社工、精神科医师、心理治疗师、康复治疗师共同参与，各专业人员之间不仅有分工也有合作，满足了服务对象多方面、多层次的需要。本服务采用个案管理模式介入，充分发挥了多学科、各专业人士的优势，服务对象的康复效果显著。医务社工作为多学科团队的成员，也在康复服务中发挥着重要的作用。以本服务为例，医务社工的角色有服务直接提供者、资源协调者、计划者、监督者、支持者和评估者，有力地推动了服务的开展。

虽然医务社工在多学科团队中发挥着重要的作用，但是其在团队中的角色定位仍需要进一步探索。与医疗卫生专业人员清晰的职责范围相比，医务社工在团队中缺少清晰的角色与专业范围。一方面，医务社工虽深度嵌入医疗工作中，但缺少如医疗卫生专业人员在临床治疗中的资格；另一方面，医务社工在医疗服务中的服务范围缺乏法律政策依据。纵观整个医务社会工作服务领域，医务社工提供的专业服务未被纳入医疗卫生服务体系，缺少统一的质量标准，即医务社工应该做什么和做成什么样子并不清晰；医务社工在医疗服务体系内没有签名确认的资格，不能独立开展医疗服务，而精神康复社会工作领域需要医务社工深度参与医疗服务，这造成了医务社工作为医疗团体成员身份的尴尬。本服务中的医务社工在多学科团队中工作多年，团队成员都熟悉彼此的专业服务范围，因此医务社工能够在团队中找到自己的角色定位。但是在整个医务社会工作服务领域，医务社工仍需进一步探索自己在多学科团队中的角色。

此外，我们也看到了医务社工和其他专业人员在服务精神障碍患者中受到的限制，如医务社工只能在患者住院的环境场景中通过观察和访问了解患者，较难深入患者的生活场景，难以获取其与家庭成员的相处模式，以及其家庭生活习惯、家庭角色职能等信息，这就导致医务社工难以在一个生态系统中立体、全面、真实地了解患者。医务社工认为精神障碍患者的精神康复问题不仅是康复者个人的问题，同时也是家庭、社区及社会的问题，因此在介入手法上更强调采用系统化、以人为本的社会心理视角，但院舍化的实务环境以及服务对象为单一的患者群体的现实阻碍了这一功能的发挥。医务社工多采用个人取向的介入模式，介入的手法偏重于临床治疗。为突破这一限制，医院的康复服务应该与社区的康复服务无缝衔接，使康复服务贯穿于医院和社区，让精神障碍患者得到全程的康复服务。但目前国内大多数城市并没有建立医院、社区一体化的精神康复服务，医院的康复服务与社区的康复服务之间存在断裂。因此可以预见的是，未来一段时间内不少精神障碍患者仍将继续陷于"进院—出院—进院"的"旋转门"中，有的患者仍将长期住院，他们的回家之路依旧漫长和艰难。

参考文献：

［1］刘昶荣.我国660万登记在册的重性精神障碍患者，90%以上得到了照顾治疗.（2022-06-17）［2022-10-03］.http：//news.cyol.com/gb/articles/2022-06/17/content_Jz-NoLHZyw.html.

［2］Anthony W A. Recovery from Mental Illness：The Guiding Vision of the Mental Health Service System in the 1990s.Psychiatric Rehabilitation Journal，1993，16（4）：11-23.

［3］全国社会工作者职业水平考试教材编写组.社会工作综合能力：中级.北京：中国社会出版社，2016.

［4］威廉姆斯，蒂斯代尔，西格尔，等.穿越抑郁的正念之道.童慧琦，张娜，译.北京：机械工业出版社，2015.

［5］刘麦仙.精神医学康复实用技术操作指南.郑州：郑州大学出版社，2020.

第六章 ｜ 医务社工培养模式研究

第一节　儿童医疗专科领域医务社工团队
培养模式研究

导言

虽然我国国内医务社会工作实务的发展已有一定历史，但是基于儿童和家庭视角的儿童医疗专科领域医务社会工作实务刚起步不久。绝大多数儿童医疗机构和科室中，医务社工的岗位配置不足，未能建立起专业人才梯队；服务内容设计和运营缺乏专业性、针对性、系统性和可持续性；医务社会工作服务与医院医疗场景和流程的嵌合发展、与医护团队的多学科协作不到位；儿童和家庭视角以及儿童友好医疗服务理念未被有效融入实践，实务经验和知识生产不能满足服务对象的需求。此外，在我国，关于满足重疾患儿及家庭需求的医务社会工作实务模式的探索则更少，亟须发展儿童医疗专科领域的医务社工团队。

一、培养背景

爱佑慈善基金会（以下简称爱佑）儿童医疗项目经过十余年的发展，其战略视野从儿童医疗救助拓展到了儿童医务社工行业发展。该项目从2017年开始致力于推动有政策保障的儿童医务社工行业发展，从人才培养、模式探索、行业研究、宣传倡导、政策推动五大版块着手，为医务社会工作行业发展助力。

基于两年多的对医务社会工作行业的调研和探索，爱佑发现：第一，儿童在生理上有别于成人，而且儿童患者在认知能力、心理发育状态、社会化需求等方面也明显有别于成人患者。儿童患者对身体、疾病和死亡有着不同的理解，也更容易受到所处环境的影响。第二，医务社会工作行业发展面临的主要挑战包括医务社会工作实务人才不足、专业人才培养和职业发展体系不完善、医院体系内医务社工的专业角色建构未完成、支持医务社会工作服务发展的资源体系不成熟、医务社会工作的社会认知度低等。

在此背景下，从2018年起，爱佑开始探索以住院儿童活动空间"爱佑童乐园"为核心空间场域的专科化儿童医务社会工作服务运营模式，逐步形成了"爱佑人文医疗"项目；到2022年已经基本建成了覆盖儿童内科和外科两大场景、四大科室的儿童医务社会工作服务内容体系、服务专业化能力建设体系以及规范化管理体系。在三年项目服务实践的基础上，爱佑人文医疗项目逐渐形成专科化的儿童医务社会工作服务思路和项目模式，以国家和省级重点儿童医院或者三甲综合医院的重点儿科科室为主要服务场景，配置专业儿童医务社工岗位，紧密结合科室里住院患儿和家庭的实际需求以及专科医疗流程与场景特征，针对性地设计并运营有系统性的儿童专科医务社会工作服务模式。通过动员多元主体参与、社会资源引进以及项目制管理，实现儿童医务社会工作服务的可持续发展。

二、培养对象的评估

（一）临床服务的基本情况

以先天性心脏病为代表的出生缺陷类疾病、以白血病为代表的儿童血液肿瘤类疾病以及其他儿童重大疾病，会严重威胁儿童的生命和健康福祉，为家庭带来沉重的负担。随着医疗技术的不断进步及规范化诊疗方案的推广，这些重大儿童疾病中的大多数已经不再是"不治之症"。然而，漫长的治疗康复周期和高昂的医疗费用使很多普通家庭望而却步，疾病本身和医疗过程给患儿及其家庭带来的身心痛苦与压力也使他们备受煎熬。"治不好，看不起，痛苦大"，依旧是目前我国重疾儿童及其家庭面对的主要问题，也是爱佑慈善基金会儿童医疗项目从过去到未来一直关注并努力回应的社会问题。

约 15%～40% 的住院儿童在两个星期的住院治疗后会或多或少地出现消极的变化，产生焦虑、医疗恐惧等心理，而这会影响住院儿童的治疗配合度和术后康复，甚至会对其长期的社会交往和认知造成严重影响。父母受儿童病情、现实压力等因素的影响，也会长期处于紧张、焦虑、恐惧和缺乏安全感等亚健康状态，这更加剧了儿童的焦虑情绪。随着传统医学模式向现代医学模式的转变，患病儿童的康复已从疾病治疗转变为生理－心理－社会层面上的共同康复。世界卫生组织一直倡导"全面健康"的概念，国际主流医学界也越来越普及"全人医疗"（holistic medicine）和"以家庭为中心的照护"（family-centered care）等医疗服务理念及实践。但我国目前的医疗服务体系主要关注的还是患儿生理层面的康复，其心理、社会层面的需求没有得到足够的关照。因此，在现有医疗环境中为患儿及家庭提供必要的专业化心理、社会服务支持，建设专业的医务社工服务体系，进一步提升医疗服务水平和医疗人文关怀已势在必行。

（二）服务对象的需求评估

2020 年，爱佑慈善基金会儿童医疗项目与北京师范大学行为健康研究中心合作，针对该项目分布在全国各地的 11 家合作医院开展了住院儿童的社会工作服务需求基线调研。调研针对以血液肿瘤科为代表的儿童内科医疗场景和以心血管外科、骨科为代表的儿童外科医疗场景，使用问卷调研了 684 个住院患儿家庭，并访谈了 31 名医护人员、医务社工及医院相关主管领导。

调研结果反映了当前医院的住院患儿及家庭的服务需求，以及儿童医务社会工作实务在医院中的发展现状和问题。首先，在住院患儿及家庭的服务需求方面，根据调研结果，住院患儿普遍存在疾病认知、学业发展以及疼痛缓解等需求；一半以上的住院患儿存在害怕、担忧等情绪问题；部分住院患儿甚至存在社交退缩等行为问题，同时抑郁、焦虑评分较高。住院患儿的主要照顾者普遍存在着信息和医疗沟通需求，不同程度地体会到心理压力和社会支持不足，感知到较重的依赖性负担、社交负担和体力负担，但是他们的心理情绪负担更值得关注——超过 40% 的照顾者存在焦虑症状。照顾者的负担和焦虑程度与住院患儿的问题行为和不良情绪密切相关。其次，在儿童医务社会工作实务在医院中的发展现状和问题方面，调研的 11 家合作医院普遍反馈：专门的服务空间场域和物资设施，专职医务社工岗位配置，儿童医务社会工作服务如何与医疗服务、医院管理体系嵌合，以及如何设置有针对性的、恒常性的服务内容，是影响儿童医务社会工作实务有效发展的主要因素。

此外，调研结果还显示，住院患儿及家庭的服务需求在不同科室表现出明显不同的特征。例如，血液病科室的长期住院患儿的情绪和行为问题都比较严重，照顾者感知到的负担也更重。而心外科科室的住院患儿的情绪问题则相对较少，但报告了更多的疼痛缓解需求、促进神经发育需求、疾病认知需求，照顾者则报告了更多的亲子关系发展需求。

（三）培养对象的基本情况和培养需求

好的儿童医疗专科医务社会工作服务递送离不开专业的医务社工团队。然而，爱佑人文医疗项目在启动之初就意识到，在行业中寻找到拥有服务儿童和家庭的丰富经验的医务社工并非易事，需要项目自行搭建培训督导体系，来发掘、支持、培养医务社工团队。

2019 年至 2020 年是项目搭建培训督导体系的阶段。在对当时入选项目的社工进行基本情况扫描后发现，分布在苏州、杭州、南京、武汉等地多个项目点的共计 7 名项目社工全部拥有社会工作专业本科或硕士学历，主要为 23 岁～26 岁的女性，大多有 1～3 年的工作经验。项目社工的工作经验集中在社区服务方面，他们过往的实务经验和知识基础都较少与医务社会工作发生联系，而且向不同类型的家庭、儿童提供直接服务的经验较少。不过，入选项目的社工多具备从事专业工作的热情和期待，且工作经验的多少不与他们对项目服务的理解、服务思路、服务设计、服务能力完全挂钩。工作经验较少的社工也可以凭借个人优势、团队支持而较快地掌握项目的服务内容、工作方法。这坚定了项目进行针对他们需求的培训督导体系搭建的信心。

项目社工进入医疗场景工作，面对工作的内容、工作量，是有一定压力感的。项目启动初期的服务以开展主题活动为主。部分社工感到，虽然工作比较充实忙碌，但专业实务能力的提升比较小，以至于没有收获明显的成长和意义感。也有部分社工反映，虽然基础性服务（如探访、儿童活动）的递送能力有明显提升，但对更有难度的专业性服务仍感到力不从心。

在项目启动初期，项目社工对于医务社工角色的专业性体现在何处这一问题也感到困惑。他们普遍感觉目前服务的可替代性很高，所谓的专业性只能体现在"细节"上，例如关注每一个孩子、对活动环境的掌控、体系化地设计活动、在服务中融入医务社会工作理念等。尽管如此，令人欣喜的是，绝大部分社工保持了深耕其所在医务社工岗位的专业性服务的兴趣。他们渴望有挑战和更聚焦的工作，希望有所探索和成长。

项目社工普遍希望结合自己所服务科室的需求，对目前开展的服务进行升级，包括：提供医疗心理预备相关的服务；进行更有针对性的住院儿童床旁陪伴，如陪伴不适宜下床活动的儿童、术后恢复阶段的儿童；向不同年龄段的儿童提供适切其发展特点的服务内容。对于目前已开展的主题活动，项目社工也希望进行升级，例如通过更密切地结合医疗主题、科室特色去设计和开展服务；更好地向家长群体提供压力缓解、心理支持服务；学习个案跟进的方式方法，包括挖掘个案的需求、开展个案的流程、如何跟进等。此外，项目社工还希望能形成一些服务的产品、方案，使服务具有特色。

可以看出，一线项目社工对递送服务升级有以下几类思考方向。第一类，尝试先做好基础性服务，对已有的优秀主题活动方案进行打磨，对病房探访等服务进行沉淀。第二类，主题活动的升级，结合科室特色、医院主题、医疗道具来开展。第三类，选择性的拓展，一是选择有可能拓展服务的场域（从游戏室到病房），二是选择有可能拓展服务的服务对象（婴幼儿、学龄儿童、家长）。第四类，深度挖掘个案，开展个案跟踪服务。项目社工的思考反映了他们希望提升实务技能、工作经验、专业信心的需求。这是确定培训督导体系内容的依据。

关于培训督导体系的搭建，爱佑人文医疗项目也征求了项目社工的想法。项目社工普遍认为实务督导很必须、很重要。他们的核心诉求是，希望有一个同质性高、接地气、能交流专业问题的地方，以及一个可以分享、互助的学习群体，能让他们共享资源、共同学习，而不是一个人孤零零地闷头做。在具体形式上，项目社工希望线上与线下相结合，培训内容能留存，可以反复听、反复看。在具体内容上，项目社工的普遍诉求是希望结合岗位要求、服务内容、在实务开展过程中遇到的挑战等进行培训，如：（1）上岗培训，新手社工如何做准备、如何学习服务规范；（2）服务设计，如何策划好的活动；（3）建立日常，如何安排日常服务、如何快速和医护、家长、儿童建立信任关系；（4）完善对专业价值观、伦理、医务社工角色的认知；（5）理论及实务知识，包括儿童观、儿童发展、儿童医疗辅导技术等；（6）服务管理，比如游戏室运营、日常服务素材收集管理、工作汇报机制等；（7）团队管理，包括志愿者、实习生带教管理；（8）自我关照，如何互相交流支持、应对工作压力。

三、理论与实务模式应用

经过几轮的需求调研和情况摸底，爱佑人文医疗项目有了明确的方向——重视医务社工团队与项目服务的共同成长。共同成长意味着，重视医务社工"个人"的价值，重视医务社工"团队"的价值，也注重医务社工"项目"的价值。将个人、团队、项目的发展目标整合起来，彼此协力前行。这就要求项目团队对项目服务的目标、逻辑有清晰共识，将项目的要求与医务社工个人和团队的成长整合起来。

（一）医务社工个人的成长要点和方法

从培养医务社工"个人"的角度来说，医务社会工作是"以实务为本"的专业，"如何递送高质量的专业服务"是项目社工共同关注的。结合项目的服务目标和医务社工的成长需求，爱佑人文医疗项目扩展了成人学习"做中学"的模式，形成了医务社工个人成长模型（见图6-1）：（1）愿意做，相信并愿意践行专业价值，拥有服务精神，具备责任心和主动性；（2）能做到，知道是什么、为什么、怎么做，实践中能做到；（3）能沉淀，对做得好和不好的方面，都能进行反思、沉淀；（4）能呈现，能把服务的成果、对服务的反思概括和呈现出来，让他人看到价值和产出；（5）再应用，能吸收反馈后再应用，从而做得更好，并带动更多人愿意做、能做到。

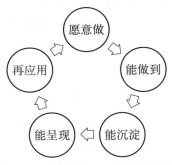

图 6-1　医务社工个人成长模型

总结一下，"愿意做—能做到—能沉淀—能呈现—再应用—做得更好"是一个螺旋上升、不断前进的过程，也是医务社工个人的专业性、专业自信提升的过程。而在这个提升的过程中，项目的服务目标也得到了更好的达成，从而使项目实现更好的阶段性发展。这一过程中的观察和理解也会被纳入培训督导体系之中，从而让项目中的医务社工体验到自己的成长。

（二）医务社工团队的可持续发展

如果说医务社工个人的发展类似于做加法，那么医务社工团队的专业性提升则是通过所有社工的合力，打造有能力的团队。这不仅仅可以极大地助力一线服务，更是在项目层面为项目的可持续发展铺路，类似于做乘法。因此，要用整合的视角来看待医务社工团队的可持续发展，既要注重医务社工个人的专业性培养，也要意识到团队专业性的重要性。在培养医务社工个人专业能力的过程中，爱佑人文医疗项目逐步搜集能贡献产出服务经验的成果、产品、工具、循证研究的素材，并逐步挖掘医务社工团队在研发、研究、开展培训督导等方面的能力，为下一步的能力输出做准备。具体来说，医务社工团队发展的模块包括：（1）项目研发沉淀；（2）项目能力输出；（3）项目成效评估。这些模块需要结合内外部资源设计，融入培训督导体系中。

四、培养计划与过程

（一）培养目标及方法

爱佑人文医疗项目基于需求分析设置了培训督导体系的培养目标。目标体系包括短期目标、中期目标、长期目标三部分。短期目标包括医务社工个人专业性的提升、支撑项目管理和研究研发两部分；中期目标主要是建立一套规范化的培养机制和体系；长期目标主要包括项目服务目标的实现和项目可持续发展的预备两方面。表 6-1 是对每部分目标的具体描述：

表 6-1 培养目标

目标体系	目标维度 / 视角	目标维度 / 视角的具体说明
短期目标	医务社工个人专业性	愿意做、能做到、能沉淀、能呈现、再应用
	支撑项目管理和研究研发	1. 支撑服务标准化管理、服务执行力管理 2. 项目研究、研发素材的沉淀积累
中期目标	建立一套规范化的培养机制和体系	1. 培训督导整体方案搭建 2. 培训督导具体版块内容研发 3. 培训督导递送和管理
长期目标	项目服务目标的实现	三大项目目标实现的程度和实现的质量
	项目可持续发展的预备	1. 项目团队研究、研发、培训督导能力的积累 2. 行业专家资源库的搭建

为达成目标，爱佑人文医疗项目引入了"体验式学习"的方法。医务社工结合"经验 / 体验—反思—理论概括—应用"的体验式学习圈（见图 6-2），在实务中学习，将知识、技能与专业行动结合起来。

因此，在设置培训督导的形式时要注意：（1）设置合理的工作 / 学习任务，让社工在"做中学"；（2）找到介入的最佳时机，促使社工进入"反思—理论概括—应用"的过程；（3）结合内容，注重学习过程本身，加强社工"做中学"的体验；（4）区分适合一对一或适合团队集体开展的培训督导，实现两者的优化组合；（5）充分考虑对引导者的知识、能力要求，必要时引入外部专家资源支持。

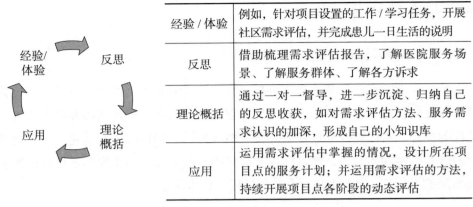

经验／体验	例如，针对项目设置的工作／学习任务，开展社区需求评估，并完成患儿一日生活的说明
反思	借助梳理需求评估报告，了解医院服务场景、了解服务群体、了解各方诉求
理论概括	通过一对一督导，进一步沉淀、归纳自己的反思收获，如对需求评估方法、服务需求认识的加深，形成自己的小知识库
应用	运用需求评估中掌握的情况，设计所在项目点的服务计划；并运用需求评估的方法，持续开展项目点各阶段的动态评估

图 6-2　体验式学习圈

（二）具体计划与培养过程

具体的培训督导内容和形式要如何设计？这需要回答"学什么，怎么学"的问题。设计既要考虑个别社工的情况（所在成长阶段、所处服务情境），也要考虑整个项目服务团队的情况（有处在各个不同成长阶段的医务社工，有多元的服务情境）。这样才能在人力、物力、时间有限的条件下，建立有效的递送培训督导体系。

1. 建立"个别督导与社群共学相结合"的培训督导体系

培训督导体系既需要满足医务社工的个性化需求，又需要满足服务团队的共同需求。然而，培训督导团队的时间、人力、资源有限。那该如何安排资源，让培训服务的递送更高效呢？对此，爱佑人文医疗项目建立了"个别督导与社群共学相结合"的培训督导体系，如表 6-2 所示。

表 6-2　"个别督导与社群共学相结合"的培训督导体系

培训督导线	频率	内容	形式	优点
项目点培训督导（简称个督）	线上远程督导，月度恒常	结合新人适应期、服务专业性成长期、多元专业能力发展期的要求，设置相应内容	设置"学习任务"，以实务为本"做中学"的形式，配合线上远程个人督导	1. 有针对性，能针对各个项目点的情况 2. 能分阶段地进行指导
	线下实地督导，1~2 次／年	配合项目点实际情况	配合项目点情况，项目组进行实地督导	

续表

培训督导线	频率	内容	形式	优点
项目服务团队培训督导（简称团督）	线上共学，月度恒常	结合不同的服务场景（专业实务能力、项目通识能力）设置培训督导内容	以"产－学－研"相结合的形式，开展线上集体共学	1. 发挥团队社群的力量，促进互助、互学 2. 能分场景地进行指导
	线下共学，1～2次/年	配合项目阶段	配合年度计划，项目组组织线下年度聚会、进行实地共学督导	

好的专业服务是在一线磨炼出来的。儿童专科医务社工团队的专业性是通过恒常工作服务打磨出来的。医务社工扎实的服务基本功和良好的工作习惯也是逐步培养出来的。鉴于医务社工专业实务人才不足，且缺少紧贴儿童专业医务社工现实服务场景的实务督导和实践经验，团队采用"做中学＋共学共创"的方式，以团队的培训督导体系的恒常推进为轴线，运用"个别化督导＋团队共学"的方法，逐步建立起"个别督导与社群共学相结合"的培训督导体系，以实现驻点医务社工的自我提升和团队集体服务能力提升。

以一名新入职岗位社工的培训督导计划（三年期项目）为例，社工将经历三个阶段：入职三个月内的新人适应期（包括入职指引、上岗适应两个阶段），入职一年半内的服务专业性成长期，入职三年内的多元专业能力发展期。

其中，新人适应期的培训督导支持最为密集，以便支持新入职社工快速熟悉服务场景，适应服务岗位要求，开展基本服务。这一阶段培训督导的内容包括：（1）项目及服务场景通识；（2）医务社工专业知识；（3）需求评估与医务社工服务计划；（4）随医护人员查房及入院探访实务技能；（5）爱佑童乐园空间开放管理及主题活动实务技能；（6）服务产品落地及开发实务技能；等等。以上内容的培训督导可以帮助社工形成对机构、项目、服务场景、服务群体及医务社工岗位的基本认识；了解爱佑童乐园空间开放及管理运营的方式、随医护人员查房和入院探访的基本方法、康乐活动等主题服务设计的思路等；依据共同设计的其所在服务科室的需求评估、服务目标，开展医务社工专业实践，在反思中提升优质服务所需的知识、技能、能力。

在随后的服务专业性成长期、多元专业能力发展期阶段，项目团队将通过月度恒常督导的形式，持续支持岗位社工及项目点运作发展。项目点培训督导分为线上远程督导（月度恒常）和线下实地督导（1~2 次 / 年），以爱佑项目组组织递送的医务社工个人督导为主，按需配合邀请专家库督导对医务社工进行一对一咨询答疑。

2. 建设知识库

伴随着一线专科实践的深入，爱佑人文医疗项目儿童专科医务社工积累了大量一线服务的素材、经验。为了服务的可持续发展，以及形成团队内部、同行间、行业中的知识和影响力，建立服务的规范和指引成为项目要实现的目标。2022 年，借助编写《爱佑人文医疗项目儿童专科医务社工服务规范化指引手册》的机会，项目组系统梳理了开展儿童专科医务社会工作服务的实践知识方法论，从刚进入服务科室的新手社工如何做需求评估、如何融入医疗场景、医疗场景必知必会、专科科室基本服务开展的方法、与医护团队形成多学科配合的机制、服务资源的管理运营及品牌传播等多个角度，逐步搭建起儿童专科医务社工实践经验知识库。

知识库的建设以项目组与一线医务社工团队协力协作的方式进行。如图6-3 所示，所有的实践知识从一线实务中来，是在一线医务社工的探索和实践反馈中有机生成的；随着儿童专科医务社工团队的逐渐成长、壮大，他们在一

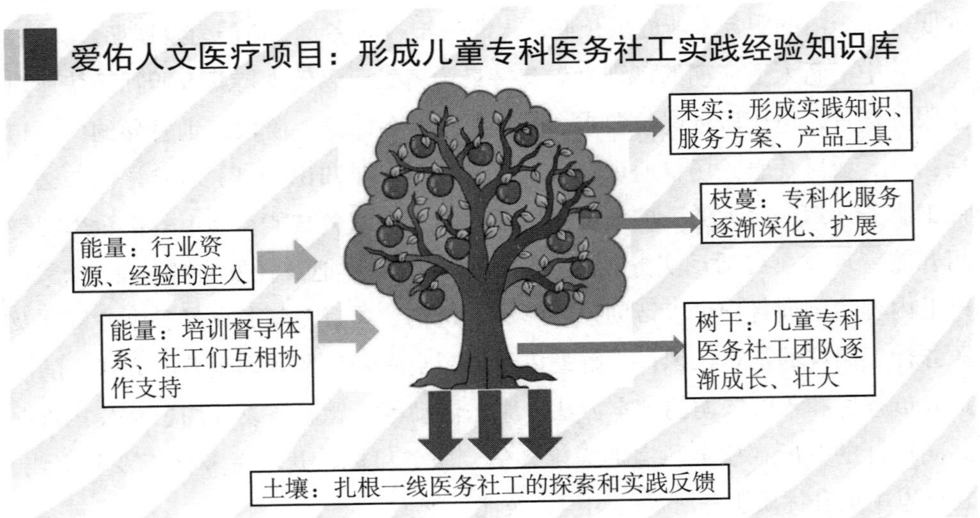

图 6-3　爱佑人文医疗项目儿童专科医务社工实践经验知识库的形成过程

线对服务需求的观察愈加深入，加之项目组培训督导体系、社工们互相协作支持带来的能量，以及行业资源、经验的注入，项目所提供的专科化服务逐渐深化、扩展，医务社工团队的专业性得到提升，形成了更扎实的实践知识、更完备的服务方案和更多元化的产品工具，形成了良性循环。

五、监测与评估

（一）过程监测

在培训督导体系的过程监测方面，项目组结合短期、中期、长期目标，确立评估的视角和维度，进行具体的评估活动。评估的形式包括：医务社工的月度报告及个别化反馈，半年度及年度服务报告，半年度及年度的医院、机构、基金会三方实地评估；等等。评估的内容根据具体项目阶段及项目点情况进行调整，包括：（1）医务社工的个人专业性及专业反思；（2）服务目标及服务质量的完成度；（3）医务社工对医疗场景服务需求的挖掘及创造性的专业回应；（4）服务嵌入医疗全流程及与医护团队多学科协作的方法；（5）服务经验、模式、技术的提炼与分享；等等。

评估包含自评与互评两个环节。以对年度服务的评估为例，首先，由医务社工个人整理、复盘、自评过去一年的工作内容，并对新的一年展开规划，具体包括：（1）医务社工过去一年在爱佑人文医疗项目医务社工岗位上做的"最佳事件"；（2）医务社工感知到自己在过去一年里发生的变化，以及变化是如何发生的；（3）医务社工在过去一年里最有信心、处理起来得心应手的工作细节有哪些；（4）医务社工在过去一年里遇到的最有挑战、最难突破、感到疲惫的工作细节有哪些；（5）医务社工为实现本年度的服务目标做出了哪些努力，其中哪些目标实现了，哪些目标没有实现，医务社工如何看待这一点；（6）医务社工在过去一年里是否进行了良好的自我关怀，实践了哪些对自己重要的事情和价值；（7）医务社工在过去一年里为自己的职业发展做出了哪些努力，拥有哪些支持和资源；（8）医务社工在新的一年希望自己有哪些突破和改变；（9）医务社工在新的一年希望达成的服务目标，以及为实现目标要付出哪方面的努力；（10）在新的一年，医务社工为了实现个人成长，需要的支持和协助有哪些；（11）在新的一年，医务社工希望自己在团队中承担的角色和职责是什么；等等。

然后，项目督导组会与医务社工进行一对一的交流，就年度服务的成效与不足进行讨论、反思，彼此给出本年度的成长观察和反馈，并依托实际情况共同探讨下一年度的服务方向。这个过程可以根据项目阶段定期开展，作为过程监测的重要环节。

（二）成效评估

1. 人才培养情况

截至 2022 年，爱佑人文医疗项目已经在北京、上海、杭州、武汉、重庆等 9 座城市的 12 家合作医院的 6 类儿科专科建立起了服务模式并落地运营；合作医院中有国家儿童医学中心两家、国家儿童区域医疗中心两家，省级中心儿童医院三家。项目服务覆盖儿童血液肿瘤科、心血管外科、普外科、骨科、神经外科、内分泌科等专科科室，以及儿童全科病房。与此同时，项目拓展了服务场景，帮助两家医院尝试建立基于经济救助的专科助医社工实务模式。截至 2022 年 10 月底，爱佑人文医疗项目已经累计服务全国住院患儿及其家长超过55 000 人次。

经过 3 年多的发展建设，爱佑人文医疗项目培养起一支高素质、专业化的儿童专科医务社工一线服务团队，团队内共有医务社工 12 名，均拥有社会工作专业本科及以上学历，其中拥有研究生学历的有 5 名。有两名社工荣获"寻找最美医务社会工作者案例征集——最美医务社工"称号。为了保障医务社工服务团队的服务能力与水平，项目组发掘并联动行业内资深实务专家及机构，建立起一套儿童专科医务社工培训督导体系。

2. 人才培养相关产品

（1）《爱佑人文医疗项目儿童专科医务社工服务规范化指引手册》。

该手册适合加入爱佑人文医疗项目的医务社工在岗前学习期（上岗前）、上岗适应期（上岗 1～3 个月）、基础服务推进期（上岗 4～12 个月）、服务全面开展期（上岗 12～24 个月）等各个工作阶段使用，也可供与爱佑合作的社工部、科室医护等专业团队人员、同行专业工作者参考。在手册的指引下，爱佑人文医疗项目的医务社工可以围绕医疗全流程开展医务社会工作服务。

（2）爱佑人文医疗项目服务方案库。

爱佑人文医疗项目团队开发了体系化的医务社工服务方案，如《爱佑童乐园空间配置清单》《爱佑童乐园空间设计说明》《医务社工病房探访服务方案》《医务社工入院适应服务方案》《家长支持服务方案》《医疗过程应对服务方案》《医疗操作儿童心理预备方案》《医务社工随医护查房、病房探访记录表》《重症及复发谈话框架》等。以上服务方案可以支持医务社工开展实务工作，向其提供需求评估、理论依据、实务方法、工作经验及技巧等方面的支持。

（3）爱佑人文医疗项目服务产品和道具库。

为了配合嵌入医疗全流程的服务需要，项目团队开发了从服务对象入院初诊到出院阶段的系列服务产品和道具（见图6-4），包括爱佑童乐园空间运营管理的开放公约、一周活动公告、医务社工的工服及工牌、活动邀请函、服务宣传折页等童乐园空间运营服务产品和道具；入院适应信息册、家长照料笔记、VIP海报、入院探险地图及护照等入院适应服务产品和道具；医疗预备书、康乐宝贝跑跑棋、医疗等待盲盒等医疗适应服务产品和道具；出院仪式、勇气之星奖状等出院康复服务产品和道具。以上产品和道具可以配套医务社会工作服务使用。

六、专业反思

（一）培养实践的反思

在爱佑人文医疗项目推进的过程中，项目团队也发现了一些现阶段服务的局限。例如，在医院内构建医务社工的专业角色方面，虽然通过模块化、嵌入医疗全流程的服务设计、直接的服务参与和呈现，服务科室及医护团队对儿童专科医务社工是谁、是做什么的有了直观的感受和认知，但医护团队整体上对医务社工的角色及功能的认知距离医务社工的实际角色及工作内容还有一定差距。这导致医务社工在科室多学科协作中很难实现快速融入。

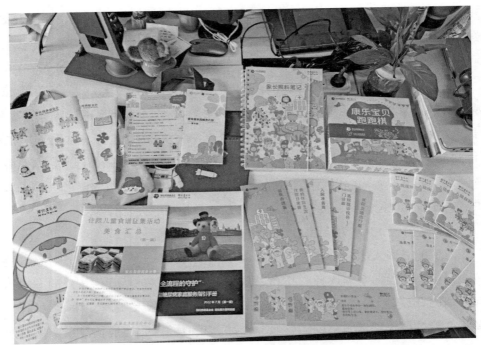

图6-4 爱佑人文医疗项目提供的服务方案、服务产品和道具实例

又如，爱佑人文医疗项目专科化发展模式需要把个人、团队资源集中在特定专科，但在我国当前的医疗环境中，很多医院的医务社工发展尚处在起步阶段，医务社工数量不足。因此，医院会期待由一名医务社工负责多个科室乃至全院的医务社会工作服务。这不仅对专科医务社工的服务范围、项目的资源投入造成了压力，也给实务服务的深度和可持续性带来了挑战。

项目团队在实践中发现，伴随着他们在不同专科场景的多元化尝试以及对专科场景理解的加深，他们一方面需要不断总结服务的共同性、规范性，另一方面则需要持续探索与专科结合的服务的独特性、个别化。此外，儿童专科医务社工能做什么？能带来什么价值？如何磨炼服务技术？如何让服务成效被服务科室、合作医院、行业、公众看见？这些都是需要他们通过探索回应的问题。

对医务社工"个人"与"团队"的培养常被很多人认为是难度大、有意义但是不紧急的事。尤其当服务事务层面的要求和压力增加时，这件事更容易被放到优先级靠后的位置。但若将眼光放长远，并秉持人的价值，则会发现对医务社工"个人"与"团队"的培养与服务的事务发展可以互相兼容、相辅相成，形成使服务可持续发展的强大力量。而这既需要执行团队、合作伙伴等各方面的支持、共识、资源，也需要项目团队的智慧和担当。为此所付出的努力是值得的：当项目持续发展时，项目中的一线医务社工对项目表示了认可，获得了真实可见的成长；他们对专业的认同越来越立体和深入；团队成员互相支持、彼此协力的气氛愈发浓郁。

爱佑人文医疗项目的医务社工团队见证了这套耐心陪伴社工成长的培训督导体系带来的效果，看到了社工伙伴们逐渐成长为可以支持更多服务对象、支持更多新社工伙伴的富有经验的从业者。只有肯扎根、持续投入的培训督导过程才能产生这样的效果。项目团队希望把这样的信念和价值分享出来，把自身的经验分享出来，从而影响更多医务社工和团队，带来更多对话和交流。

（二）未来展望

爱佑人文医疗项目将继续扎根本土场景，围绕儿童友好医疗全场景建立项目体系，有效回应医疗场景下儿童和家庭的社会心理需求，持续为医院提供儿童友好化建设解决方案，为患儿家庭就医提供全流程的支持，为患儿全人康复提供全方位关怀，长期陪伴和支持患儿就医、康复过程的每一步。

爱佑人文医疗项目希望继续开拓儿童专科医务社工的服务边界，拓展服务广度和深度，逐渐实现对医疗全流程的覆盖，形成完整的实务示范体系；建设儿童专科医务社工实务培养基地，为行业输送更多实务骨干、高校督导人才；持续探索儿童专科医务社工医社共建新模式，将更多的社会资源引入行业，促进行业发展（见图6-5）。

同时，爱佑人文医疗项目希望成为儿童友好医疗的建设者和倡导者，基于爱佑的资源平台和行业经验，联合合作医院、爱心企业、社工机构、高校及行业研究团队、政府部门，共同探索资源整合的有效路径，打造儿童专科医务社工服务模式建设的模板，为我国儿童及家庭医务社会工作行业的发展贡献力量。

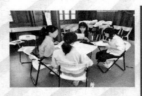

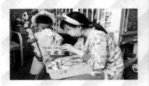

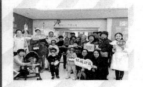

图 6-5　爱佑人文医疗项目的未来展望

第二节　春暖医务社工培养模式研究

导言

2012 年，中央 19 个部委和群团组织联合出台《社会工作专业人才队伍建设中长期规划（2011—2020 年）》，明确了医务社工是"卫生专业紧缺人才"，发展医务社工成为国家人才发展的战略规划。虽然我国各地的医务社会工作因发展阶段的不同而对医务社工提出了不同的能力要求，但是医务社工的核心能力是最为基础且至关重要的内容，是医务社会工作服务专业性的保障。医务社工的核心能力即专业胜任力。当下，医患关系的紧张和医疗改革的推进给我国尚处于起步阶段的医务社会工作提供了发展的机遇，同时也提出了更高的要求。一方面，医务社工在医疗领域跨专业团队合作模式中逐渐成为重要角色；另一方面，对医务社工来说，与高精尖团队的跨专业团队协作既是难得的机会，也是能力上的严峻挑战。因此，医务社工通过培养达到专业胜任力要求尤为重要。

一、培养背景

深圳市龙岗区春暖社工服务中心（以下简称春暖）于 2008 年成立，为全国首批社会工作服务示范单位和深圳市首批 5A 级社工机构。经过十多年的积累与发展，春暖目前的服务内容覆盖医务、社区、禁毒、教育和企业五大社会工作领域，辐射深圳市龙岗区、福田区、南山区、龙华区、大鹏新区、光明区等六大行政区域以及市外项目。其中，医务领域为春暖重点发展的领域。在该领域，春暖聚焦"健康"，以人为中心，围绕全生命周期提供全病程服务。因此，医务领域的人才培养工作是春暖推行机构发展规划的基础保障，有专门负责该领域人才培养的小组（督导＋组员），围绕春暖医务社工十项核心能力框架模型（见图 6-6）开展人才培养工作。

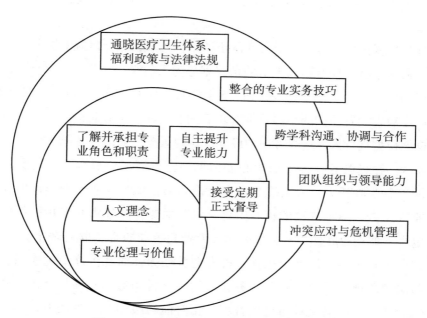

图 6-6 春暖医务社工十项核心能力框架模型

春暖医务社工发展至今，由最初的 5 人团队发展到 52 人团队，最多时超过百人。由于政策、招投标、离职等，团队人员存在异动，但是无论是新岗位还是旧岗位，人员一旦出现异动，均会有"新人"进来；而且即使是"老人"，也需要持续成长，因此人才培养显得尤为重要。不管是刚进入医务领域的新手社工，还是有一定工作年限并积累了服务经验的中坚力量，都会面临做什么、怎么做的问题，甚至面临不知道怎样向医务工作者或其他专业团队介绍自己职责内容的尴尬境地。另外，在医疗环境中，医疗人员的高度专业化和精准化促使跨专业团队成员对医务社工有较高期待。做好医务社工核心能力的建构并据此探索医务社工人才培养模式，不仅便于指导医务社工进行自我测评，帮助医务社工按核心能力要求来提升自身能力，有利于提升医务社会工作服务质量；同时也是医务社工向医护团队、患者及家属或其他相关方介绍自身专业和服务，提升专业知悉度和服务专业度，做好团队合作的基础。基于此，春暖旨在通过有针对性的医务社工核心能力培养，有效提升春暖医务社工的核心能力，促进专业服务的有效开展，提高医务社工岗位适配度，降低专业无效的风险，使春暖医务社工更好地适应岗位环境、开展有质素的专业服务。

春暖根据机构内医务社工人才队伍的结构构成，结合医院对医务社工岗位服务的需求，将对现有团队人员的培养划分为入门级（入职0～3个月）、初级（入职4个月～1年）、中级（入职1～5年）及高级（入职5年以上）四个级别，针对四个级别设置不同的培养目标和培养内容；并参考春暖医务社工十项核心能力框架模型进行人才培养方向的设计，建构医务领域的人才培养体系。如图6-6所示，春暖医务社工十项核心能力框架模型有三个层次，最里层的部分包含两种专业胜任力：人文理念、专业伦理与价值。专业伦理与价值被认为是专业胜任力中不可或缺的核心内容，对其他专业胜任力起着指引作用。中间层包含三种专业胜任力：了解并承担专业角色和职责、自主提升专业能力、接受定期正式督导。最外层包含五种专业胜任力：通晓医疗卫生体系、福利政策与法律法规，整合的专业实务技巧，跨学科沟通、协调与合作，团队组织与领导能力，冲突应对与危机管理。相对前两层的专业胜任力，这些技能性的专业胜任力更加规范和具有操作性，通常被认为是最能体现专业性的方面。

春暖结合上述十项核心能力，根据机构发展规划，在核心能力框架模型的中间层即"了解并承担专业角色和职责、自主提升专业能力、接受定期正式督导"聚焦五大专项能力进行春暖医务社工人才培养，这五大专项能力具体为项目创新力、项目管理力、实务操作力、宣传推广力、专业研究力（即"五力"）。

二、培养对象需求评估

春暖医务社工人才培养经历了不同的发展时期。早期，春暖医务社工上岗依托个人自主学习和民政岗前培训。后来，机构也慢慢组织开展相关培训，但是相对以前的培训较为随机按需求安排。随着行业的发展和服务的深入，春暖从每年一次的医务领域人才培养需求调查、结合调查结果安排培训，到根据发展定位明确机构需要培养什么样的人才、结合团队人员情况系统安排培训，逐渐形成了人才培养体系。

（一）基本情况

春暖医务社工团队的人员数量因政策、招投标、个人发展等因素而处于动态变化之中，对医务领域现有 158 名社工进行需求调查和培养分析，得到他们的基本情况如表 6-3 所示，从表中可知，男女社工的比例为 1∶6.5，而整个机构男女社工的比例为 1∶3.6，医务领域的女社工占比非常高；超过半数的社工年龄在 30 岁以下，整个医务领域社工的平均年龄为 29.8 岁；有 77.3% 的社工持有社工资格证，持证情况良好；有近 50% 的社工拥有本科及研究生学历；入职时间在半年以内的社工占比 22.2%，入职超过半年不到一年的社工占比20.9%，也就是说，入职不满一年的社工占到 43.1%，有近一半的社工入职不满一年；有 58.2% 的社工非社会工作专业毕业。

表 6-3　春暖医务领域社工基本情况表

项目	类别	人数	比例	备注
性别	男	21	13.3%	
	女	137	86.7%	

续表

项目	类别	人数	比例	备注
年龄	20 岁以下	3	1.9%	
	20~25 岁	44	27.8%	
	26~30 岁	58	36.7%	
	31~35 岁	24	15.2%	
	36~40 岁	20	12.7%	
	大于 41 岁	9	5.7%	
专业职称	助理社工师	90	57%	
	中级社工师	32	20.3%	
	心理咨询师	14	8.9%	
学历	研究生	7	4.4%	
	本科	69	43.7%	
	大专	74	46.8%	
	大专以下	8	5.1%	
入职时间	入职半年以内	35	22.2%	
	入职超过半年不到一年	33	20.9%	
	入职超过一年不到三年	47	29.7%	
	入职超过三年	43	27.2%	
专业	社会工作专业	66	41.8%	
	非社会工作专业	92	58.2%	

注：其中，拥有专业职称的人数总计 136 人，此处统计的是在医院服务的人，其余 23 人没有在医院服务，本表因而未对其加以统计。

（二）需求评估

通过问卷调查、焦点小组访谈等方法收集需求并进行分析后发现，非社会工作专业毕业、持社工资格证进入医务领域的社工，有一定社会阅历和从业经验，竞争力及危机感让其态度较好，学习力较强。

笔者抽选了三名具有代表性的医务社工开展访谈，三名访谈对象的基本信息如下（见表 6-4）。

表 6-4　访谈对象的基本信息

编号	性别	年龄	第一学历	在职教育	专业资格	从事社会 工作时间	从事医务 社会工作 时间	职位
A 社工	女	24 岁	社会工作 / 本科	—	助理 社工师	2 年	1 年	一线 社工
B 社工	女	42 岁	工业设计 / 本科	社会工作 本科在读	助理 社工师	2.5 年	2 年	一线 社工
C 社工	女	41 岁	中专	社会工作 研究生	中级 社工师	7 年	7 年	督导

三名访谈对象对自身学习需求的回应分别如下。

A 社工："我入职春暖后的这一年来一直在不断学习和吸收新东西，特别是医务社会工作政策和自杀危机干预等方面的知识。以工伤政策为例，只看政策文件是有局限性的，很多实操层面的知识需要在实际服务过程中进一步了解，从服务对象那里得到更多实操层面的反馈。这一年我介入了两例自杀危机干预个案，有一例成效很明显，我在实践中运用了机构提供的评估量表和相关文献中介绍的方法。"

B 社工："对我来说，头半年是一个适应、学习的阶段，通过老社工的带教，我在医务社会工作基础知识的学习方面有了很大进步。经过半年的个案服务实践，能够看到一些成效。说实话，我在头半年开展活动时还是有点害怕的，经过半年的锻炼后就没有那么'社恐'了。2021 年 6 月，我开始接手糖尿病服务项目。前几个月是去了解这个项目，学习糖尿病相关知识。我接手这个项目算是跳出舒适圈，因为接项目之前，我对科室的服务已经很熟悉，与医护人员、服务对象等的关系也处理得很好。到了 2022 年，这个项目有了很大的飞跃，社群越来越活跃，'糖友'志愿者也培养起来了，饮食运动打卡、有奖问答、'糖友'故事拍摄、'糖友'故事文章征集等活动都有序开展。我在这个项目中的相关服务案例还获得了深圳市慢性病医院的案例奖。"

C 社工："我在 34 岁时选择进入社会工作行业，放下自己过去的工作经验，抱着空杯心态进入这个全新的行业，将所有人都当作自己学习的对象，如刚毕业的社会工作专业学生、科班社工，并主动学习专业教材。初上岗时，我跟随带教老师，观摩她如何查房、面谈、开展活动、整理文书档案等，这是很实在、很直接的学习方式。我在前三年的学习成长特别快，特别是实务能力方面，但三年以后遇到瓶颈期，感觉自己没有什么成长空间了，工作的乐趣也不足了。

"2015年，我们团队的组长休产假，需要有人代理她的工作，我不是主动地想去做管理工作，但大家都推荐我做代理组长。我当时以为只需要代理几个月，没想到我们组长休完产假后选择去另外一家医院做负责人。当时一名老社工指点我：'你来做社工是想帮助一些人，如果你做管理工作的话，就可以指导更多社工帮助更多人。'我觉得她说得有道理，被她说服了，就去做了这个小组长。实际上，做管理工作、培养社工既是在成就他人，也是在成就自己，成人达己也是一件很快乐的事情。

"头三年是快速学习基本实务的三年，经过引导，我开始学习做项目，参与了机构的'项目管理八部曲'课程，系统学习项目相关知识，这个系列的课程非常有用。机构环境会影响个人成长，后来我决定考研究生，在职读研的好处是实践起来很便利，实践前中后还可以和老师、同学进行交流。"

三名访谈对象中的A社工是社会工作专业科班出身，做了一年医务社工；B社工非社会工作专业毕业，做了两年医务社工，A和B都是一线社工；C从事医务社会工作7年，是一名督导。从大家的访谈内容中可以看出：医务社工基础知识技能、项目管理能力、管理能力、专项病种的服务知识和技能、研究能力是他们认为非常重要的学习需求；随着服务年资的增加，医务社工所需要掌握的知识内容会越多，知识技能要求会越高；在人才培养方式方面，正式的培训、日常的督导、同事之间的交流、老社工的带教、实践后的不断反思是大家认为非常重要的学习成长方式。

不同阶段的社工分别有以下需求：

1. 新入职员工

因招投标、岗位流动等，会不断有新鲜血液加入春暖医务社工团队。新入职员工在实务基础知识及技能、机构行政管理流程与文化、岗位环境熟悉度方面存在学习及提升认识的需求。

2. 梯队管理人员

春暖在医务社工人才培养方面，一直注重人才梯队的打造，不同梯队的人员需要承担不同的管理职责。对于中层团队、团队梯队人员，需要有针对性地开展专业技能及管理能力方面的主题培训。

3. 高层管理人员

一方面，春暖的督导人才作为核心高层管理人员之一，亟须培养其实务能力、督导能力、研究能力等；另一方面，春暖的发展需要具有领导力、创新力、战略能力的高层管理人员。

4. 项目实施人员

春暖在做好普适型服务的同时，也注重发展项目化服务，加强专项手法运用，结合机构的发展规划，对项目实施人员进行特色服务技能和专项能力等方面的培训并形成人才储备，具体的专项能力包括项目开发、项目管理、服务研究、实务技能、宣传能力等。

5. 全体医务社工

根据行业发展及社会环境要求，春暖开展了各类培训，培训的主题包括疫情心理支持、标准化贯宣、风险防护等。

三、理论与实务模式应用

春暖医务社工人才培养借鉴了 TACT 人才培养理念。TACT 是指以教育培训（training）、个人提高（self-arise）、导师辅导（coaching）、行动学习（task assignment）为核心环节的人才培养体系，常被运用于企业的人才梯队建设。春暖在培养医务社工团队人才的过程中发现，早期培养模式以年度需求调查结果为导向，由于团队成员的需求、兴趣不统一，机构随机按需求安排培训，所以对医务社工能力的培养重点不固定，但也取得了一定的培养效果。TACT 模式专注于成员核心能力的提升，在早期为机构培养出了一批有发展潜质的人才，春暖将其纳入机构人力资源体系。春暖通过实施基于医务领域战略核心能力的培养计划，充分培养了各梯队的核心人才，这些人才现已成为机构的中坚力量。春暖利用 TACT 模式指导并规范人才储备梯队的培养工作，建立储备人才的造血机制，从而解决人才流失和快速发掘培养中层干部的问题。因此，根据各梯队人才及机构内不同领域各专项能力的要求，春暖运用 TACT 人才培养模式（见图 6-7），并结合机构内部的员工带教体系、督导体系、自办培训体系，设置科学合理的培养内容，培养了不同领域内的专项人才及分层次人才。

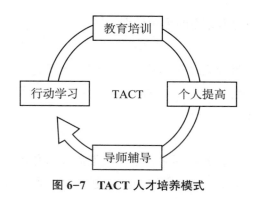

图 6-7　TACT 人才培养模式

四、培养计划与过程

（一）培养目标

春暖通过对医务领域社工需求现状的分析，将机构内医务领域自办培训工作与机构的发展规划相结合，同时把相关人员的实务、管理、研究等能力纳入考量，制定出不同的培养策略，旨在达成以下目标：

（1）提升新入职员工的实务基础知识及专业技能；熟悉岗位环境及机构行政管理流程，加强相关方面的学习认知。

（2）提升一线社工在通用知识及实务技能方面的能力；提升中层团队、团队梯队人员的专业技能和团队管理能力。

（3）提升督导团队的督导能力、实务能力、研究能力、创新能力。

（4）提升高级管理人员的战略能力、领导力以及对财务知识和法律知识的学习与运用能力。

（5）培养五支专项能力人才队伍，具体包括项目设计、项目管理、实务手法、宣传推广、服务研究五方面，并形成一批项目、文章、案例、宣传品等产品。

（二）具体计划与培养过程

1. 四级培养

（1）入门级：新员工启导。对入职春暖三个月以内的新员工，通过入职启

导 + 岗前培训 + 带教计划 + 暖心咖啡馆 + 任务实践 + 考核和评估的培养模式，帮助新员工学习专业知识和技能以及机构的人文理念、伦理价值；树立积极的工作态度，获得团队归属感；熟悉机构行政管理流程、岗位环境。通过新员工启导帮助新员工快速进入状态，将所学的内容内化于心、外化于行。具体内容及方式如表 6-5 所示。

表 6-5 入门级培养内容及方式

序号	形式	内容及任务	培养方式	培训时长	跟进负责人
1	入职启导	具体内容： 服务岗位概况（包括专业伦理与价值、医院人文理念、岗位性质、服务时限、服务内容、服务对象、工作流程、工作环境、工作团队、利益相关方、岗位工作职业防护及纪律要求等）贯宣 体系建设任务： 各团队负责人根据岗位工作性质整理本岗位入职启导带教手册	讲授、现场参观、文献学习	入职一周内，共 16 学时	人事/团队负责人
2	岗前培训	具体内容： 机构文化、医院人文理念、社会工作伦理价值观、机构行政管理基本流程、医务社会工作的三大工作方法的学习及培训 体系建设任务： 整理、制作、整合线上和线下课程资料包，如机构宣传片、医院官网、社会工作伦理价值观（微课）、机构行政管理基本流程（PDF 文件）、财务报销基本流程（PDF 文件）、医务社会工作的三大工作方法（微课）	入职启导手册、新员工启导资料包、钉钉网络微课学习与考试	入职两周内，共 16 学时	医务领域人才培养小组（跟进并收集答卷）
3	带教计划	具体内容： 根据岗位实际情况，由团队负责人选派老员工对新员工进行一对一带教，开展机构融入、专业服务、机构管理等方面的朋辈督导 体系建设任务： 形成带教工作指引	老带新的师徒督导形式，试用期考核	入职三个月内，岗位带教	团队负责人、朋辈督导

续表

序号	形式	内容及任务	培养方式	培训时长	跟进负责人
4	暖心咖啡馆	具体内容： 定期开展新员工茶话会如春茗会（见图6-8），贯宣机构文化，体现机构人文关怀，加强新员工的团队归属感 体系建设任务： 形成茶话会流程指引	茶话会	入职三个月内，共两次	同工委员会
5	任务实践	具体内容： 团队负责人根据试用期任务清单模板向新员工布置任务，新员工通过实践完成各项任务，逐步提升能力 体系建设任务： 形成试用期任务清单模板	完成试用期任务清单	入职三个月内，岗位梳理	团队负责人
6	考核和评估	具体内容： 团队负责人根据新员工考试成绩、日常表现、试用期任务清单完成情况等对新员工进行综合考核和评价 体系建设任务： 题库建设、形成新员工考评表	考试、评估	入职三个月内	团队负责人

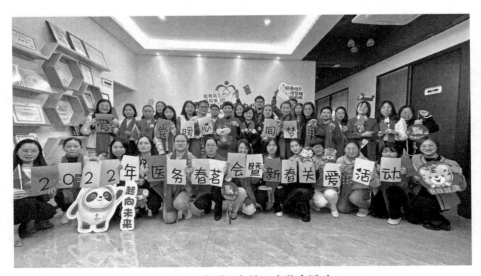

图 6-8　春暖医务社工春茗会活动

（2）初级：医务领域社工通用能力培养。对一线医务社工，以线上课程＋面授课程＋督导支持＋读书会／分享会形式，围绕医务社会工作三大工作方法实务技能、专项领域服务政策及工作流程进行培训，提高通用知识及实务技能方面的能力，同时根据医务领域社工核心能力要求开展面授课程，根据地域区域送课上门，具体内容及方式如表6-6所示。

表6-6 初级培养内容及方式

序号	形式	内容及任务	培养方式	培训时长	跟进负责人
1	线上课程	具体内容： 强化医务社工专业伦理价值和医院人文理念 体系建设任务： 准备相关视频课程	线上知识点讲解、案例分享、答疑解惑及考核	4学时	医务领域人才培养小组
2	通用知识板块	具体内容： 根据医务领域服务特点，教授专项领域服务政策及工作流程方面的课程 体系建设任务： 制定课程清单，审核课程大纲、课件	知识点讲解、案例分享、现场实操及互动	4学时	医务领域人才培养小组
3	实务技能板块	自主学习内容： 根据服务领域特点，参加领域专项实务技能培训 体系建设任务： 制定课程清单，审核课程大纲、课件	知识点讲解、案例分享、现场实操及互动	4学时	医务领域人才培养小组
4	督导支持	具体内容： 督导人员通过示范、现场督导、个别督导、团体督导、朋辈督导等方式促进团队成员能力的提升 体系建设任务： 形成督导工作任务清单	示范、现场督导、个别督导、团体督导、朋辈督导	每月一次	督导
5	读书会／分享会	具体内容： 督导人员定期组织读书会／分享会，促进团队成员的自我学习和知识分享 体系建设任务： 形成督导工作任务清单	分享及互动	定期举行	督导

（3）中级：梯队人才技能提升培训。对中层及梯队人才团队，以新管理人员启导＋管理人员网络课程＋中层及梯队人才训练营＋带教计划＋管理人员任务实践＋考核和评估的形式，针对团队行政管理技能和专业管理技能进行培训，提升中层团队和团队梯队人员在专业技能及团队管理方面的能力。具体内容及方式如表6-7所示。

表6-7　中级培养内容及方式

序号	形式	内容及任务	培养方式	培训时长	跟进负责人
1	新管理人员启导	具体内容： 管理人员伦理价值、机构人文理念、角色与职责定位、管理方法、团队任务、团队支持等 体系建设任务： 形成新晋管理人员指南	讲授、现场参观、文献学习	8学时	人事
2	管理人员网络课程	具体内容： 管理人员登录钉钉在线课堂，学习各类管理知识 体系建设任务： 制作钉钉网络课程	线上课程	8学时	人事
3	中层及梯队人才训练营	具体内容： 针对团队行政管理技能和专业管理技能开展线下培训 体系建设任务： 制定课程清单，审核课程大纲、课件	面授课程	16学时	医务领域人才培养小组
4	带教计划	具体内容： 根据岗位实际情况，由督导对新管理人员进行一对一带教，开展机构管理、团队管理等方面的朋辈督导 体系建设任务： 形成带教工作指引	老带新的师徒督导形式	84学时	团队负责人
5	管理人员任务实践	具体内容： 督导根据管理人员任务清单模板为新管理人员布置任务，新管理人员通过实践完成各项任务，逐步提升能力 体系建设任务： 形成管理人员任务清单模板	任务实践	32学时	医务领域人才培养小组

续表

序号	形式	内容及任务	培养方式	培训时长	跟进负责人
6	考核和评估	具体内容： 督导根据新管理人员考试成绩、日常表现、任务清单完成情况等对新管理人员进行综合考核和评估 体系建设任务： 题库建设，形成管理人员考评表	考试、评估	16学时	团队负责人

（4）高级：高级管理人员能力提升培训。对机构高级管理人员，以新督导启导＋督导训练营＋督导支持＋行动学习小组＋分享会等形式进行培训，提升其督导能力、机构战略能力、领导力、机构管理能力等。具体内容及方式如表6-8所示。

表6-8 高级培养内容及方式

序号	形式	内容及任务	培养方式	培训时长	跟进负责人
1	新督导启导	具体内容： 督导人员专业伦理价值、医院人文理念、团队情况、工作重点等 体系建设任务： 形成督导工作清单	讲授、现场参观、文献学习	4学时	人事
2	督导训练营	具体内容： 开展督导专题能力培训，如邀请新加坡资深医务社工为机构督导人员讲授"个案面谈及评估标准课"（见图6-9） 体系建设任务： 制定课程清单，审核课程大纲、课件	面授课程	16学时	人事
4	督导支持	具体内容： 通过示范、现场督导、个别督导、团体督导、朋辈督导等方式促进新督导人员能力的提升 体系建设任务： 中级督导工作计划	示范、现场督导、个别督导、团体督导、朋辈督导	每月一次	督导

续表

序号	形式	内容及任务	培养方式	培训时长	跟进负责人
5	行动学习小组	具体内容： 新督导人员根据各自兴趣，分为不同行动小组，通过行动研究的方式，促进督导成果的深化 体系建设任务： 形成管理人员任务清单（工作和人员待定）	任务实践	一年内	医务领域人才培养小组
6	分享会	具体内容： 定期组织对特定主题的讨论，促进新督导人员的自我学习以及相互交流 体系建设任务： 形成分享会主题清单	分享会	一年内	医务领域人才培养小组

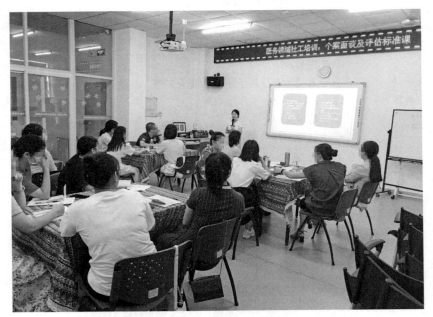

图 6-9 "个案面谈及评估标准课"现场照片

2. "五力"技能人才的培养

（1）项目创新力：结合个人特质及角色定位，对有兴趣参与项目创新力训练营的医务社工，通过面授课程＋导师指导＋项目大赛的形式，提升其项目设计和创新能力。具体内容及方式如表 6-9 所示。

表 6-9　项目创新力技能人才培养内容及方式

序号	形式	内容及任务	培养方式	培训时长	跟进负责人
1	面授课程	具体内容： 引入内外部优秀讲师，教授项目创新及优化课程，提升受训人员在项目创投及开发方面的能力 体系建设任务： 制定课程清单，审核课程大纲、课件	知识点讲解，案例分享，现场模拟及项目实操	4学时	项目部
2	导师指导	具体内容： 导师根据分组情况，运用私董会与个别指导相结合的方式优化项目	私董会、个别指导	4学时	项目部
3	项目大赛	具体内容： 通过项目大赛的方式，为医务社工提供平台，以提升项目整体的设计、路演成效	项目路演	4学时	项目部

（2）项目管理力：结合个人特质及角色定位，对参与项目管理力训练营的项目经理，以面授课程＋导师指导＋行动学习的形式，提升其项目管理及执行能力。具体内容及方式如表 6-10 所示。

表 6-10　项目管理力技能人才培养内容及方式

序号	形式	内容及任务	培养方式	培训时长	跟进负责人
1	面授课程	具体内容： 培养项目经理在项目进度、执行、财务、成效管理方面的能力，帮助其具备独自带领项目团队开展医务社会工作的能力 体系建设任务： 制定课程清单，审核课程大纲、课件	知识点讲解，案例分享，现场模拟及项目实操	8学时	项目部

续表

序号	形式	内容及任务	培养方式	培训时长	跟进负责人
2	导师指导	具体内容： 导师根据分组情况通过示范以及个别指导的方式，指导项目经理开展工作	示范、个别指导	4学时	项目部
3	行动学习	具体内容： 项目经理通过实战来提升自己的项目管理力	实战+分享会	全年	项目部

（3）实务操作力：结合个人特质及角色定位，对感兴趣的一线医务社工，以实务训练营+导师示范+行动学习的形式，提升其对具体实务方法的操作和运用能力。具体内容及方式如表6-11所示。

表6-11　实务操作力技能人才培养内容及方式

序号	形式	内容及任务	培养方式	培训时长	跟进负责人
1	实务训练营（三个主题）	具体内容： 发挥督导专业实务特长，培养一批能熟练运用实务技能的社工骨干，进行专项实务技能训练 体系建设任务： 确认实务主题，制定课程清单，审核课程大纲、课件	工作坊	8学时	医务领域人才培养小组
2	导师示范	具体内容： 以导师负责带领服务、社工担任助教的方式，促进社工在观察中反思对手法的运用，如"标准化病人面谈训练"（见图6-10）	示范、观察	4学时	负责督导
3	行动学习	具体内容： 社工需要将所学手法用于服务中，导师协助指导，促进社工的专业服务产出（如项目研发、文章、实践反思、案例等）	实战+分享会+成果产出	全年	负责督导

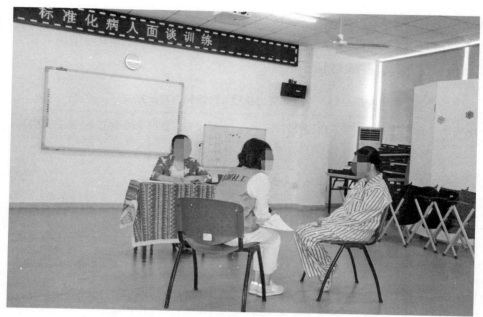

图 6-10 为一线医务社工开展标准化病人面谈训练

（4）宣传推广力：结合个人特质及角色定位，对感兴趣的一线社工及行政辅助人员，以宣传达人营＋行动学习的形式，提升其宣传推广能力。具体内容及方式如表 6-12 所示。

表 6-12 宣传推广力技能人才培养内容及方式

序号	形式	内容及任务	培养方式	培训时长	跟进负责人
1	宣传达人营	具体内容： 开展新媒体网络平台宣传渠道及工具的学习及应用，提升宣传影响力 体系建设任务： 制定课程清单，审核课程大纲、课件	线上／线下课程	8 学时	品宣部
2	行动学习	具体内容： 参与人员需要将宣传方法用于服务中，通过定期督导形式，结合机构活动（各类大赛、主题活动等），促进宣传成果（如抖音作品、海报、微电影、视频等）质量的提升	实战＋成果产出	一年	品宣部

（5）专业研究力：结合个人特质及角色定位，针对有兴趣参与的一线社工，以专业研究营＋行动学习＋导师指导＋案例大赛的形式，提升其专业研究能力。具体内容及方式如表 6-13 所示。

表 6-13　专业研究力技能人才培养内容及方式

序号	形式	内容及任务	培养方式	培训时长	跟进负责人
1	专业研究营	具体内容： 深化社工服务专业性，提炼总结服务经验，开展案例撰写、专业文章写作指导等工作，提升机构专业服务整体水平 体系建设任务： 制定课程清单，审核课程大纲、课件	线上／线下课程	4 学时	领域研究组
2	行动学习	具体内容： 形成专业文章、课题研究、案例、书籍等工作组，社工可参与不同工作组以实践提升能力	行动小组、成果展示	一年持续进行	领域研究组
3	导师指导	具体内容： 导师根据分组情况，运用私董会与个别指导相结合的方式优化项目	私董会、个别指导	4 学时	督导
4	案例大赛	具体内容： 通过案例大赛的方式（见图 6-11），为社工提供平台，以提升其对服务的提炼和反思能力	项目路演	2 学时	医务领域人才培养小组

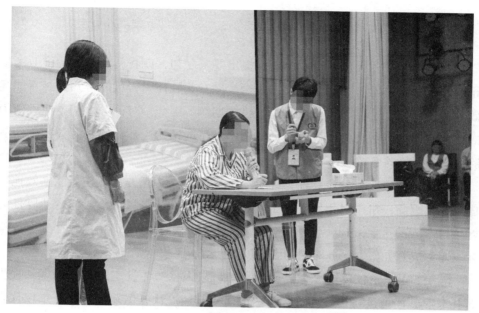

图 6-11　春暖社工在案例大赛上展现案例故事

五、监测与评估

2021 年，春暖针对医务社工的核心能力即专业胜任力，开展了个案面谈与评估、标准化个案模拟演练、医疗救助政策贯宣及运用、标准化流程梳理及运用等人才培养工作。为确保和检验对医务社工核心能力培养的成效，春暖同步设计了相应的监测机制，通过过程监测不断对培养内容和方式进行优化，同时结合成效评估，检验培养成效。

（一）过程监测

1. 常规监测

常规及专项工作安排，100% 常规工作执行定岗定人定责、例会汇报、按季度检视各项工作的执行情况，组织部门专员及其他相关人员参与管理会议，检讨该项工作的完成情况；90% 按专项工作安排执行，并听取各位参会人员的建议，制订改进计划；10% 经过提醒按计划执行，且未按时执行的原因多为负责人或团队重要成员异动。

2. 专业胜任力评价与考核

春暖在对医务社工的专业胜任力提出要求之初，就将其与工作的绩效考核相挂钩。通过评价与考核医务社工是否掌握专业胜任力，可以得知其是否能高效地完成工作、达到工作要求、满足机构期待。因此，对医务社工专业胜任力的评价与考核也是在使用核心能力架构中不可或缺的一部分。对医务社工专业胜任力的评价与考核从以下几个方面开展：

（1）工作状况。专业胜任力评价与考核的重点是医务社工是否能高效地完成工作。因此，机构对于医务社工的工作指标和绩效考核可以成为专业胜任力评价与考核的重要方面，包括医务社工是否完成机构的培训、是否达到服务指标、服务成效如何、服务对象的满意度如何等。

（2）督导/主任反馈。督导或者主任可以根据医务社工的工作表现和报告对其专业胜任力进行评估。这种方法的优点是速度快，但缺点是其结果仅代表少数个人的观点。督导/主任反馈可以发生在定期的督导会面中，也可以作为年底工作回顾中的一项内容。

（3）自我评估。自我评估是一种重要的反思工具，它使个人能够根据一些具体行为指标或工作成果的能力列表对自己的工作情况进行评估。这种方法的优点是速度快，数据的收集或分析不需要耗费太多时间和人力；缺点是结果不一定准确，因为数据仅仅反映了某一个人的观点，样本量小、评价过于主观。自我评估的方式包括撰写书面个人总结、进行口头工作汇报等。

根据评估者填写的《专业胜任力评估表》（评估者对医务社工的每项专业胜任力进行评分，分值为1～5分，总共收回评估表126份）进行前后测对比，统计结果如表6-14所示。

表6-14 《专业胜任力评估表》前后测统计结果

序号	专业胜任力名称	定义	前测平均分值	后测平均分值	前后变化
1	人文理念	关注人类福祉，尊重生命价值，尊重多元文化，贯彻"以服务对象为中心"的服务理念	4.5	4.6	2.2%

续表

序号	专业胜任力名称	定义	前测平均分值	后测平均分值	前后变化
2	专业伦理与价值	高度认同医务社会工作价值观，有伦理意识，遵守伦理守则，能够识别伦理困境并灵活应对	4.2	4.3	2.4%
3	通晓医疗卫生体系、福利政策与法律法规	了解我国现行的国家医疗政策和医疗卫生体系等，熟悉与医务相关的法律法规	3.2	4.5	40.6%
4	了解并承担专业角色和职责	了解医务社工的角色和职责并坚守职业界限；了解并履行所在机构的工作要求	4.2	4.3	2.4%
5	整合的专业实务技巧	综合运用现有的科学理论和实务技能，为有需要的群体提供有效的专业服务	3.9	4.3	10.3%
6	冲突应对与危机管理	处理发生在医护群体、病患群体，以及医患之间的各类冲突和危机的能力	3.3	3.5	6.1%
7	跨学科沟通、协调与合作	理解并参与多学科的团队合作模式，加强跨专业团队的沟通与合作	3.1	3.8	22.6%
8	团队组织与领导能力	包括带领团队、管理志愿者、组织社区活动等方面的能力	3.6	3.8	5.6%
9	接受定期正式督导	通过个体或团体督导提升专业技能、解决工作困惑、缓解工作压力，促进自我反思和专业成长	4.0	4.2	5%
10	自主提升专业能力	在实践中识别和反思专业知识与技能的运用，根据自身需求，积极参与专业学习活动	3.8	4.0	5.3%

从上表的前后测对比中可以看出：

第一，经过培训，医务社工的每项专业胜任力均有所提升，提升幅度最大的三项依次是通晓医疗卫生体系、福利政策与法律法规（40.6%），跨学科沟通、协调与合作（22.6%），整合的专业实务技巧（10.3%）；特点是前两项的初始得分均较低，通过一系列培训，二者均有较大提升，整合的专业实务技巧通过专项技能培训、项目知识技能培训也得到了比较好的提升。

第二，提升幅度最小的三项依次是人文理念（2.2%）、专业伦理与价值（2.4%）、了解并承担专业角色和职责（2.4%），这三项的基础评分均相对较高，提升空间不大。

（二）成效评估

根据 2021 年春暖医务领域社工全年培训工作成效调查对医务社工的核心能力培养成效进行检验，结果如下。

1. 培养满意度评估

通过发放培养意见反馈表，得知：95% 以上的参与人员对培训的评价为满意或非常满意，93% 的参与人员对"培养模式提升团队综合质素水平"的打分为 90 分以上（满分 100 分）。

2. 人才培养目标达成分析

春暖医务领域开展自办培训 24 场，共 98 234 人次参与，平均满意度为 97.1%。总体而言，春暖医务领域人才培养目标的达成情况如表 6-15 所示。

表 6-15　培养目标达成情况表

目标	达成情况
提升新入职员工在实务基础知识及技能、机构行政管理流程、岗位环境熟悉度等方面的学习认知	医务领域新入职的 59 名社工均有老社工带教，带教率为 100%；95% 以上的新社工经过培养带教后可以在 3 个月内独立开展大部分工作
提升一线社工在通用知识及实务技能方面的能力	1. 一线社工对于培训知识及技术的学习转化率为 76%，85% 以上的社工对于医务领域的标准化流程进行了学习和运用 2. 社会工作者职业资格证的持证情况由 66% 增长到 77%，增长了 11 个百分点
提升中层团队、团队梯队人员的专业技能及团队管理能力	在新晋管理人员的培养方面，新晋升 5 名管理人员，通过督导、会议、培训等多种方式对其进行人才培养，全年其下级及上级对这 5 名新晋管理人员的平均绩效满意度评分达到 4.7 分
提升督导团队的督导能力、实务能力、研究能力、创新能力	1. 选拔并培养储备外派督导人员 6 名，100% 参与了学习打卡活动，个人成长计划执行率达到 90% 以上 2. 平均每名督导人员新研发课程 2 门 3. 70% 以上的督导人员深入系统地学习了一项专业技术

续表

目标	达成情况
提升高级管理人员的战略能力、领导力以及对财务知识和法律知识的学习与运用能力	重点就战略能力和领导力进行了培养，根据高级管理人员的个人成长计划，其战略能力和领导力的某些具体版块均有提升
培养五支专项能力人才队伍，具体包括项目设计、项目管理、实务手法、宣传推广、服务研究五方面，并形成一批项目、文章、案例、宣传品等产品	1.培养了一支糖尿病专科医务社工队伍，形成糖尿病案例2篇并获得市级荣誉奖项，编写了糖尿病项目管理手册1份 2.新研发了"抗疫天使爱宝贝——龙岗区医护亲子运动促进项目"，通过线上、线下多种方式，在区域内产生了较好的影响力

具体到笔者访谈的三名医务社工代表：A社工表示在医疗救助、自杀危机干预方面学习进步特别大，学习方式主要是老社工带教、查阅文献、依托机构的专业套表及量表；B社工表示在对糖尿病项目的深入推进方面进步很大，并且有案例成果产出；C社工表示从读书会中学习到了医学知识、同事之间进行了有益的探讨交流，充分感受到了大家的学习热情，也被大家满满的社工情怀感染，另外在机构安排的研究工作交流工作坊中也收获了很多研究思路和方法方面的启发。经过培训，三名医务社工的知识、技术、价值观、研究能力、项目工作等多维度的核心能力均得到提升。

3.人才培养产出及成果分析

在人才培养产出及成果方面，春暖医务社工发表文章9篇（国家级3篇、市级3篇、街道级3篇），媒体报道9篇（国家级6篇、市级1篇、区级2篇），获奖39项（国家级13项、市11项、区级7项、街道8项），知识转化情况良好，达成了人才培养产出及成果目标。

六、专业反思

在医务社会工作还处于初级发展阶段的当下，专业上的发展很大程度上依赖于人员的稳定和人才的培养。春暖过去在人才培养工作方面存在以下问题：人才培养资源不足、人才培养不具备系统性、培训成果转化不明显等。通过加强对人才培养工作的重视度、精准分析并改善人才培养工作中存在的问题、将人才培养内容和方向与机构发展规划紧密结合等措施，春暖有效提升了人才培养工作的科学性和有效性。春暖医务社工团队围绕十项核心能力框架模型开展人才培养工作，精准培养医务社工的专业胜任力，储备和发展医务领域所需人才，为医务社工的人才发展奠定了很好的基础。

（一）推广性

春暖对医务社工的培养模式进行了一系列开发探索，投入了相当成本的人力、财力、物力。在开发之初，机构聘请具有丰富专业知识和实践经验的优秀一线医务社工、医学领域的专家、学者等社工界和医学界的国内外专业人士对医务社工核心能力框架进行建构，并将其落实到对每一名医务社工的培养上，完成了从理论到实践的飞跃。此外，春暖还对培养人员投入专项资金，不遗余力地支持每名医务社工以及管理人员提升专业能力。通过自主培养模式的开发、专业化的人才培养实践、机构价值理念的不断深化，春暖如今已走在了业界的前列。因此，春暖医务社工十项核心能力框架模型及相应的培养模式值得向外推广，一来可以帮助其他运用该模式的机构减少开发成本，二来可以为使用后的本土化提供基础，减少探索的时间成本。

1. 医务领域的适用性

春暖构建了医务社工十项核心能力框架模型，围绕该模型对医务社工进行培养和考核，减少了过去培养模式无法聚焦医务社工核心能力、定位不准、培训成果转化不明显等问题。由于核心能力培养模式聚焦在核心能力上，因此在一定程度上减少了培训费用的无效支出，保障了成本效益最大化。运用核心能力培养模式，医务领域新入职的社工可以参照核心能力指标明确自己需要具备哪些能力，知道哪些培训更适合自己，从而让自己快速成长以胜任岗位要求。核心能力培养模式也可以指导医务社工的实践，让医务社工快速有效地掌握核心能力，向其他专业人员展示其专业性，提高专业认可度和团队合作的可能性。同时，对机构和医疗单位来说，核心能力也是可参考的考核指标，可更好地评估监测医务社工的履职和专业胜任力情况。因此，核心能力培养模式对春暖机构以外的医务社工团队的培养也具有借鉴意义。

2. 其他领域的借鉴适用性

核心能力培养模式依托核心能力进行建构，培养模式中的"价值态度"是人文理念和价值伦理，与其他领域具有相通性；"个人特质"是角色职责、自主提升专业能力、定期接受督导，虽然不同领域间的服务对象的特点不同，但可以按照这个框架梳理相应领域社工的角色和职责、自主能力方向以及督导经验等；"能力素养"包括研究政策法规、整合技巧、协调合作、组织领导、化解冲突危机等方面的能力，其中"研究政策法规"以本领域重点内容和关键信息为指导，其他四项在本领域流程的基础上，是可以借鉴使用的。因此，核心能力培养模式对其他领域也有一定的借鉴适用性。

（二）保障条件

核心能力的掌握需要进行长期的培养和训练。在确定核心能力架构之后，可在机构内利用各种方式进行教育和培养。除此之外，还需要将核心能力的培养融入入职与在岗培训、工作手册和规范、考核和督导等各个方面。在开展人才培养工作时，机构核心关键领导者如果可以做好学习成长的示范引领，将会取得更好的效果。核心能力培养模式的有效实施，还需要具备一定的基础保障条件，如充足的人才培养经费保障、人才培养工作团队的打造等。

（三）升级迭代

1. 框架模型的升级迭代

春暖医务社工十项核心能力框架模型提炼了春暖医务社工团队在医院服务场域中所需要的核心能力，同时借鉴了国内外其他医务社工的核心能力，包含医务社工开展专业服务所必备的态度、知识、技能等。但专业发展是一个动态持续的过程，因此，春暖医务社工十项核心能力框架模型并不是固定不变的，我们期望在总结和反思的基础上，未来可对其做进一步的修正和细化。十项核心能力框架模型的建构需要及时查漏补缺，我们争取每年复查，力求与时俱进，利用不限于问卷调查、焦点小组访谈、经验总结会和分享会等形式，让该框架模型可以与机构发展同步、与医疗发展同步。

2. 培养模式的升级迭代

培养模式的升级迭代要紧扣机构发展规划，要与机构战略定位深度结合，要符合机构当前的发展形势，能够助推机构达成战略目标。首先，需要对现有培养模式进行更新。老社工带教、日常督导、专项培训、互动交流是医务社工觉得效果非常明显的培养方法，今后可对这些培养方法不断优化。其次，也需要与时俱进，开发新的培养模式。由于越来越多"90后"医务社工进入行业，他们思想新、对新生事物的接受能力强，不喜欢墨守成规，对他们的人才培养要以成果为导向、采用更优的方法，因此，我们需要不断寻找新的培养模式，例如开发设计"交换生"的学习模式，让医务社工有机会去其他医院团队随岗学习一段时间，拓宽自己的视野，学习其他团队的特色服务；形成更加有效的优质服务资料的遴选、分享学习、升级迭代；优化岗位设置，将有强烈意愿做研究工作的医务社工安排到合适的研究岗位；等等。在培养模式的整体设计和推行方面，运用项目化的视角与思维进行需求分析、设计和推行，确保最终成效。

3. 持续打造学习型组织

随着医务社工的发展和专业的不断进步，在医院专业精细化和强医疗的环境下，跨专业团队合作面临着挑战，各专业融合需要突破障碍，需要不限于医学方面的持续学习。同时，社工机构面临着政策和内外部环境的不断变化，其是否具备"学习"能力以适应新的变化，变得越来越重要。打造学习型组织、培育组织的学习力、提升竞争优势，成为团队持续健康发展的核心动力。学习型组织是有生命力的组织，是机构不断发展的保障，也是机构招募人才、留住人才的重要手段。机构需要自上而下重视人才培养工作，在学习成长方面自上而下做好示范引领，让医务社工看到榜样，感受到榜样的力量，从而形成整体爱学习、乐分享、乐实践的良好文化氛围。

图书在版编目（CIP）数据

医务社会工作服务研究 / 王阳著 . -- 北京：中国
人民大学出版社，2024.4
（明德群学 . 社会治理与社会政策）
ISBN 978-7-300-32671-9

Ⅰ.①医…　Ⅱ.①王…　Ⅲ.①医院－社会工作－医疗
卫生服务－研究－中国　Ⅳ.① R199.2

中国国家版本馆 CIP 数据核字（2024）第 061471 号

明德群学　冯仕政　总主编
明德群学·社会治理与社会政策　陈那波　主编

医务社会工作服务研究

王　阳　著

Yiwu Shehui Gongzuo Fuwu Yanjiu

出版发行	中国人民大学出版社	
社　　址	北京中关村大街 31 号	**邮政编码**　100080
电　　话	010－62511242（总编室）	010－62511770（质管部）
	010－82501766（邮购部）	010－62514148（门市部）
	010－62515195（发行公司）	010－62515275（盗版举报）
网　　址	http:// www.crup.com.cn	
经　　销	新华书店	
印　　刷	唐山玺诚印务有限公司	
开　　本	720 mm×1000 mm　1/16	**版　次**　2024 年 4 月第 1 版
印　　张	18.25 插页 2	**印　次**　2024 年 4 月第 1 次印刷
字　　数	284 000	**定　价**　79.00 元